口腔临床操作技术与疾病治疗

主编 吴 夔 等

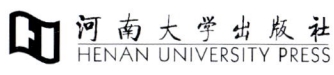

·郑州·

图书在版编目（CIP）数据

口腔临床操作技术与疾病治疗 / 吴龑等主编 . -- 郑州：河南大学出版社，2021.6
ISBN 978-7-5649-4780-4

Ⅰ.①口… Ⅱ.①吴… Ⅲ.①口腔疾病 – 诊疗 Ⅳ.① R78

中国版本图书馆 CIP 数据核字（2021）第 134681 号

责任编辑：阮林要
责任校对：孙增科
封面设计：陈盛杰

出版发行：河南大学出版社
　　　　　地址：郑州市郑东新区商务外环中华大厦 2401 号
　　　　　邮编：450046
　　　　　电话：0371-86059750（高等教育与职业教育出版分社）
　　　　　　　　0371-86059701（营销部）
　　　　　网址：hupress.henu.edu.cn
印　　刷：广东虎彩云印刷有限公司
版　　次：2021 年 6 月第 1 版
印　　次：2021 年 6 月第 1 次印刷
开　　本：880 mm × 1230 mm　1/16
印　　张：10
字　　数：324 千字
定　　价：60.00 元

（本书如有质量问题，请与河南大学出版社营销部联系调换。）

编委会

主　编
- 吴　龑　>　南阳市中心医院
- 孟玲娜　>　深圳大学总医院
- 望　月　>　深圳市第二人民医院（深圳大学第一附属医院）
- 李晓婧　>　内蒙古包钢医院（内蒙古医科大学第三附属医院）
- 张　颖　>　赤峰学院附属医院
- 宋　磊　>　徐州矿务集团总医院　徐州医科大学第二附属医院
- 侯小丽　>　中国人民解放军联勤保障部队第九八三医院

副主编
- 谢奕文　>　汕头市中心医院
- 任英华　>　华中科技大学协和深圳医院
- 吕锁荣　>　华中科技大学协和深圳医院
- 叶丽君　>　湖北医药学院附属襄阳市第一人民医院
- 许　俊　>　襄阳市中医医院（襄阳市中医药研究所）

编　委
- 张子旋　>　佛山市第一人民医院

前 言
PREFACE

  口腔疾病是人类的常见病、多发病。尽管大部分口腔疾病在初始阶段并不引起人们的关注，但是处理不当亦会引起较为严重的后果，一方面给患者本人造成额外的机体与精神痛苦；另一方面给后续治疗带来很大困难，也加重了短缺的口腔医疗卫生资源的占用。因此，我们对于此类疾病的早期防治非常重要。随着国家经济建设的迅速发展和人们生活水平的提高，人们对口腔保健的需求进一步增加，从而为口腔疾病的发展提供了机遇。同时，口腔医疗的发展不断进步，这就要求临床医生不断巩固和提高临床医疗水平，旨在帮助广大临床医生了解和掌握目前口腔科常见疾病的最新临床诊疗经验和方法，以便更好地为广大患者服务。

  本书首先介绍了口腔颌面部的检查方法、口腔疾病的常见症状等基础内容，然后重点介绍了龋病、牙周疾病、牙齿发育异常及牙体损伤、牙髓病、口腔颌面部感染、口腔颌面部肿瘤、牙体修复等内容，最后对口腔科基本护理常规也做了简单介绍。本书介绍包含了概述、病因、诊断步骤、诊断对策、治疗方法等方面的内容，突出科学性、先进性及实用性，适于口腔临床住院医师学习参考。此书既是一本学术价值较高的参考书，又是一本实用性强的工具书，期望本书对大家裨益无穷。

  本书在编写过程中，编者借鉴了诸多口腔相关临床书籍与资料文献，在此表示衷心的感谢。由于本编委会人员均为从事口腔科一线的医务工作者，故编写水平不一，书中难免有错误及不足之处，恳请广大读者见谅，并给予批评指正，以便更好地总结经验，起到共同进步、提高口腔科临床诊治水平的目的。

编　者
2021 年 2 月

目录
CONTENTS

第一章 口腔颌面部的检查方法 1
    第一节 口腔常规检查方法 1
    第二节 X 线平片检查 4
    第三节 CT 检查 8

第二章 口腔疾病的常见症状 11
    第一节 牙痛 11
    第二节 牙龈出血 12
    第三节 牙龈肿大 13

第三章 龋病 15
    第一节 龋病病因 15
    第二节 临床表现 20
    第三节 临床分类 23
    第四节 龋病诊断 25
    第五节 龋病非手术治疗 29

第四章 牙周疾病 31
    第一节 概述 31
    第二节 牙龈病 40
    第三节 牙周炎伴发病变 44

第五章 牙齿发育异常及牙体损伤 47
    第一节 牙齿发育异常 47
    第二节 急性牙体组织损伤 58
    第三节 牙体慢性损伤 63

第六章 牙髓病 73
    第一节 牙髓炎 73
    第二节 牙体牙髓病科常用药物 84

第七章 口腔颌面部感染 92
    第一节 概论 92
    第二节 智牙冠周炎 94
    第三节 口腔颌面部间隙感染 95

第八章 口腔颌面部肿瘤 102
第一节 口腔颌面部囊肿 102
第二节 颌骨良性肿瘤 109
第三节 血管瘤与脉管畸形 114

第九章 牙体修复 119
第一节 牙体缺损修复的设计要领 119
第二节 嵌体修复技术 125
第三节 贴面修复技术 128
第四节 全冠修复技术 133

第十章 口腔科基本护理常规 142
第一节 门诊护理 142
第二节 门诊手术室护理 144
第三节 病房护理 146

参考文献 153

第一章 口腔颌面部的检查方法

第一节 口腔常规检查方法

一、检查前的准备和常用检查器械

(一)口腔检查前的准备

口腔诊室环境布置应整洁、舒适、宽敞和明亮,有条件可配置背景音乐,使患者在优雅而温馨的环境中接受检查和治疗,这样有利于患者心情放松。检查口腔,要有充足的光源,以自然光最为理想,最能真实地反映牙冠、牙龈和口腔黏膜的色泽。自然光不足时,可借助灯光照明。调整好椅位,检查时,使受检者坐靠舒适,头部相对固定,一般将患者的头、颈、背调节成直线。做上颌牙的检查和治疗时,要将椅背后仰,使上牙列的面与地平面约成45°,高度约与检查者肩部相平;做下颌牙的检查和治疗时,椅背与座位平面大体垂直,但略向后仰,使下牙列的面与地平面大致平行,高度与检查者肘部平齐。检查者应洗手消毒并戴好手套,可位于受检者的右侧或后方。若护士协助医生操作,则为"四手操作",护士位于患者左前方。

(二)常用检查器械

口腔检查常用器械主要有口镜、镊子和探针(图1-1)。检查前应做好器械的严格消毒。为避免交叉感染,现在多使用一次性器材。

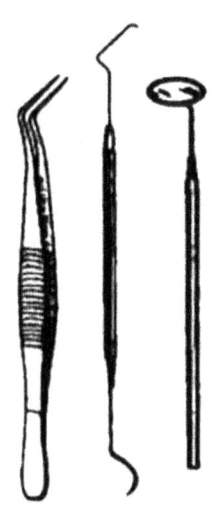

图 1-1 口腔检查常用器械

1. 口镜

头部为圆形，柄与干为螺纹相接，镜面有平、凹两种。平面镜影像真实，凹面镜可使局部放大。口镜可用以反射光线，增加视野照明；用口镜投照影像，以观察直视不到的部位；还可以用来牵拉唇、颊或推压舌体等软组织；口镜柄还可作牙齿叩诊之用。

2. 镊子

口腔科专用镊子呈反角形，其尖端密合，可用以夹持敷料、药物，夹除腐败组织和异物，夹持牙齿检查牙齿的松动度；其柄端可作叩诊牙齿之用。

3. 探针

两端尖锐，烈头呈不同形式的弯曲，可用于检查牙齿各面龋洞、缺损、裂隙及敏感部位，探测牙周袋的深度和龈下牙石的有无，检查充填物及修复体与牙体的密合程度，检查皮肤或黏膜的感觉功能。

另外，还有一种牙科小挖匙两端呈弯角，头部呈匙状，用以挖除龋洞内异物及腐质，以便观察龋洞的深浅。

二、检查方法

（一）基本检查方法

1. 问诊

问诊是诊断口腔疾病最重要的依据，应询问患者就诊的主要原因及疾病的发展过程。特别应深入追问与鉴别诊断有关问题，既要全面又要突出重点。医生在问诊时应态度亲切、条理清楚，不能有暗示或诱导。问诊内容一般包括主诉、现病史、既往史和家族史。

（1）主诉：是患者最迫切要求解决的痛苦问题，也是患者就诊的主要原因。应问清患者最主要的症状、部位和患病时间。

（2）现病史：是指疾病的发生、发展、演变过程。绝大多数口腔科患者就诊的主要原因为牙痛。①在问诊时应围绕疼痛情况仔细询问：疼痛的时间是发生在白天或夜间，发作后可持续一段时间、立即消失或持续不停；②疼痛发作的诱因：疼痛是在外界刺激下引起的或不因外界刺激而发生。刺激因素可以是冷、热、酸、甜等多种刺激；③疼痛的程度和性质：呈剧烈刺痛、锐痛、跳痛或轻微钝痛；④疼痛的部位：能明确指出疼痛具体部位或疼痛放射到同侧面部而不能定位；⑤疼痛演变过程：疼痛是初发还是反复发作，呈加重或减轻等情况，经过哪些检查和治疗，检查结果和治疗效果如何。此外，还应注意到疼痛与全身疾病的关系。

（3）既往史：主要了解与现在疾病的诊断与治疗有关的既往情况，过去患过的重要疾病以及有无药物过敏史。

（4）家族史：了解患者家庭成员的健康状况，是否有人患过类似疾病。

2. 视诊（望诊）

视诊可根据患者的主诉及病史，分别对可疑病变部位进行重点检查。观察患者的表情和神态，发育与体质。观察颌面部两侧是否对称，有无肿胀和畸形、创伤、皮痿、瘢痕、颜色改变等。检查面神经功能（如皱额、闭眼、鼓腮、吹哨等）有无障碍，鼻唇沟是否消失。口腔应观察牙齿的形态、数目、排列和咬合情况等；牙龈及牙周组织应注意其形态、颜色、质地的变化，是否有牙周袋形成，各牙面牙周袋深度，牙周袋内分泌物情况；口腔黏膜应注意其色泽是否正常，上皮覆盖是否完整，有无肿胀或肿块；还应注意舌的颜色、形态和运动情况及涎腺有无肿胀，导管口有无异常分泌物等。

3. 探诊

探诊是指利用探针检查和确定病变的部位、范围和组织反应情况。常用探针对牙体和牙周进行探查。探查龋洞部位、深浅，有无探痛及牙髓是否暴露；探查过敏牙面、充填物边缘密合度和有无继发龋；还可探查牙周袋深度、龈下牙石情况和瘘管的方向等情况。

4. 叩诊

叩诊是指用口镜柄或镊子柄垂直或从侧方叩击牙冠部，用以检查是否存在根尖周或牙周病变。垂直叩诊主要检查根尖区病变，如有病变，则出现叩痛。侧方叩诊是检查牙周膜某一侧的病变。叩诊时，不要用力过猛，先轻叩正常牙，后叩病牙。对急性尖周炎患牙，轻叩就有反应，应避免重叩，以免增加患者不必要的痛苦。

5. 嗅诊

局部病变组织可有特殊气味，嗅诊可有助于疾病的诊断。如牙髓坏疽和坏死性牙龈炎等均有特殊腐败臭味。牙周溢脓和多发性龋病有口臭。另外，一些全身性疾病患者，口腔也有特殊气味。

6. 触诊（扪诊）

触诊是指医生用手指或器械在病变部位作触摸或按压，以探查病变的范围、大小、形态、硬度、活动度以及波动感、有无压痛等，多用于牙周病、黏膜病及炎症、肿瘤和外伤等疾病的检查。对于舌和口底检查，还要用双指双合诊和双手口内外双合诊。

检查颌下、颏下淋巴结时，患者头部宜稍低下，使颌下及颏下区组织松弛，检查者一手抚患者头部，另一手扪触淋巴结。检查时应注意淋巴结大小、数目、硬度、压痛及活动度。正常淋巴结部位浅表、质软。口腔颌面部炎症时，相关部位的淋巴结出现肿大和压痛，但无质地变化，有活动度。当肿瘤转移时，淋巴结肿大，质地变硬，固定无活动度，无触痛。

触诊可用于检查颞下颌关节运动情况，医生用双手示指及中指的腹面置患者耳屏前方，嘱患者做下颌各种运动，以了解髁突运动情况及关节有无弹响、杂音；也可用两小手指伸入外耳道内，指腹向前，嘱患者做下颌各种运动，以了解髁突的活动及冲击感，协助关节疾病的诊断。

7. 松动度检查

检查牙齿松动度，前牙可用镊子夹持牙冠的唇、舌面，后牙将镊子合拢置于牙齿𬌗面，摇动镊子，观察牙齿松动情况。按牙齿松动程度的轻重可分为Ⅰ、Ⅱ、Ⅲ度。

Ⅰ度松动：牙齿向唇（颊）舌侧方向活动幅度在1mm以内，或仅有唇（颊）舌方向活动。

Ⅱ度松动：牙齿向唇（颊）舌侧方向活动幅度为1~2mm，或牙齿在唇（颊）舌向和近远中向均有活动。

Ⅲ度松动：牙齿向唇（颊）舌侧方向松动幅度在2mm以上，或牙齿在唇（颊）舌向、近远中向和垂直向均有活动。

8. 咬诊

由于牙排列不齐或牙的形态异常，咀嚼时有过早接触，容易造成𬌗创伤。常用咬诊的方法来观察牙齿有无松动或创伤，发现早接触现象，观察牙周组织或根尖组织有无病变。咬诊有空咬法和咬实物法两种方法：空咬法嘱患者直接咬紧上、下牙齿并做各种咬合运动；咬实物法嘱患者咬棉卷或棉签，观察牙齿有无疼痛及松动移位，还可咬脱蓝纸或蜡片确定早接触部位。咬诊可用于牙列排列紊乱、牙周炎及牙体修复后检查。

9. 牙髓活力检查

利用温度或电流刺激检查牙髓反应，判断牙髓组织是否有病变及牙髓活力情况。正常牙髓对温度变化和电流刺激有一定的耐受性。当牙髓存在病变时，刺激阈就会发生变化。正常牙髓对温度的耐受范围在20~50℃，如低于10℃冷刺激和高于60℃热刺激可引起牙髓反应。牙髓有炎症时，对温度刺激反应敏感，在正常范围内的温度也可以引起疼痛反应；而牙髓变性或坏死时，反应迟钝或消失。

温度诊可用冷试法或热试法。冷诊法可用冷水、乙醚、乙醇等棉球测试受检牙。测试时一定要先下颌牙、后上颌牙，先后牙、后前牙，先正常牙、后疑病牙。热诊法可用热水喷注患牙或用热牙胶置于受检牙上，注意先测正常的对侧同名牙或邻牙。

患者在接受牙髓活力温度测验后可有不同的反应，它们对判断牙髓的状态有重要的参考价值。①无反应，提示牙髓已坏死；②出现短暂的轻度或中度的不适或疼痛，表示牙髓正常；③产生疼痛但刺激源去除后疼痛即刻消失，表明可复性牙髓炎或深龋的存在；④疼痛反应在去除刺激源后仍然持续一定时间，表示牙髓存在不可复性炎症。一般情况下，急性牙髓炎表现为快速而剧烈的疼痛，慢性牙髓炎则表现为迟缓且不严重的疼痛。此外，有时冷刺激可缓解急性化脓性牙髓炎的疼痛反应。

电流检查是用牙髓电测器检查牙髓神经末梢对电流刺激的反应，有助于判断牙髓活力情况。测试时，先将牙面擦干，严格隔离唾液，将牙膏涂于活力探头上，然后放置在被测牙面上，将活力计电位从"0"开始逐渐加大到牙有刺激感时，让患者举手示意，记下测试器数值，作为诊断的参考。由于牙髓反应常因人而异，牙髓活力测验器因生产的厂家不同而异，检查时可以将患者正常的对侧同名牙所测数据作为参考。

（二）辅助检查法

1. X线检查

X线检查是指通过拍摄口内片（牙片）、口外片、口腔曲面体层摄影检查（全景X线片）、口腔颌面部电子计算体层摄影检查（CT）、磁共振成像（MRI）检查及造影片等，可了解牙体、牙周、关节、颌骨以及涎腺等疾病的病变部位、范围和程度，为口腔颌面部检查中的重要手段之一。它主要可用于隐匿性龋、邻面龋、龈下龋、继发龋等在临床上难以发现的龋齿，牙髓病和根尖周病牙髓腔、根尖形态、根尖周破坏情况，牙周病牙槽骨吸收破坏程度与类型，阻生牙、先天性缺牙、牙萌出状态、颌骨炎症和肿瘤等口腔颌面外科疾病，根管治疗过程中根管预备情况、根管充填情况、治疗后根尖周愈合情况等治疗过程中监测。

2. 局部麻醉检查法

对于放散性疼痛，难以确定其部位时，可用2%利多卡因或普鲁卡因局部麻醉以便定位。如牙髓炎时，患牙难以定位，易将上、下颌牙误指，可用局部麻醉检查法选择三叉神经分支进行阻滞麻醉，以确定患牙在上颌还是下颌。三叉神经痛难以判定支别时，也可采用此法来定位。

3. 穿刺检查

对触诊有波动感或囊性肿物，用注射器穿刺抽吸内容物，用以肿块内容物的检查，以鉴别其为脓液、囊液或血液，并可作涂片检查有无胆固醇结晶体、癌细胞等。

4. 活体组织检查

对口腔颌面部可疑病变无法确诊者，可采用活体组织检查。钳取或切取小块病变组织，有时也可作针吸活组织，作病理切片检查，可确定病变的性质、类型及分化程度。其临床上主要用于口腔肿瘤、口腔黏膜疾病、梅毒及结核等特殊感染的诊断。

5. 其他

可根据病情需要选择各种检查方法，如实验室各种检查、超声波检查、放射性核素检查等。

第二节 X线平片检查

X线平片为口腔颌面医学影像学检查最常用的检查方法，影像空间分辨率高，包括口内片和口外片两种：根尖片、咬合翼片、咬合片等胶片置于口内的投照方法称为口内片；胶片置于口外的投照方法称为口外片，如第三磨牙口外片、下颌骨侧位片、下颌骨后前位片、下颌骨升支切线位片、鼻颏位片、颧骨后前位片、颧弓位片、颅底位片、颞下颌关节侧斜位片、髁突经咽侧位片、X线头影测量片等。口腔颌面部解剖结构复杂，形态不规则，投照方法特殊，因此，需要借助头面部一些体表标志和定位标志线。常用的定位标志线包括以下几种。

听眶线：外耳孔与同侧眶下缘的连线。

听眦线：外耳孔与同侧眼外眦的连线

听鼻线：外耳孔与同侧鼻翼下缘的连线。

听口线：外耳孔与同侧口角的连线。

听眉线：外耳孔与眉尖的连线。

一、根尖片

根尖片检查是牙及牙周组织疾病诊断中最常用的检查方法，是检查牙形态、髓腔、根管、根尖周及牙槽骨状况等的可靠方法。根尖片的投照方法分为分角线法及平行投照法两种。

（一）持片器使用

持片器是保证根尖片投照质量的有效方法。使用持片器投照，胶片位置较稳定，使被检查牙位于胶片中心；可避免手指扶持胶片容易造成的上颌磨牙影像变形，如颊侧根变短、腭侧根变长；而且投照过程中口腔处于闭合状态，颌舌骨肌松弛，胶片易于就位，患者感觉较舒适；胶片边缘易于保持与磨牙咬合面平行；在持片器的辅助下，球管方向易于定位；在连续拍片时，持片器有助于保持投照重复性；持片器也有助于对患者的辐射防护。

（二）根尖片分角线投照技术

使用分角线技术投照时，X线中心线与被检查牙的长轴和胶片之间的分角线垂直，技术操作较简便。患者坐在椅子上呈直立姿势，头部应有稳定的头托支持，矢状面与地面垂直。投照上颌后牙时，听鼻线与地面平行；投照上颌前牙时，头稍低，使前牙的唇侧面与地面垂直；投照下颌后牙时，听口线与地面平行；投照下颌前牙时，头稍后仰，使前牙的唇侧面与地面垂直，胶片入射面贴于被检查牙的舌（腭）侧面。投照前牙时，胶片竖放，边缘要高出切缘约 7 mm；投照后牙时，胶片横放，边缘高出咬合面约 10 mm，以避免牙冠影像超出胶片。

牙排列不整齐、颌骨畸形时，可根据牙和胶片的位置改变中心线垂直角度。儿童或老年无牙患者上腭低平，口底较浅，中心线垂直角度应适当增加。使用数字成像设备时，因传感器或影像板难以与被检查牙贴合，也应当适当增加垂直角度。X线中心线向牙近、远中方向所倾斜的角度称为水平角度，中心线应与被检查牙邻面平行，以避免邻牙影像重叠。偏心投照法是中心线对准被检查牙，从其近中或远中投照，可辅助判断其颊舌向关系，或辅助观察某一牙根或根管的情况。

投照根尖片时，X线中心线需通过被检查牙根的中部，其在体表的位置如下：①投照上颌牙时，以外耳道口上缘至鼻尖连线为假想连线，X线中心线通过部位分别为：投照上中切牙通过鼻尖；投照上单侧中切牙及侧切牙时，通过鼻尖与投照侧鼻翼之连线的中点；投照上单尖牙时，通过投照侧鼻翼；投照上前磨牙及第一磨牙时，通过投照侧自瞳孔向下的垂直线与外耳道口上缘和鼻尖连线的交点，即颧骨前方；投照上第二磨牙和第三磨牙时，通过投照侧自外眦向下的垂线与外耳道口上缘和鼻尖连线的交点，即颧骨下缘；②在投照下颌牙时，X线中心线均在沿下颌骨下缘上 1 cm 的假想连线上，然后对准被检查牙的部位射入。

（三）根尖片平行投照技术

根尖片平行投照技术是使X线胶片与牙长轴平行，X线中心线与牙长轴和胶片垂直，投照时采用长遮线筒，使射线近似平行。X线图像可较真实地显示牙及牙周结构的形态和位置关系，影像失真较小。

（四）正常图像

牙由牙釉质、牙本质、牙骨质及牙髓构成，牙周组织包括牙周膜、牙槽骨和牙龈。牙釉质X线密度最高，呈帽状覆盖在冠部牙本质表面；牙本质构成牙主体，X线影像密度较牙釉质稍低；牙骨质覆盖于牙根部牙本质表面，X线影像无法与牙本质区别；牙髓腔显示为低密度影像；牙槽骨的X线密度比牙低。上颌牙槽骨骨小梁呈交织状，X线片显示为颗粒状，下颌牙槽骨骨小梁呈网状结构，牙间骨小梁多呈水平方向排列；骨硬板围绕牙根，显示为均匀、连续的高密度线条状影像；牙周膜显示为包绕牙根的连续的低密度线条状影像。

二、咬合翼片

患者头的矢状面与地面垂直，投照切牙位时听鼻线与地面平行，投照磨牙位时咬合平面与地面平行，患者咬住翼片。中心线以 +8° 角通过切缘或咬合平面上方 0.5 cm 射入，X线与被照牙邻面平行。咬合翼片投照角度小，影像失真小，多用于观察邻面龋、髓腔、牙槽嵴顶等。

三、上颌前部咬合片

头矢状面与地面垂直，听鼻线与地面平行。

四、上颌后部咬合片

患者位置同上颌前部咬合片，胶片尽量向后并向被检查侧放置，胶片长轴与头的矢状面平行，嘱患者轻轻咬住胶片。X 线中心线向足侧倾斜 60°，水平角度与被检查侧前磨牙邻面平行，对准被检查侧眶下孔的外侧射入。

五、下颌前部咬合片

患者矢状面与地面垂直，头部后仰，胶片与地面呈 55°，胶片置于上、下颌牙之间，尽量向后放置，胶片长轴与头矢状面平行，并使胶片长轴中线位于两下中切牙之间，嘱患者轻轻咬住。X 线中心线以 0° 对准头矢状面，由颏部射入。

六、下颌横断咬合片

用于检查下颌下腺导管结石时，患者头矢状面与地面垂直，听鼻线与地面垂直，胶片放置与下颌前部咬合片相同，X 线中心线对准头矢状面，经两侧下颌第一磨牙连线中点垂直胶片射入。用于检查一侧下颌骨时，将胶片向被检查侧平移，胶片外缘超出颌骨颊侧边缘约 1 cm，中心线平行于被检查部位牙长轴射入胶片中心。

七、第三磨牙口外片

口内片投照第三磨牙时，可能造成患者恶心、不适，尤其对于儿童患者较困难，可使用口外片投照。患者被检查侧靠片，下颌骨体长轴与暗盒平行，听鼻线与地面平行，矢状面与暗盒成 45°～50°，暗盒下缘与下颌骨体下缘相平齐，暗盒与地面成 75°。X 线中心线以 0° 对准对侧下颌角后方 1 cm，再向上 1 cm 处射入。

八、华特位（鼻颏位片）

患者面向暗盒，头正中矢状面与暗盒垂直，并与暗盒中线重合，头后仰，听眦线与胶片成 37°，鼻根对准暗盒中心。中心线经鼻根部垂直射入胶片中心，焦点胶片距离为 100 cm。

鼻颏位片主要用来观察鼻窦的情况，在上颌骨肿瘤、炎症及外伤时常用。两侧上颌窦对称显示于眼眶之下。呈倒置的三角形，颞骨岩部投影于上颌窦底的下方。

九、颧骨后前位片（铁氏位）

听眦线与暗盒呈 30°，下颌颏部紧靠暗盒中心下方 1 cm 处，中心线向足侧倾斜 10°～15°。对准头顶部射入暗盒中心处，其他条件同鼻颏位片。鼻腔外下呈倒置三角形低密度影像为上颌窦。上颌窦外下壁与喙突间的间隙为颌间间隙。

十、颅底位片（颏顶位）

患者正中矢状面与暗盒垂直并与暗盒中线重合，听眦线与暗盒平行。暗盒上缘超出前额部 5 cm，下缘超出枕外隆凸。中心线经两侧下颌角连线中点垂直射入胶片中心，焦点胶片距离为 100 cm。可显示颅底轴位影像，颞骨岩部呈八字形显示于颅中窝处，位于枕骨大孔前外方。其内显示内耳道，颞骨岩锥前外依次可见破裂孔、卵圆孔和棘孔。枢椎齿突影像位于枕骨大孔内，双侧颧弓可同时显示。

十一、颧弓位片

患者位置与颅底位相同，头部后仰，使听鼻线与暗盒短轴平行，颧骨置于胶片中心，中心线对准颧弓中点，与暗盒垂直射入胶片中心。焦点胶片距离为 100 cm，可清楚显示颧骨、颧弓的影像。

十二、下颌骨侧位片

临床上根据矢状面与暗盒的角度和中心线入射点不同可分为下颌骨升支侧位片、下颌骨体侧位片和下颌骨尖牙位片。投照下颌骨体侧位时，被检查侧靠片，下颌体长轴与暗盒平行，暗盒与地面呈 65°~70°。中心线以 0°角对准对侧下颌角下方 1 cm 处射入，焦点胶片距离为 40 cm。下颌骨升支侧位片可清楚地显示下颌骨升支、髁突及部分磨牙区，下颌骨体侧位可清楚地显示下颌骨体磨牙区，下颌骨尖牙位则以观察下颌骨尖牙区最为满意。

十三、下颌骨后前位片

患者正中矢状面对暗盒中线，并与暗盒垂直。上唇置于暗盒中心，中心线对准上唇，与暗盒垂直。焦点胶片距离为 100 cm，可显示上、下颌骨后前位影像，常用于双侧对比观察下颌升支各部病变。

十四、下颌骨开口后前位片

患者正中矢状面对暗盒中线，并与暗盒垂直。听眦线与暗盒垂直，鼻根部放于暗盒中心，嘱患者尽量张大口。X 线中心线向头侧倾斜 25°，通过鼻根部射入暗盒中心。焦点胶片距离为 100 cm。此片可使髁突影像避开重叠，显示较清晰，常用于观察双侧髁突内外径向的病变。

十五、下颌骨升支切线位片

患者面向胶片，被检查侧下颌升支位于胶片中心，暗盒上缘包括髁突。被检查侧升支颊侧骨板与暗盒垂直，中心线对准被检查侧下颌升支后缘中部，与暗盒垂直射入胶片中心。此片可显示一侧下颌升支后前切线位的影像，下颌升支外侧密质骨板呈直线致密而整齐的影像。

十六、颞下颌关节侧斜位片（许勒位 – 颞下颌关节经颅侧斜位）

可使用颞下颌关节摄影定位架拍摄两侧开、闭口位片，共四张同摄于一张胶片上，以便于两侧对比读片。目前多拍摄双侧关节正中咬合位片。受检查侧靠片，将定位架耳塞放进外耳道内，头矢状面与暗盒平行，听眶线与听鼻线之分角线与地面平行，中心线向足侧倾斜 25°，对准对侧的外耳道口上方 5 cm 处射入。

许勒位可显示颞下颌关节外侧 1/3 侧斜位影像，可以显示关节窝、关节结节、髁突及关节间隙。两侧颞下颌关节形态对称。成人髁突有连续不断的、整齐致密的薄层密质骨边缘。髁突运动正常时，在开口时一般应位于关节结节顶点后方 5 mm 至关节结节顶点前方 10 mm 之间。正常成人颞下颌关节上间隙最宽，后间隙次之，前间隙最窄，两侧关节间隙对称。关节结节一般为弧形突起，曲线圆滑。关节窝底亦有密质骨边缘与关节结节相连续。

十七、髁突经咽侧位片

此摄影方法可避免髁突与颅骨影像重叠，常规将两侧髁突同摄于一张胶片上。暗盒与地面垂直，患者受检查侧靠片。髁突位于胶片中心，头矢状面与胶片平行；听鼻线和地面平行。投照时患者半张口。X 线中心线向头侧、枕侧各倾斜 5°射入，用近距离投照。X 线球管窗口贴于对侧乙状切迹处。此片可清楚地显示髁突前后斜侧位影像。正常髁突表面圆滑，有一薄层均匀、连续、致密的密质骨边缘。

十八、X 线头影测量片

放射检查应用于口腔正畸的诊断早在 1900 年就已由 A-Price 提出，X 线头影测量溯源于人类学颅骨测量研究，1931 年，Broadbent-Bolton 头颅固位装置的出现，保证了 X 线 – 患者 – 胶片位置关系的可重复性，实现了头颅侧位的标准化投照，使口腔颌面部结构的准确测量和对照研究成为可能。X 线头影测量术对于分析颅 – 颌 – 面部生长发育、错颌畸形的诊断、治疗设计、追踪观察和疗效评价是非常重要的，定位头颅后，前位可显示冠状位影像信息，有助于观察颅-颌-面部结构的对称性。目前X线头影测量术已成为口腔正畸、正颌外科等临床工作中不可或缺的检查方法。

投照X线头影测量片的设备包括X线源、头颅固位装置、胶片暗盒和持片架。目前许多曲面体层机带有头颅固位装置，可投照头影测量片。

将头颅定位装置两侧耳塞放进患者外耳道口内，头矢状面与地面垂直，并与暗盒平行，听眶线与地面平行。患者轻轻咬在正中颌位。X线垂直于患者头矢状面投照。投照正位时，患者体位与投照侧位完全相同，只是将头颅定位装置转动90°，患者面向暗盒。

第三节 CT 检查

英国工程师 Hounsfield 于1971年9月研制出世界上第一台CT机，1972年，分别在英国放射学年会和北美放射学年会上宣布了CT的诞生。1979年，Hounsfield 和解决了CT图像重建数学方法的 Cormack 获得了诺贝尔医学生理学奖。CT的密度分辨率高，可以分辨人体组织微小的密度差别；可准确地测量病变的大小，观察病变与周围组织结构的关系；可在CT引导下进行穿刺活检和介入性治疗；可辅助制订放疗计划，评价治疗效果；可进行各种定量计算；通过注入造影剂的增强扫描，可了解被检查组织的血液供应情况、病变与血管的关系；可通过三维成像技术重建人体解剖结构的三维图像。

一、CT 的基本结构和成像原理

（一）CT 基本结构

CT的硬件结构包括数据采集系统和图像处理系统，数据采集系统有扫描机架、X线球管、发生器、准直器、探测器、对数放大器、模数转换器、接口电路等，图像处理系统包括计算机、阵列处理机、存储设备、数模转换器、图像显示器、接口电路等。

扫描机架分为转动部分和固定部分：转动部分包括X线球管及其冷却系统、准直器、探测器、高压发生器等，固定部分包括扫描机架和驱动系统等。X线球管为大功率旋转阳极X线球管。管电流 100~600 mA，球管热容量 3~7 MHu。CT扫描时穿过人体的X线和电信号之间的能量转换是由探测器完成的，分为固体探测器和气体探测器两种。固体探测器为半导体探测器，由稀土陶瓷闪烁体吸收X线后发出的光信号直接耦合到光电管，放大后传送到测量电路，A/D转换输入计算机。

（二）CT 基本原理

CT通过人体各种组织对X线具有不同衰减系数的特征，测得人体某一层面在各方向上的吸收曲线，经数学方法重建成为图像。X线穿过任何物质时，其能量与物质的原子相互作用而减弱，减弱的程度与物质厚度及吸收系数有关。为了简化计算，可设定人体组织是由大量不同等密度单元体组成的，计算出每个单元体的衰减系数，就可以重建出CT图像。

（三）CT 值

为了便于定量表示，Hounsfield 定义了一个衰减系数的标度，将物体对水的相对吸收值定义为CT值，后人命名为 Hounsfield 单位（HU）。水的CT值为0，空气的CT值为 -1 000，皮质骨的CT值为 2 000。

（四）螺旋 CT

螺旋CT是指在扫描过程中X线管连续旋转并产生X线束，同时扫描床在纵轴方向连续移动，扫描区域X线束运行的轨迹呈螺旋状。螺旋扫描是通过滑环技术与扫描床连续移动相结合而实现的，滑环装置由一个连续移动的转子和一个供电系统组成，滑环装在固定部分，电刷装在移动部分，电刷沿滑环移动，供电系统经滑环和电刷向X线管供电。螺旋扫描X线管连续旋转，扫描时间缩短；所获得的投影数据是沿纵轴的连续数据，可提取任意层面的投影数据进行重建；并可提高三维重建和多平面重建的图像质量。

二、口腔颌面部 CT 检查

1. 常规 CT 检查

（1）横断位：患者仰卧，听眦线垂直于检查床，作侧位定位像。在定位像上设定扫描平面平行于硬腭，扫描范围从颅底至舌骨。层厚 5～8 mm，FOV 14～18 cm，矩阵 320×320，窗宽／窗位软组织窗为 250～400 Hu/30～50 Hu，骨窗为 1 500～2 500 Hu/150～250 Hu。

（2）冠状位：患者俯卧或仰卧，头过伸，作侧位定位像。在定位像上设定扫描平面与硬腭垂直，扫描范围从颈椎前缘至下颌颏部。层厚 5～8 mm，FOV 14～18 cm，矩阵 512×512。

（3）正常图像：①横断位：经颅底平面扫描可见颅中窝底的卵圆孔、破裂孔，后方可见枕骨基底部及两侧颞骨岩部，前方可显示筛窦和蝶窦。在颧弓和颅中窝外侧壁之间可见颞肌影像。经上颌窦上部平面扫描可清楚地显示上颌窦腔和窦壁，鼻腔，翼内、外板，翼腭窝、翼外肌、髁突和颞下窝等。经上颌窦中部平面扫描可显示鼻咽腔、下颌升支、咬肌、茎突、乳突及腮腺等。经上颌窦底部扫描可显示上颌窦底部、腮腺、翼内肌、咬肌、咽旁间隙及咽腔等。横断位平扫后三维重建图像则可根据需要显示口腔颌面部解剖结构或病变的立体图像；②冠状位：经鼻咽腔平面行冠状位扫描时，可显示颅中窝底部、蝶窦、茎突、下颌角、咽缩肌、翼内肌、腮腺、咽旁间隙等；经上颌窦后部冠状位扫描时，可见上颌窦、鼻腔、鼻甲、后组筛窦、眶后间隙及颞肌等；经上颌窦中部冠状位扫描时，可见清晰的上颌窦及其诸骨壁、眶后间隙、眶下裂、筛窦、口咽部，以及上、下牙槽突等。

2. 唾液腺 CT 检查

（1）腮腺 CT 检查。①横断位：患者仰卧，以眼眶耳线为基线，自此线平行向下扫描至下颌角。层厚 5～8 mm，FOV 18～20 cm，矩阵 512×512。软组织窗成像，窗宽／窗位 250～400 HU/30～50 HU；②冠状位：患者俯卧或仰卧，头过伸，作侧位定位像。在定位像上设定扫描平面垂直于眼眶下壁与外耳道上缘连线，或平行于下颌支后缘。扫描范围从乳突尖至下颌支前缘前方 1 cm，层厚 5～8 mm，FOV 16～18 cm，矩阵 512×512；③正常图像：在相当于下颌升支内侧下颌小舌的平面上，显示腮腺形态较完整，呈近似三角形并向外突出，腮腺由颈深筋膜浅层所覆盖，浅叶向前延伸于咬肌表面，向后与胸锁乳突肌及二腹肌后腹相邻。深叶向内延伸至下颌升支内侧，与咽旁间隙相邻，前界为翼内肌，后界为茎突及其所附着的肌肉。颈外动脉和下颌后静脉在升支后方穿越腮腺，颈内动静脉位于腺体和茎突内侧。

（2）下颌下腺 CT 检查。①横断位：患者仰卧，听眦线垂直于检查床，作侧位定位像，在定位像上设定扫描平面平行于硬腭，扫描范围从硬腭至甲状切迹下 2 cm。层厚 5 mm，FOV 13～16 cm，矩阵 512×512。用软组织窗成像，窗宽／窗位 250～400 HU/30～50 HU；②冠状位：患者俯卧或仰卧，头过伸，作侧位定位像。在定位像上设定扫描平面垂直于硬腭，扫描范围从颈椎前缘至下颌颏部。层厚 5 mm，FOV 13～16 cm，矩阵 512×512；③正常图像：在横断面 CT 图像上，下颌下腺显示为圆形，位于下颌角的下前方，腺体大部分位于下颌舌骨肌的下面或浅面。下颌下腺后面与腮腺由筋膜分隔。下颌下腺密度一般高于腮腺。

3. 颞下颌关节 CT 检查

（1）检查方法：颞下颌关节检查方法包括横断位、冠状位平扫，横断位平扫后冠状位、矢状位和三维图像重建，直接矢状面平扫及关节造影 CT 扫描等多种方法。随着 CT 设备的迅速更新，多层螺旋 CT 的不断普及，目前对颞下颌关节的 CT 检查主要是经横断位扫描后进行关节矢状位、冠状位及三维图像检查，已无必要进行直接矢状位和冠状位扫描，其扫描范围应包括全部关节。由于进行关节 CT 检查的目的，除对关节骨关节病进行诊断外，更重要的是明确或排除关节及关节周围结构的占位性病变。因此，在进行鉴别诊断需要排除面深部占位性病变时，其扫描范围应自颅底至下颌下缘 1 cm。横断位平扫最好进行连续薄层扫描，以保证重建图像的质量。在疑有关节或周围组织占位性病变时，应进行增强扫描。

近几年来，由于口腔专用锥形束 CT 的问世，其以低放射剂量、相对低廉的检查价格和灵活便利的后处理软件功能,使其在颞下颌关节疾病的检查和诊断中发挥越来越重要的作用。

(2)正常图像:正常颞关节横断位、冠状位、矢状位均以过关节中部平面显示关节结构最为完整,可见关节骨性结构表面光滑,密质骨板厚度均匀、完整。关节造影后CT扫描经关节矢状位、冠状位中间层面图像特点与关节造影侧位体层片及前后位体层片大致相同。但由于关节造影CT检查可同时提供多个层面的图像,从而更有利于病变分析,图像质量亦明显优于关节造影体层片。

第二章 口腔疾病的常见症状

第一节 牙痛

牙痛是口腔科临床上最常见的症状，也是患者就医的主要原因。可由牙齿本身的疾病、牙周组织及颌骨的某些疾病，甚至神经疾患和某些全身疾病所引起。对以牙痛为主诉的患者，必须先仔细询问病史，如疼痛起始时间及可能的原因、病程长短及变化情况、既往治疗史及疗效等，必要时还应询问工作性质、饮食习惯、有无不良习惯（如夜磨牙和咬硬物等）、全身健康状况及家族史等。关于牙痛本身，应询问牙痛的部位、性质、程度和发作时间。疼痛是尖锐剧烈的还是钝痛、酸痛；是自发痛还是激发痛、咬合时痛，自发痛是阵发的或是持续不断；有无夜间痛；疼痛部位是局限的或放散的，能否明确指出痛牙等。根据症状可得出一至数种初步印象，便于做进一步检查。应记住，疼痛是一种主观症状，由于不同个体对疼痛的敏感性和耐受性有所不同，而且有些其他部位的疾病也可表现为牵涉性牙痛。因此，对患者的主观症状应与客观检查所见、全身情况及实验室和放射学检查等结果结合起来分析，以做出正确的诊断。

一、引起牙痛的原因

（1）牙齿本身的疾病，如深龋、牙髓充血、各型急性牙髓炎、慢性牙髓炎、逆行性牙髓炎，由龋齿、外伤、化学药品等引起的急性根尖周炎、牙槽脓肿，微裂，牙根折裂，髓石，牙本质过敏，流电作用等。

（2）牙周组织的疾病，如牙周脓肿、急性龈乳头炎、冠周炎、坏死性溃疡性龈炎、干槽症等。

（3）牙齿附近组织的疾病所引起的牵涉痛，急性化脓性上颌窦炎和急性化脓性颌骨骨髓炎时，由于神经末梢受到炎症的侵犯，使该神经所支配的牙齿发生牵涉性痛。颌骨内或上颌窦内的肿物、埋伏牙等可压迫附近的牙根发生吸收，如有继发感染，可出现牙髓炎导致疼痛。急性化脓性中耳炎、咀嚼肌群的痉挛等均可出现牵涉性牙痛。

（4）神经系统疾病，如三叉神经痛患者常以牙痛为主诉。颞下窝肿物在早期可出现三叉神经第三支分布区的疼痛，翼腭窝肿物的早期由于压迫蝶腭神经节，可出现三叉神经第二支分布区的疼痛。

（5）全身疾患，有些全身疾患，如流感、癔症、神经衰弱、月经期和绝经期等可诉有牙痛。高空飞行时，牙髓内压力增高，可引起航空性牙痛。有的心绞痛患者可反射性地引起牙痛。

二、诊断步骤

（一）问清病史及症状特点

1. 尖锐自发痛

尖锐自发痛最常见的为急性牙髓炎（浆液性、化脓性、坏疽性）、急性根尖周炎（浆液性、化脓性），其他如急性牙周脓肿、髓石、冠周炎、急性龈乳头炎、三叉神经痛、急性上颌窦炎等。

2. 自发钝痛

自发钝痛常见为慢性龈乳头炎、创伤殆等。在机体抵抗力降低时，如疲劳、感冒、月经期等，可有轻度自发钝痛、胀痛。坏死性龈炎时牙齿可有撑离感和咬合痛。

3. 激发痛

牙本质过敏和Ⅱ～Ⅲ龋齿或楔状缺损等，牙髓尚未受侵犯或仅有牙髓充血时，无自发痛，仅在敏感处或病损处遇到物理、化学刺激时才发生疼痛，刺激去除后疼痛即消失。慢性牙髓炎一般无自发痛而主要表现为激发痛，但当刺激去除后疼痛仍持续一至数分钟。咬合创伤引起牙髓充血时也可有对冷、热刺激敏感。

4. 咬合痛

牙隐裂和牙根纵裂时，常表现为某一牙尖受力而产生水平分力时引起尖锐的疼痛。牙外伤、急性根尖周炎、急性牙周脓肿等均有明显的咬合痛和叩痛、牙齿挺出感。口腔内不同金属修复体之间产生的流电作用也可使患牙在轻咬时疼痛或与金属器械相接触时发生短暂的电击样刺痛。

以上疼痛除急性牙髓炎患者常不能自行明确定位外，一般都能明确指出痛牙。急性牙髓炎的疼痛常沿三叉神经向同侧对颌或同颌其他牙齿放散，但不会越过中线放散到对侧牙。

（二）根据问诊所得的初步印象，做进一步检查，以确定患牙

1. 牙体疾病

牙体疾病最常见为龋齿，应注意邻面龋、潜在龋、隐蔽部位的龋齿、充填物下方的继发龋等。此外，如牙隐裂、牙根纵裂、畸形中央尖、楔状缺损、重度磨损、未垫底的深龋充填体、外伤露髓牙、牙冠变色或陈旧的牙冠折断等，均可为病源牙。

叩诊对识别患牙有一定帮助。急性根尖周炎和急性牙周脓肿时有明显叩痛，患牙松动。慢性牙髓炎、急性全部性牙髓炎和慢性根尖周炎、边缘性牙周膜炎、创伤性根周膜炎等，均可有轻至中度叩痛。存在多个可疑病源牙时，叩诊反应常能有助于确定患牙。

2. 牙周及附近组织疾病

急性龈乳头炎时可见牙间乳头红肿、触痛，多有食物嵌塞、异物刺激等局部因素。冠周炎多见于下颌第三磨牙阻生，远中及颊舌侧龈瓣红肿，可溢脓。牙周脓肿和逆行性牙髓炎时可探到深牙周袋，后者袋深接近根尖，牙齿大多松动。干槽症可见拔牙窝内有污秽坏死物，骨面暴露，腐臭，触之疼痛。反复急性发作的慢性根尖周炎可在牙龈或面部发现窦道。

急性牙槽脓肿、牙周脓肿、冠周炎等，炎症范围扩大时，牙龈及龈颊沟处肿胀变平，可有波动。面部可出现副性水肿，局部淋巴结肿大、压痛。若治疗不及时，可发展为蜂窝织炎、颌骨骨髓炎等。上颌窦炎引起的牙痛，常伴有前壁的压痛和脓性鼻涕、头痛等。上颌窦肿瘤局部多有膨隆，可有血性鼻涕、多个牙齿松动等。

（三）辅助检查

1. 牙髓活力测验

根据对冷、热温度的反应，以及刺激除去后疼痛持续的时间，可以帮助诊断和确定患牙，也可用电流强度测试来判断牙髓的活力和反应性。

2. X线检查

X线检查可帮助发现隐蔽部位的龋齿。髓石在没有揭开髓室顶之前，只能凭X线片发现。慢性根尖周炎可见根尖周围有不同类型和大小的透射区。颌骨内或上颌窦内肿物、埋伏牙、牙根纵裂等也需靠X线检查来确诊。

第二节　牙龈出血

牙龈出血是口腔中常见的症状，出血部位可以是全口牙龈或局限于部分牙齿。多数患者是在牙龈受到机械刺激（如刷牙、剔牙、食物嵌塞、进食硬物、吮吸等）时流血，一般能自行停止；另有一些情况，在无刺激时即自动流血，出血量多，且无自限性。

一、牙龈的慢性炎症和炎症性增生

这是牙龈出血的最常见原因,如慢性龈缘炎、牙周炎、牙间乳头炎和牙龈增生等。牙龈缘及龈乳头红肿、松软,甚至增生,一般在受局部机械刺激时引起出血,量不多,能自行停止。将局部刺激物(如牙石、牙垢、嵌塞的食物、不良修复体等)除去后,炎症很快消退,出血亦即停止。

二、妊娠期龈炎和妊娠瘤

妊娠期龈炎和妊娠瘤常开始于妊娠的第 3～4 个月,牙龈红肿、松软、极易出血。分娩后,妊娠期龈炎多能消退到妊娠前水平,而妊娠瘤常需手术切除。有的人在慢性牙龈炎的基础上,于月经前或月经期可有牙龈出血,可能与牙龈毛细血管受性激素影响而扩张、脆性改变等有关。长期口服激素性避孕药者,也容易有牙龈出血和慢性炎症。

三、坏死性溃疡性牙龈炎

坏死性溃疡性牙龈炎为梭形杆菌、口腔螺旋体和中间普氏菌等的混合感染,主要特征为牙间乳头顶端的坏死性溃疡、腐臭,牙龈流血和疼痛,夜间睡眠时亦可有牙龈流血,就诊时亦可见牙间隙处或口角处有少量血迹。本病的发生常与口腔卫生不良、精神紧张或过度疲劳、吸烟等因素有关。

四、血液病

在遇到牙龈有广泛的自动出血,量多或不易止住时,应考虑有无全身因素,并及时做血液学检查和到内科诊治。较常见引起牙龈和口腔黏膜出血的血液病,有急性白血病、血友病、血小板减少性紫癜、再生障碍性贫血、粒细胞减少症等。

五、肿瘤

有些生长在牙龈上的肿瘤,如血管瘤、血管瘤型牙龈瘤、早期牙龈癌等也较易出血。其他较少见的,如发生在牙龈上的网织细胞肉瘤,早期常以牙龈出血为主诉,临床上很容易误诊为牙龈炎。有些转移瘤,如绒毛膜上皮癌等,也可引起牙龈大出血。

六、某些全身疾病

如肝硬化、脾功能亢进、肾炎后期、系统性红斑狼疮等,由于凝血功能低下或严重贫血,均可能出现牙龈出血症状。伤寒的前驱症状有时有鼻出血和牙龈出血。在应用某些抗凝血药物或非甾体类抗炎药,如水杨酸、肝素等治疗冠心病和血栓时,易有出血倾向。苯中毒时也可有牙龈被动出血或自动出血。

第三节 牙龈肿大

牙龈肿大是诸多牙龈病的一个常见临床表现。

一、病史要点

(1)牙龈肿胀的病程,是突发还是逐渐发展。
(2)有无刷牙出血、食物嵌塞及口呼吸习惯。
(3)是否服用苯妥英钠、硝苯地平、环孢素等药物。
(4)家族中有无牙龈肿大者。
(5)已婚妇女的妊娠情况。

二、检查要点

（1）牙龈肿胀的范围，牙龈质地、颜色。
（2）有无牙列不齐、开唇露齿及口呼吸、舔龈等不良习惯。
（3）详细检查牙周情况。
（4）必要时做组织病理检查。

三、鉴别诊断

（一）慢性炎症性肿大

因长期局部刺激引起，如牙石、牙列拥挤、冠修复体边缘过长、口呼吸及舔龈习惯等。本型病程缓慢，无症状，开始龈乳头和（或）龈缘轻度隆起，逐步地增生似救生圈套在牙齿周围。口呼吸引起的牙龈肿大与邻近未暴露的正常牙龈有明显的分界线。

（二）急性炎症性肿大

急性炎症性肿大常见于急性牙龈脓肿、急性牙周脓肿及急性龈乳头炎。

（三）药物性牙龈肿大

该类患者有明显的服药史，如苯妥英钠、环孢素、硝苯地平均可引起牙龈增生。增生的牙龈呈实质性，质地坚实，淡粉红色，仅发生于有牙区，停药后增生的龈组织可逐步消退。

（四）遗传性牙龈纤维瘤病

遗传性牙龈纤维瘤病是一种原因不明的少发病，多有家族史。病变波及牙龈、龈乳头及附着龈，且上、下颌的颊舌面都可广泛受侵，与苯妥英钠引起的牙龈增生不同。肿大的牙龈颜色正常，质地硬似皮革。重者可将牙齿完全盖住，牙齿移位，颌骨变形，表面光滑或呈小结节样。

（五）青春期牙龈肿大

青春期牙龈肿大见于青春期患者，发病部位有局部刺激因素，但炎症和增生反应较明显，虽经治疗不易痊愈，而且易复发。青春期过后经治疗能较快缓解。临床表现同一般慢性炎症性肿大，即牙龈充血水肿，松软光亮，牙间乳头呈球状突起。

（六）妊娠期牙龈肿大

正处于妊娠期的妇女，牙龈鲜红色或暗紫色，松软光亮，极易出血。单个或多个牙间乳头肥大增生，重者形成有蒂或无蒂的瘤状物，应诊断为妊娠期牙龈肿大。

（七）白血病牙龈肿大

牙龈色暗紫或苍白，表面光亮，外形呈不规则的结节状，龈缘处可有坏死的假膜。牙龈自动出血或激惹出血，不易止住，常伴有牙齿松动、全身乏力、低热及相应部位的淋巴结肿大。血象检查有助诊断。

（八）化脓性肉芽肿牙龈肿大

化脓性肉芽肿牙龈肿大可以呈扁平无蒂的肿大或有蒂的瘤状物，色鲜红或暗红，质地柔软。病损表面有溃疡和脓性分泌物，如果病损时间长可转变为较硬的纤维上皮性乳头状瘤。组织病理检查为慢性炎症细胞浸润的肉芽组织。

（九）浆细胞肉芽肿

牙龈肿大，鲜红色，且松软易碎，极易出血，表面呈分叶状，质地如同肉芽组织。应结合组织病理检查，主要在结缔组织内有大量浸润的浆细胞，或表现为有大量血管和炎症细胞浸润的肉芽肿。

（十）牙龈良性及恶性肿瘤

牙龈良性及恶性肿瘤包括血管瘤、乳头状瘤、牙龈癌等，可结合组织病理检查加以区别。

第三章 龋病

龋病（dental caries）是发生在牙体硬组织的慢性细菌性疾病，造成牙齿颜色、形态、质地的改变，影响牙齿的咀嚼、发音、语言、美容等功能。龋病发生的初期，牙体硬组织脱矿，引起釉质晶体结构的变化，透明度改变，釉质呈白垩色。龋损进一步发展，牙体组织中无机物溶解，有机物分解，牙体硬组织崩解，组织缺损形成龋洞（图3-1）。

牙体组织缺乏自身修复能力，龋洞未及时治疗，进一步发展可引起牙髓炎、根尖周炎、颌骨炎症等一系列并发症，也可引起全身的感染性疾病。因此，学习和掌握龋病的发病机制、临床诊断、治疗及有效预防方法，对维持口腔的生理功能及全身健康有着十分重要的意义。

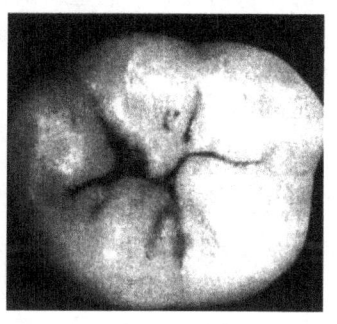

图 3-1 龋病

第一节 龋病病因

龋病是以细菌为主的多因素综合作用的结果，主要致病因素包括细菌和牙菌斑生物膜、食物和蔗糖、宿主对龋病的敏感性等。

1890年著名的口腔微生物学家W.D.Miller第一次提出龋病与细菌有关，即著名的化学细菌学说。该学说认为龋病发生是口腔细菌产酸引起牙体组织脱矿的结果。口腔微生物通过合成代谢酶，分解口腔中碳水化合物，形成有机酸，造成牙体硬组织脱钙。在蛋白水解酶的作用下，牙齿中的有机质分解，牙体组织崩解，形成龋洞。化学细菌学说的基本观点认为，龋病发生首先是牙体硬组织的脱矿溶解，再出现有机质的破坏崩解。Miller学说是现代龋病病因学研究的基础，阐明了口腔细菌利用碳水化合物产酸、溶解矿物质、分解蛋白质的生物化学过程。

Miller实验如下：

牙齿 + 面包（碳水化合物）+ 唾液——脱矿

牙齿 + 脂肪（肉类）+ 唾液——无脱矿

牙齿 + 面包（碳水化合物）+ 煮热唾液——无脱矿

Miller 实验第一次清楚地说明，细菌是龋病发生的根本原因，细菌、食物、牙齿是龋病发生的共同因素。对细菌在口腔的存在形式没有说明，也未能分离出致龋菌。

1947 年，Gottlieb 提出蛋白溶解学说（proteolysis theory），认为龋病的早期损害首先发生在有机物较多的牙体组织部位，如釉板、釉柱鞘、釉丛和牙本质小管，这些部位含有大量的有机物质。牙齿表面微生物产生的蛋白水解酶使有机质分解和液化，晶体分离，结构崩解，形成细菌侵入的通道。细菌再利用环境中的碳水化合物产生有机酸，溶解牙体硬组织。龋病是牙组织中有机质先发生溶解性破坏，再出现细菌产酸溶解无机物脱矿的结果。该学说未证实哪些细菌能产生蛋白水解酶，动物实验未能证明蛋白水解酶的致龋作用。

1955 年，Schatz 提出了蛋白溶解螯合学说（proteolysis chelation theory），认为龋病的早期是从牙面上的细菌和酶对釉质基质的蛋白溶解作用开始，通过蛋白溶解释放出各种螯合物质，包括酸根阴离子、氨基、氨基酸、肽和有机酸等，这些螯合剂通过配位键作用与牙体中的钙形成具有环状结构的可溶性螯合物，溶解牙体硬组织的羟磷灰石，形成龋样损害。螯合过程在酸性、中性及碱性环境下都可以发生，该学说未证实引起病变的螯合物和蛋白水解酶。蛋白溶解学说和蛋白溶解螯合学说的一个共同问题是在自然情况下，釉质的有机质含量低于 1%，如此少的有机质要使 90% 以上的矿物质溶解而引起龋病，该学说缺乏实验性证据。

Miller 化学细菌学说和 Schatz 蛋白溶解螯合学说的支持者们在随后的几十年里展开了激烈的争论，化学细菌学说在很长一段时间占据了主流地位。近六十年来，在龋病研究领域的相关基础和临床研究均主要围绕细菌产酸导致牙体硬组织脱矿而展开，龋病病因研究进入了"酸幕时代"（acid curtain）时期。

随着近年来对牙菌斑生物膜致病机制的研究进展，特别是对牙周生物膜细菌引起的宿主固有免疫系统失衡进而引起牙周病发生的分子机制的深入研究，人们重新认识到蛋白溶解过程在龋病的发生发展过程中的重要作用。目前认为，细菌酸性代谢产物或环境其他酸性物质引起釉质的溶解后，通过刺激牙本质小管，在牙本质层引起类似炎症的宿主反应过程，继而引起牙本质崩解。值得注意的是，牙本质蛋白的溶解和牙本质结构的崩解并不是由"蛋白溶解学说"或"蛋白溶解螯合学说"中所提到的细菌蛋白酶所造成，而是由宿主自身的内源性金属基质蛋白酶（MMPs），如胶原酶所引起。这种观点认为龋病是系统炎症性疾病，龋病和机体其他部位的慢性感染性疾病具有一定的相似性，即龋病是由外源性刺激因素，如细菌的各种致龋毒力因子诱导宿主固有免疫系统失衡，造成组织破坏，牙体硬组织崩解。

随着现代科学技术的发展，大量的新研究方法、新技术和新设备用于口腔医学基础研究，证实龋病确是一种慢性细菌性疾病，在龋病的发生过程中，细菌、牙菌斑生物膜、食物、宿主及时间都起了十分重要的作用，即四联因素学说（图 3-2）。该学说认为，龋病的发生必须是细菌、食物、宿主三因素在一定的时间和适当的空间、部位内共同作用的结果，龋病的发生要求有敏感的宿主、致病的细菌、适宜的食物及足够的时间。由于龋病是发生在牙体硬组织上，从细菌在牙齿表面的黏附，形成牙菌斑，到出现临床可见的龋齿，一般需要 6~12 个月的时间。特殊龋除外，如放射治疗后的猛性龋。因此，时间因素在龋病病因中有着十分重要的意义，有足够的时间开展龋病的早期发现、早期治疗。四联因素学说对龋病的发生机制作了较全面的解释，被认为是龋病病因的现代学说，被全世界所公认。

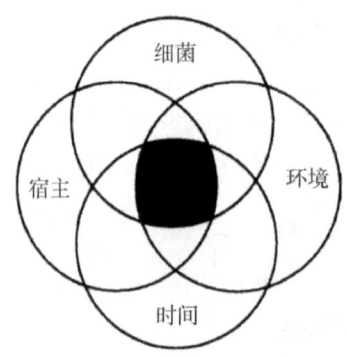

图 3-2　龋病发生的四联因素

一、细菌因素

龋病是一种细菌性疾病,细菌是龋病发生的最关键因素,大量的研究证明没有细菌就没有龋病。无菌动物实验发现,在无菌条件下饲养的动物不产生龋,使用抗生素能减少龋的发生。由龋损部位分离出的致病菌接种于动物,能引起动物龋或离体牙人工龋损。临床上也发现未萌出的牙不发生龋,一旦暴露在口腔中与细菌接触就可能发生龋。

口腔中的细菌约 500 余种,与龋病发生关系密切的细菌必须具备较强的产酸力、耐酸力,能利用糖类产生细胞内外多糖,对牙齿表面有强的黏附能力,合成蛋白溶解酶等生物学特性,目前认为变异链球菌、乳酸杆菌、放线菌等与人龋病发生有着密切的关系。

细菌致龋的首要条件是必须定植在牙齿表面,克服机械、化学、物理、免疫的排异作用,细菌产生的有机酸需对抗口腔中强大的缓冲系统,常难以使牙体组织脱矿。只有在牙菌斑生物膜特定微环境条件下,细菌产生有机酸聚积,造成牙齿表面 pH 下降,矿物质重新分布,出现牙体硬组织脱矿产生龋。因此,牙菌斑生物膜是龋病发生的重要因素。

二、牙菌斑生物膜

20 世纪 70 年代以后,随着科学技术的发展,对细菌致病有了新的认识。1978 年美国学者 Bill Costerton 率先进行了细菌生物膜的研究,并提出了生物膜理论。随后细菌生物膜真正作为一门独立学科而发展起来,其研究涉及微生物学、免疫学、分子生物学、材料学和数学等多学科。90 年代后,美国微生物学者们确立了"细菌生物膜"(microbial biofilm)这个名词,将其定义为附着于有生命和无生命物体表面被细菌胞外大分子包裹的有组织的细菌群体。这一概念认为在自然界、工业生产环境(如发酵工业和废水处理)以及人和动物体内外,绝大多数细菌是附着在有生命或无生命的表面,以细菌生物膜的方式生长,而不是以浮游方式生长。细菌生物膜是细菌在各种物体表面形成的高度组织化的多细胞结构,细菌在生物膜状态下的生物表型与其在浮游状态下具有显著差异。

人类第一次借助显微镜观察到的细菌生物膜就是人牙菌斑生物膜(plaque biofilm)。通过激光共聚焦显微镜(confocal scanning laser microscopy, CSLM)结合各种荧光染色技术对牙菌斑生物膜进行了深入研究,证明牙菌斑生物膜是口腔微生物的天然物膜。口腔为其提供营养、氧、适宜的温度、湿度和 pH。牙菌斑生物膜是黏附在牙齿表面以微生物为主体的微生态环境,微生物在其中生长代谢、繁殖衰亡,细菌的代谢产物,如酸和脂多糖等,对牙齿和牙周组织产生破坏。牙菌斑生物膜主要由细菌和基质组成,基质中的有机质主要有不可溶性多糖、蛋白质、脂肪等,无机质包含钙、磷、氟等。

牙菌斑生物膜的基本结构包括基底层获得性膜(acquired pellicle)、中间层和表层(图 3-3)。唾液中的糖蛋白选择性地吸附在牙齿表面形成获得性膜,为细菌黏附与定植提供结合位点。细菌黏附定植到牙菌斑生物膜表面形成成熟的生物膜一般需要 5~7 d 时间。对牙菌斑生物膜的结构研究发现,菌斑成熟的重要标志是在牙菌斑生物膜的中间层形成丝状菌成束排列,球菌和短杆菌黏附其表面的栅栏状结构(palisade structure),在表层形成以丝状菌为中心、球菌或短杆菌黏附表面的谷穗状结构(corncob structure)(图 3-4)。

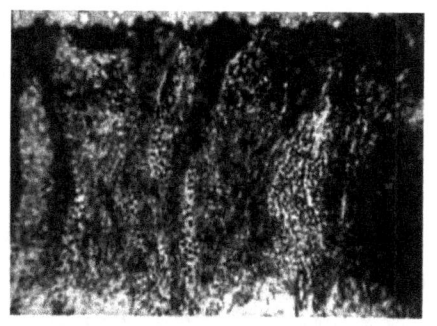

图 3-3 牙菌斑生物膜的基本结构

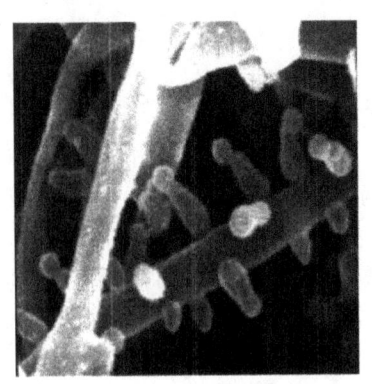

图 3-4　谷穗状结构

牙菌斑生物膜一经形成，紧密附着于牙齿表面，通过常用的口腔卫生措施（如刷牙）并不能有效消除。紧靠牙齿表面的牙菌斑生物膜的深层由于处于缺氧状态，非常有利于厌氧菌的生长代谢，细菌利用糖类进行无氧代谢，产生大量的有机酸，堆积在牙菌斑生物膜与牙齿表面之间的界面，使界面 pH 下降，出现脱矿导致龋病。牙菌斑生物膜是龋病发生的必要条件，没有菌斑就没有龋病。动物实验和流行病学调查研究表明，控制菌斑能有效地减少龋病发生。

关于牙菌斑生物膜的致龋机制有三种主流学说。

1. 非特异性菌斑学说（non-specific plaque hypothesis）

龋病不是口腔或牙菌斑生物膜中特殊微生物所致，而是牙菌斑生物膜中细菌共同作用的结果，细菌所产生的致病性产物超过了机体的防卫能力，导致龋病。

2. 特异性菌斑学说（specific plaque hypothesis）

龋病是由牙菌斑生物膜中的特殊细菌引起的，这些特殊细菌就是与龋病发生关系密切的致龋菌。研究已经证实，牙菌斑生物膜中与龋病发生关系密切的致龋菌都是口腔常驻微生物群，非致龋菌在条件适宜时也可以引起龋病。

3. 生态菌斑学说（ecological plaque hypothesis）

牙菌斑生物膜致龋的最新学说，认为牙菌斑生物膜内微生物之间、微生物与宿主之间处于动态的生态平衡，不发生疾病；一旦条件改变，如摄入大量的糖类食物、口腔内局部条件的改变、机体的抵抗力下降等，正常口腔微生态失调，正常口腔或牙菌斑生物膜细菌的生理性组合变为病理性组合，一些常驻菌成为条件致病菌，产生大量的致病物质，如酸性代谢产物，导致其他非耐酸细菌生长被抑制，产酸耐酸菌过度生长，最终引起牙体硬组织脱矿，发生龋病。根据生态菌斑学说的基本观点，龋病有效防治的重点应该是设法将口腔细菌的病理性组合恢复为生理性的生态平衡。

三、食物因素

食物是细菌致龋的重要物质基础。食物尤其是碳水化合物通过细菌代谢作用于牙表面，引起龋病。

碳水化合物是诱导龋病最重要的食物，尤其是蔗糖。糖进入牙菌斑生物膜后，被细菌利用产生细胞外多糖，参与牙菌斑生物膜基质的构成，介导细菌对牙齿表面的黏附、定植。合成的细胞内多糖是细菌能量的储存形式，保持牙菌斑生物膜持续代谢。糖进入牙菌斑生物膜的外层，氧含量较高，糖进行有氧氧化，产生能量供细菌生长、代谢。牙菌斑生物膜的深层紧贴牙齿表面，由于缺氧或需氧菌的耗氧，进行糖无氧酵解，产生大量的有机酸并堆积在牙齿与牙菌斑生物膜之间的界面内，不易被唾液稀释，菌斑 pH 下降，脱矿致龋。

细菌产生的有机酸有乳酸、甲酸、丁酸、琥珀酸，其中乳酸量最多。糖的致龋作用与糖的种类、糖的化学结构与黏度、进糖时间与频率等有十分密切的关系。葡萄糖、麦芽糖、果糖、蔗糖可以使菌斑 pH 下降到 4.0 或更低；乳糖、半乳糖使菌斑 pH 下降到 5.0；糖醇类，如山梨醇、甘露醇不被细菌利用代谢产酸，不降低菌斑 pH。淀粉因相对分子质量大，不易扩散入生物膜结构中，不易被细菌利用。含蔗糖的淀粉食物则使菌斑pH下降更低，且持续更长的时间。糖的致龋性能大致可以排列为：蔗糖＞葡萄糖＞麦芽糖、乳糖、果糖＞山梨糖醇＞木糖醇。蔗糖的致龋力与其分子结构中单糖部分共价键的高度水解性有关。

龋病"系统炎症性学说"认为，碳水化合物除了为产酸细菌提供代谢底物产酸以及介导细菌生物膜的黏附外，其致龋的另一重要机制是通过抑制下丘脑对腮腺内分泌系统的控制信号。腮腺除了具有外分泌功能（唾液的分泌）外，还具有内分泌功能，可控制牙本质小管内液体的流动方向。正常情况下，在下丘脑-腮腺系统的精密控制下，牙本质小管内液体由髓腔向釉质表面流动，有利于牙体硬组织营养成分的供给和牙齿表面堆积的酸性物质的清除。研究发现，高浓度碳水化合物可能通过升高血液中氧自由基的量，抑制下丘脑对腮腺内分泌功能的调节。腮腺内分泌功能的抑制将导致牙本质小管内液体流动停滞甚至逆转，进而使牙体组织更容易受到细菌产酸的破坏。由于牙本质小管液体的流动还与牙本质发育密切相关，对于牙本质尚未发育完成的年轻人群，高浓度碳水化合物对牙本质小管液体流动方向的影响还可能直接影响其牙本质的发育和矿化，该理论一定程度上科学解释10岁以下年龄组常处于龋病高发年龄段这一流行病学调查结果。

食物中的营养成分有助于牙发育。牙齿萌出前，蛋白质能影响牙齿形态、矿化程度，提高牙齿自身的抗龋能力。纤维性食物如蔬菜、水果等不易黏附在牙齿表面，有一定的清洁作用，能减少龋病的发生。根据"系统炎症性学说"，龋病的发生与细菌代谢产物刺激产生的大量氧自由基与机体内源性抗氧自由基失衡进而导致牙体组织的炎性破坏有关。因此，通过进食水果、蔬菜可获取外源性抗氧化剂（antioxidant agent）中和氧自由基的促炎作用，对维持牙体硬组织的健康具有潜在作用。

四、宿主因素

不同个体对龋病的敏感性是不同的，宿主对龋的敏感性包括唾液成分、唾液流量、牙齿形态结构以及机体的全身状况等。

（一）牙齿

牙齿的形态、结构、排列和组成受到遗传、环境等因素的影响。牙体硬组织矿化程度、化学组成、微量元素等直接关系牙齿的抗龋力。牙齿点隙窝沟是龋病的好发部位，牙齿排列不整齐、拥挤、重叠等易造成食物嵌塞，产生龋病。

（二）唾液

唾液在龋病发生中起着十分重要的作用。唾液是牙齿的外环境，影响牙发育。唾液又是口腔微生物的天然培养基，影响细菌的黏附、定植、牙菌斑生物膜的形成。唾液的质和量、缓冲能力、抗菌能力及免疫能力与龋病的发生有密切关系，唾液的物理、化学、生物特性的个体差异也是龋病发生个体差异的原因之一。

唾液钙、磷酸盐及钾、钠、氟等无机离子参与牙齿生物矿化，维持牙体硬组织的完整性，促进萌出后牙体硬组织的成熟，也可促进脱矿组织的再矿化。重碳酸盐是唾液重要的缓冲物质，能稀释和缓冲细菌产生的有机酸，有明显的抗龋效应。唾液缓冲能力的大小取决于重碳酸盐的浓度。

唾液蛋白质在龋病的发生中起重要的作用。唾液黏蛋白是特殊类型的糖蛋白，吸附在口腔黏膜表面形成一种保护膜，阻止有害物质侵入体内。黏蛋白能凝集细菌，减少对牙齿表面的黏附。唾液糖蛋白能选择性地吸附在牙齿表面形成获得性膜，为细菌黏附提供了有利条件，是牙菌斑生物膜形成的第一步，获得性膜又称为牙菌斑生物膜的基底层，也可以阻止细菌有机酸对牙齿的破坏。富脯蛋白、富酪蛋白、多肽等能与羟磷灰石结合，在维护牙完整性、获得性膜的形成、细菌的黏附定植中起重要的作用，唾液免疫球蛋白还能阻止细菌在牙齿表面的黏附。

（三）遗传因素

遗传因素对宿主龋易感性也具有一定的影响。早在20世纪30年代就有学者对龋病发生与宿主遗传因素的关联进行了调查研究分析。直到近年来随着全基因组关联分析（genome wide association study，GWAS）在人类慢性疾病研究领域的盛行，学者们逐渐开始试图通过基因多态性分析定位与人类龋病发生相关的基因位点。已发现个别与唾液分泌、淋巴组织增生、釉质发育等相关基因位点的突变与宿主龋病易感性相关，由于龋病的发生还受到细菌生化反应及众多不可预知环境变量因素的影响，关于龋病全基因组关联分析研究的数量还较少，目前尚不能对宿主基因层面的遗传因素和龋病易感性的相关性做出明确的结论。作为困扰人类健康最重要的口腔慢性疾病，宿主与口腔微生物间的相互作用和进化关系，将导致宿主遗传因素在龋病的发生过程中起到重要的作用。

五、时间因素

龋病是发生在牙体硬组织的慢性破坏性疾病，在龋病发生的每一个阶段都需要一定的时间才能完成。从唾液糖蛋白选择性吸附在牙齿表面形成获得性膜、细菌黏附定植到牙菌斑生物膜的形成，从糖类食物进入口腔被细菌利用产生有机酸到牙齿脱矿等均需要时间。从牙菌斑生物膜的形成到龋病的发生一般需要 6~12 个月。在此期间，对龋病的早期诊断、早期干预和预防能有效地降低龋病的发生。因此，时间因素在龋病发生、发展过程和龋病的预防工作领域具有十分重要的意义。

值得注意的是，四联因素必须在特定的环境中才易导致龋病，这个特定的环境往往是牙上的点隙裂沟和邻面触点龈方非自洁区。这些部位是龋病的好发区，而在光滑牙面上很难发生龋病。在龋病的好发区，牙菌斑生物膜容易长期停留，为细菌的生长繁殖、致病创造了条件。同时，这些好发区多为一个半封闭的生态环境，在这样一个环境内，营养物、细菌等容易进入，使环境内产生的有害物质不易被清除，好发区的氧化还原电势相对较低，有利于厌氧菌及兼性厌氧菌的生长和糖酵解产酸代谢的发生，细菌酸性代谢产物在牙菌斑生物膜内堆积，将抑制非耐酸细菌的生长，导致产酸耐酸菌的过度生长，最终导致牙菌斑生物膜生态失衡，形成龋病。

六、与龋病发生相关的其他环境因素

流行病学研究显示，环境因素（如宿主的行为习惯、饮食习惯等）与龋病的发生显著相关。宿主的社会经济地位（socio economical status, SES）与龋病的发生也有密切关系。较低的社会经济地位与宿主的受教育程度，对自身健康状态的关注度和认知度，日常生活方式、饮食结构，以及获取口腔医疗的难易程度密切相关。上述各种因素结合在一起，在龋病发生和发展过程中扮演了重要地位。进一步研究发现，口腔卫生习惯与社会经济地位及受教育程度也密切相关，而刷牙的频率对于龋病的发生和发展程度有显著的影响，宿主居住环境的饮用水是否含氟对龋病的发生也有一定的影响。家庭成员的多少与龋病的发生也有密切关系，流行病学调查显示，来自具有较多家庭成员家庭的宿主往往具有较高的 DMFT 指数。

第二节　临床表现

龋病的破坏过程是牙体组织内脱矿与再矿化交替进行的过程，当脱矿速度大于再矿化，龋病发生。随着牙体组织的无机成分溶解脱矿，有机组织崩解，病损扩大，从釉质进展到牙本质。在这个病变过程中，牙体组织出现色、质、形的改变。

一、牙齿光泽与颜色改变

龋病硬组织首先累及釉质，釉柱和柱间羟磷灰石微晶体脱矿溶解，牙体组织的折光率发生变化。病变区失去半透明而成为无光泽的白垩色；脱矿的釉质表层孔隙增大，易于吸附外来食物色素，患区即可能呈现棕色、褐色斑。龋坏牙本质也出现颜色改变，呈现灰白、黄褐甚至棕黑色。龋洞暴露时间愈长，进展愈慢，颜色愈深。外来色素、细菌代谢色素产物，牙本质蛋白质的分解变色物质，共同造成了龋坏区的变色。

二、牙体组织缺损

龋病由于不断地脱矿和溶解而逐步发展，随时间的推移，出现由表及里的组织缺损。早期龋在釉质表现为微小表层损害，逐步沿釉柱方向推进，并在锐兹线上横向扩展，形成锥状病变区。由于釉柱排列

的方向，在光滑牙面呈放射状，在点隙裂沟区呈聚合状，光滑牙面上锥形龋损的顶部位于深层，点隙裂沟内锥形龋损的顶部位于表层（图3-5）。

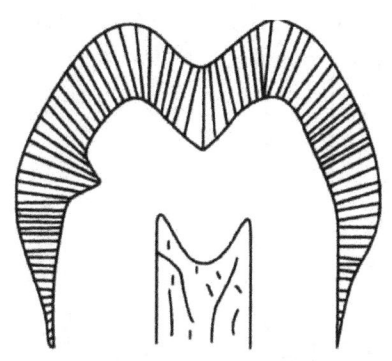

图 3-5 龋损的锥形病变

牙本质内矿物质含量较少，龋病侵入牙本质后，破坏速度加快，并易沿釉牙本质界及向深层扩展，牙本质发生龋损时，由于顺着釉牙本质界扩展，可以使部分釉质失去正常牙本质支持成为无基釉。无基釉性脆，咀嚼过程中不能承受咬合力时，会碎裂、破损，最终形成龋洞。

三、牙齿光滑度和硬度改变

釉质、牙骨质或牙本质脱矿后都会出现硬度下降。临床上使用探针检查龋坏变色区有粗糙感，失去原有的光滑度。龋坏使牙体组织脱矿溶解后，硬度下降更为明显，呈质地软化的龋坏组织用手工器械即可除去。

四、进行性破坏

牙齿一旦罹患龋病，就会不断地、逐渐地被破坏，由浅入深，由小而大，牙体组织被腐蚀，成为残冠、残根。牙体组织破坏的同时，牙髓组织受到侵犯，引起牙髓炎症，甚至牙髓坏死，引起根尖周病变。这一过程可能因机体反应的不同、持续时间的长短有所差异。牙体硬组织一旦出现缺损，若不经过治疗，或龋病发生部位的环境不变，病变过程将不断发展，难以自动停止，缺失的牙体硬组织不能自行修复愈合。

五、好发部位（susceptible site）

龋病的发生，必然首先要在坚硬的牙齿表面上出现一处因脱矿而破坏了完整性的突破点，这个突破点位于牙菌斑生物膜——牙齿表面的界面处。如果牙菌斑生物膜存在一个短时期就被清除，如咀嚼或刷洗，脱矿作用中断，已出现的脱矿区可由于口腔环境的再矿化作用得以修复。

牙齿表面一些细菌易于藏匿而不易被清除的隐蔽区就成为牙菌斑生物膜能长期存留而引起龋病的好发部位。临床上将这些部位称为牙齿表面滞留区（retention area），常见的有点隙裂沟的凹部、两牙邻接面触点的区域、颊（唇）面近牙龈的颈部（图3-6）。牙面自洁区指咀嚼运动中，借助于颊（唇）肌和舌部运动、纤维类食物的摩擦及唾液易于清洗的牙齿表面。在这些部位细菌不易定居，故不易形成牙菌斑生物膜，龋病也就不易发生。自洁区是牙尖、牙嵴、牙面轴角和光滑面部位。

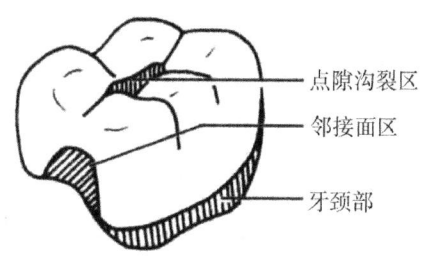

图 3-6 牙齿表面滞留区

（一）好发牙（susceptible tooth）

由于不同牙的解剖形态及生长部位的特点有别，龋病在不同牙的发生率也不同。流行病学调查资料表明，乳牙列中以下颌第二乳磨牙患龋最多，顺次为上颌第二乳磨牙、第一乳磨牙、乳上前牙，患龋最少的是乳下前牙（图3-7）。在恒牙列中，患龋最多的是下颌第一磨牙，顺次为下颌第二磨牙、上颌第一磨牙、上颌第二磨牙、前磨牙、第三磨牙、上前牙，最少为下前牙（图3-8）。

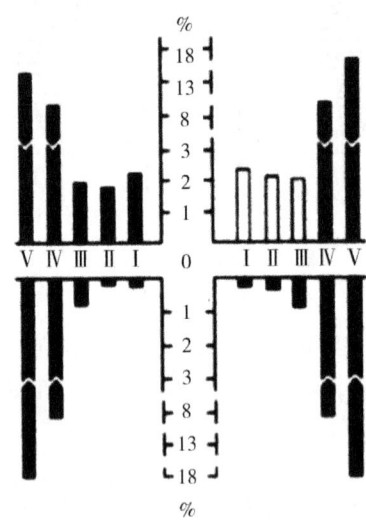

图 3-7 乳牙列龋病发生频率

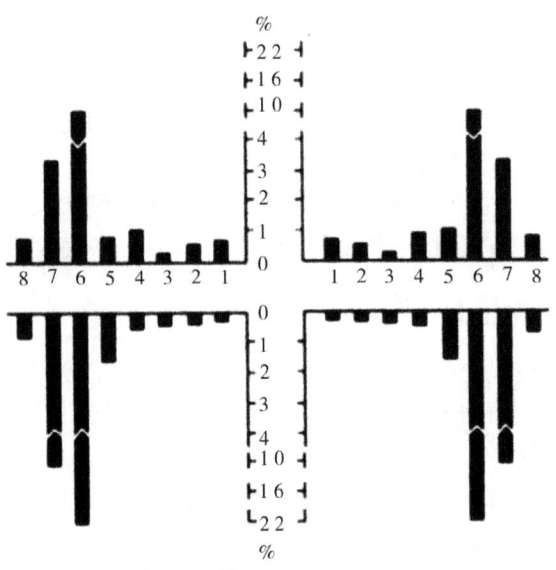

图 3-8 恒牙列龋病发生频率

从不同牙的患龋率情况来看，牙面滞留区多的牙，如点隙沟最多的下颌第一磨牙和形态酷似它的第二乳磨牙，其患龋率最高；牙面滞留区最少的下前牙，龋病发生最少。下颌前牙舌侧因有下颌下腺和舌下腺在口底的开口，唾液的清洗作用使其不易患龋病。

（二）好发牙面（susceptible surface）

同一个牙上龋病发病最多的部位是咬合面，其次是邻面、颊（唇）面，最后是舌（腭）面。

面是点隙裂沟滞留区最多的牙面，其患龋也最多，特别是青少年中。邻面触点区在接触紧密，龈乳突正常时，龋病不易发生。但随着年龄增长，触点磨损，牙龈乳突萎缩或牙周疾患导致邻面间隙暴露，形成的滞留区中食物碎屑和细菌均易于堆积隐藏，难于自洁，也不易人工刷洗，龋病发生频率增加。

唇颊面是牙齿的光滑面，有一定的自洁作用，也易于牙刷清洁，后牙的颊沟，近牙龈的颈部是滞留区，龋病易发生。在舌腭面既有舌部的摩擦清洁,滞留区又少,很少发生龋齿。在某些特殊情况下,如牙齿错位、扭转、阻生、排列拥挤时,可以在除邻面以外的其他牙面形成滞留区,牙菌斑生物膜长期存留,发生龋病。

(三)牙面的好发部位(susceptible site)

第一和第二恒磨牙龋病最先发生的部位以中央点隙为最多,其次为𬌗面的远中沟、近中沟、颊沟和近中点隙。在点隙裂沟内,龋损最早发生于沟底部在沟的两侧壁,随着病变扩展,才在沟裂底部融合。在牙的邻接面上,龋损最早发生的部位在触点的龈方。该部位的菌斑极易长期存留,而不易被清除(图3-9)。

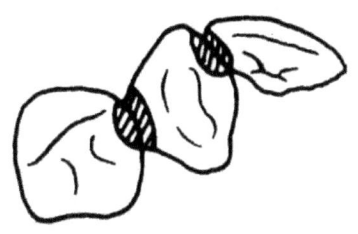

图3-9 龋病好发部位

第三节 临床分类

根据龋病的临床损害模式,临床上,龋病可以根据破坏进展的速度、龋损发生在牙面的解剖学部位,以及龋损破坏的深度进行分类。

一、按龋损破坏的进展速度分类

(一)急性龋

急性龋(acute caries)多见于儿童或青年人,病变进展速度较快,病变组织颜色较浅,呈浅棕色,质地较软而且湿润,很容易用挖器剔除,又称湿性龋。急性龋病变进展较快,修复性牙本质尚未形成,或者形成较少,容易波及牙髓组织,产生牙髓病变。

(二)猛性龋

猛性龋(rampant caries)是一种特殊龋病,破坏速度快,多数牙在短期内同时患龋,常见于颌面部及颈部接受放射治疗的患者,又称放射性龋。Sjgren综合征患者,一些有严重全身性疾病的患者中,由于唾液缺乏或未注意口腔卫生,亦可能发生猛性龋。

冰毒(甲基苯丙胺)吸食者口腔也常见猛性龋,俗称"冰毒嘴"(Meth Mouth),可能与冰毒在体内产生大量氧自由基,破坏下丘脑细胞线粒体功能,抑制下丘脑-腮腺内分泌系统对牙本质小管液体正常流动速度和方向的调控相关。

(三)慢性龋

慢性龋(chronic caries)临床上多见,牙体组织破坏速度慢,龋坏组织染色深,呈黑褐色,病变组织较干硬,又称干性龋。

(四)静止龋

静止龋(arrested caries)是由于在龋病发展过程中环境发生变化,隐蔽部位变得开放,原有致病条件发生了变化,龋病不再继续进行,但损害仍保持原状,处于停止状态。邻面龋损由于相邻牙被拔除,受损的表面容易清洁,牙齿容易受到唾液缓冲作用和冲洗力的影响,龋病病变进程自行停止,咬合面的龋损害,由于咀嚼作用,可能将龋病损害部分磨平,菌斑不易堆积,病变因而停止,成为静止龋。

二、按龋损发生在牙面上的解剖部位分类

根据牙齿的解剖形态,龋病可以分为两类,一类是窝沟龋,二类是光滑面龋,包括邻面和近颈缘或近龈缘的牙面。

(一)窝沟龋（pit and fissure caries）

牙齿的咬合面窝沟是釉质的深盲道，不同个体牙面上窝沟的形态差异较大。形态学上窝沟可以分为很多类型：V型，窝沟的顶部较宽，底部逐渐狭窄；U型，从顶到底部窝沟的宽度相近；I型，窝沟呈一非常狭窄的裂缝；IK型，窝沟呈狭窄裂缝带底部宽的间隙。关于牙发育过程中窝沟的形成以及不同个体、不同牙齿，窝沟的形态差异是牙发育生物学研究的重要领域。

窝沟的形态和窝沟口牙斜面的夹角大小与龋病发病和进展速度密切相关。窝沟宽浅者较深窄者不易发生龋损，窝沟口斜面夹角小者比夹角大者易于产生龋损。在窝沟发生龋病时，损害从窝沟基底部位窝沟侧壁产生损害，最后扩散到基底，龋损沿着釉柱方向发展而加深，达到牙本质，沿釉牙本质界扩散（图3-10）。

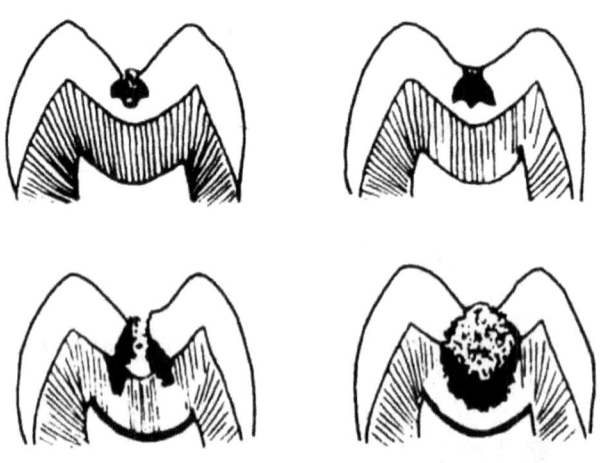

图3-10 窝沟龋的发展过程

窝沟龋损可呈锥形破坏，锥形的底部朝牙本质，尖向釉质表面，狭而深的窝沟处损害更为严重，龋病早期釉质表面没有明显破坏，这类龋损又称潜行性龋。

(二)平滑面龋

平滑面龋（smooth caries）是发生在点隙窝沟的龋损，分为邻面龋和颈部龋。邻面龋是发生于近远中触点处的损害，颈部龋则发生于牙颊面或舌面，靠近釉牙骨质界处。釉质平滑面龋病损害呈三角形，其底朝釉质表面，尖向牙本质。当损害达到釉牙本质界时，损害沿釉牙本质界向侧方扩散，在正常釉质下方逐渐发生潜行性破坏。

(三)牙根面龋

由于牙颈部的暴露，龋病会在牙根面发生，可以从牙骨质或直接从牙本质表面形成牙根面龋（root caries）。这种类型的龋病损害主要发生于牙龈退缩、根面外露的老年人牙列。由于牙骨质和牙本质的有机成分多于釉质，龋损的破坏速度快。现代人群中的根面龋，最常发生于牙根的颊面和舌面。

(四)线形釉质龋

线形釉质龋（linear enamel caries）是一种非典型性龋病损害，常见于拉丁美洲和亚洲的儿童乳牙列。这种损害主要发生于上颌前牙唇面的新生线处（neo-natal line）或更确切地说是新生带（neo-natal zone）。新生带代表出生前和出生后形成的釉质的界限，是所有乳牙具有的组织学特征。乳上颌前牙釉质表面的新生带部位产生的龋病损害呈星月形，其后续牙对龋病的易感性也较强。

三、按龋损破坏的深度分类

根据病变深度龋病可以分为浅龋、中龋和深龋。这种分类方法在临床上最为常用。

(一)浅龋（superfacial caries）

浅龋指牙冠部釉质龋和牙根部牙骨质龋。龋损涉及釉质或牙骨质浅层，患者一般无症状，釉质出现黄褐色、黑棕色改变，没有形态和质地的改变。

（二）中龋（medium caries）

龋病从釉质发展到了牙本质浅层，称为中龋。牙本质的成分中矿物质含量明显少于釉质，结构上也因牙本质小管的存在，易于被细菌侵入，龋病横向沿牙釉本质界迅速扩展，纵向顺牙本质小管深入，脱矿的牙本质变软变色，使龋坏部位上方形成无基釉，随着龋损不断扩展，无基釉不胜咀嚼负荷而折裂、崩塌，暴露出下方已龋坏的牙本质，形成龋洞。

患中龋时，牙本质受到病损破坏，细菌及其代谢产物和口腔内各种刺激，均作用于牙本质-牙髓复合体，令暴露的牙本质部位产生死区和钙化区，相关的牙髓部位形成修复性牙本质，可起到一定减缓刺激及保护牙髓的作用。

（三）深龋（deep caries）

深龋系指牙本质深层龋。龋病在牙本质深层易于扩散而形成较深的开放龋洞。深龋牙本质暴露较多，深洞底仅余薄层牙本质，病变区已接近牙髓，外界刺激通过牙本质-牙髓复合体的传导和反应，可能出现牙髓组织的病变。

牙本质-牙髓复合体反应与龋病类型有关。急性深龋的修复性反应较少，脱矿性破坏区较宽，再矿化牙本质修复区很窄，微生物一般存在于外层的腐败区，牙髓组织有明显的反应，修复性牙本质缺乏。反之，慢性深龋的修复性反应强，脱矿破坏区较窄，再矿化牙本质修复区较宽，但微生物有可能存在脱矿区或再矿化区内，牙髓组织轻度病变，有修复性牙本质形成。

四、按龋损发生与牙体修复治疗的关系分类

（一）原发龋

未经治疗的龋损称为原发龋（primary caries）。

（二）继发龋

龋病经充填治疗后，在充填区再度发生的龋损称为继发龋（secondary caries），常发生于充填物边缘或窝洞周围牙体组织上，也可因备洞时龋坏组织未除净，以后发展而成。继发龋又分为洞缘继发龋和洞壁继发龋，常需重新充填。

（三）余留龋

余留龋（residual caries）是手术者在治疗深龋时，为防止穿通牙髓，于洞底有意保留下来的少量软龋，经过药物特殊处理，龋坏不再发展，这和继发龋有所不同。

五、其他龋病分类

临床上按照龋损破坏的牙面数可以分为单面龋（simple caries）和复面龋（compound caries），多面龋（multi-surface caries）系指一颗牙上有两个以上的牙面发生龋损，但不联结在一起；复杂龋（complex caries）指龋损累及3个及3个以上牙面。复面龋或复杂龋的各面损害可以相互连接，也可相互不连接。

第四节 龋病诊断

龋病是一种慢性进行性、破坏性疾病。从细菌开始在牙齿表面的黏附与定植，形成牙菌斑生物膜，到引起临床上肉眼可见的龋损发生，一般需要6～12个月。对龋病的早期诊断、早期治疗、早期预防有着十分重要的意义，它能有效地阻止龋病的进一步发展。一般情况下，用常规检查器械即可做出正确诊断，对某些疑难病例，可以采用X线照片或其他的特殊检查方法。

一、常规诊断方法

（一）视诊（inspection）

对患者主诉区龋病好发部位的牙齿进行仔细检查，注意点隙裂沟区有无变色发黑，周围有无呈白垩色或灰褐色釉质，有无龋洞形成；邻面边缘嵴区有无釉质下的墨渍变色，有无可见的龋洞。对牙冠颈缘

区的观察应拉开颊部，充分暴露后牙颊面，以免漏诊。视诊应对龋损是否存在、损害涉及的范围程度，得出初步印象。

（二）探诊（probing）

运用尖锐探针对龋损部位及可疑部位进行检查。检查时应注意针尖部能否插入点隙裂沟及横向加力能否钩挂在点隙中。如龋洞已经形成，则应探查洞的深度及范围，软龋质的硬度和量的多少。怀疑邻面龋洞存在又无法通过视诊发现时，主要利用探针检查邻面是否有明显的洞边缘存在，有无钩挂探针的现象。

探诊也可用作机械刺激，探查龋洞壁及釉牙本质界和洞底，观察患者有无酸痛反应。深龋时，应用探针仔细检查龋洞底、髓角部位，有无明显探痛点及有无穿通髓腔，以判断牙髓状态及龋洞底与牙髓的关系。在进行深龋探察时，为了弄清病变范围，有时还必须作诊断性备洞。

（三）叩诊（percussion）

无论是浅、中、深龋，叩诊都应呈阴性反应。就龋病本身而言，并不引起牙周组织和根尖周围组织的病变，故叩诊反应为阴性。若龋病牙出现叩痛，应考虑并发症出现。

二、特殊诊断方法

（一）温度诊法（thermal test）

龋病的温度诊主要用冷诊检查。采用氯乙烷棉球或细冰棍置于被检牙面，反应敏锐且定位准确，效果较好；也可用酒精棉球或冷水刺激检查患牙。以刺激是否迅速引起尖锐疼痛，刺激去除后，疼痛是立即消失抑或是持续存在一段时间来判断病情。

热诊则可用烤热的牙胶条进行。温度诊应用恰当，对龋病的诊断，尤其是深龋很有帮助。采用冰水或冷水刺激时，应注意水的流动性影响龋损的定位，并与牙颈部其他原因所致牙本质暴露过敏相鉴别。

（二）牙线检查

邻面触点区的龋坏或较小龋洞，不易直接视诊，探针判定有时也有困难，可用牙线从牙相邻面间隙穿入，在横过邻面可疑区时，仔细做水平向拉锯式运动，以体会有无粗糙感，有无龋洞边缘挂线感；牙线从牙颈部间隙拉出后，观察有无发毛、断裂痕等予以判断。注意应与牙石作鉴别。

（三）X线检查

隐蔽的龋损，在不能直接视诊，探诊也有困难时，可通过X线片检查辅助诊断，如邻面龋、潜行龋和充填物底壁及周缘的继发龋。龋损区因脱矿而在牙体硬组织显示出透射度增大的阴影，确定诊断。临床上，邻面龋诊断很困难，必须通过拍片检查，如根尖片和咬翼片。

邻面龋应与牙颈部正常的三角形低密度区鉴别：龋损表现为形态不一、大小不定的低密度透射区；釉质向颈部移行逐渐变薄形成的三角形密度减低区形态较规则，相邻牙颈部的近、远中面对称出现。

继发龋应与窝洞底低密度的垫底材料相区别：后者边缘锐利，与正常组织分界明显。此外，X线片还可以判断深龋洞底与牙髓腔的关系：可根据二者是否接近、髓角是否由尖锐变得低平模糊、根尖周骨硬板是否消失及有无透射区，间接了解牙髓炎症程度，与深龋鉴别。应当注意：X线片是立体物体的平面投影，存在影像重叠，变形失真。当早期龋损局限于釉质或范围很小时，照片难于表现，对龋髓关系的判断，必须结合临床检查。

（四）诊断性备洞

诊断性备洞（diagnostic cavity preparation）是指在未麻醉的条件下，通过钻磨牙体，根据患者是否感到酸痛，来判断患牙是否有牙髓活力。诊断性备洞是判断牙髓活力最可靠的检查方法，但由于钻磨时要去除牙体组织或破坏修复体，该方法的使用只有在其他方法都不能判定牙髓状况时才考虑采用。

三、诊断新技术

龋病是牙体组织的慢性进行性细菌性疾病，可发生于牙的任何部位，主要特征是牙齿色、形、质的改变，这种典型的病理改变对龋病的临床诊断有重要参考价值。目前临床上主要靠临床检查和X线片检查来诊断龋病，但对隐匿区域发生的龋坏和早期龋的临床诊断比较困难，随着科学技术的高速发展，一些新的技术和方法被用于龋病的诊断，进而大大提高了龋病诊断的准确性和灵敏性。

（一）光导纤维透照技术

光导纤维透照技术（FOTI）是利用光导纤维透照系统对可疑龋坏组织进行诊断，其原理是基于龋坏组织对光的透照指数低于正常组织，因而显示为较周围正常组织色暗的影像。

FOTI 技术的具体使用方法是在检查前让患者漱口以清除牙面的食物残渣，如有大块牙石也应清除，然后将光导纤维探针放在所要检查的牙邻面触点以下，颊、舌侧均可，通过颌面利用口镜的反光作用来观察牙面的透射情况。起初，FOTI 技术诊断灵敏性不高的原因是通过光导纤维所发散出来的光束过于分散，所显示牙面的每个细节不那么清楚，而导致漏诊。新近使用的光导纤维系统是采用装有石英光圈灯的光源和一个变阻器，前者可发散出一定强度的光，后者则可使光的强度达到最大。检查时需要口镜、光导纤维探针，探针的直径在 0.5 mm 左右，以便能放入内宽外窄的牙间隙中并产生一道窄的透照光。

FOTI 技术诊断邻面牙本质龋具有重复性好，使用方便，无特殊技术要求，患者无不适感，对医患均无放射线污染、无重影、无伪影等优点，使之日益成为诊断邻面龋的好方法之一。FOTI 技术作为一项新的诊断邻面龋的技术，较 X 线片更为优越，随着研究的进一步深入，通过对光导纤维系统的改进，如光束强度、发散系数以及探针的大小，一定会日臻完善。

（二）电阻抗技术

点隙裂沟是龋病最好发的部位之一，一般来说，临床上依其色、形、质的改变，凭借肉眼和探针是可以诊断的，对咬合面点隙裂沟潜行性龋，仅靠肉眼和探针易漏诊，电阻抗技术（electronic caries detection）主要用于在咬合面点隙裂沟龋的诊断，方法简单、灵敏、稳定。

电阻抗技术是利用电位差测定牙的电阻来诊断龋病的一种方法。该技术通过特制的探针测量牙的电阻，探针头可发出较小的电流，通过釉质、牙本质、髓腔后由手柄返回该仪器。研究表明，釉质的电阻最高，随着龋病的发展，电阻逐渐下降。操作者将探针尖放在所检查牙的某几个部位上，仪器上便可显示出数据来说明该部位是正常的或是脱矿以及脱矿程度，同时做出永久性的数据记录。

（三）超声波技术

超声波技术（ultrasound）是用超声波照射到牙齿表面，通过测量回音的强弱来判断是否有龋病及其损害程度的一种方法，目前常用的超声波是中心频率为 18 MHz 的超声波。

假设完整釉质的含矿率为 100%，有一恒定的超声回音，脱矿釉质或釉牙本质界处的回音率则大不相同，它们回音率的大小与龋坏组织中含矿物质量的多少有着明显的关系，只要所含矿物质量有很小的变化，超声回音将有很大的改变，进一步的研究还在进行中，超声波对龋病的诊断，特别是早期龋病的发现上将有很大的推进作用。

（四）弹性模具分离技术

弹性模具分离技术（elastomeric separating modulus）是从暂时牙分离技术发展起来的一种新的龋病诊断技术，主要原理是利用物体的楔力将紧密接触的相邻牙暂时分开，以达到诊断牙邻面龋并加以治疗的一种方法。

弹性分离模具主要由一圆形的富有弹性的橡皮圈和一带有鸟嘴的钳子组成，使用时将橡皮圈安装在钳子上，轻而缓慢地打开钳子，这时圆形的橡皮圈变成长椭圆形，将其下半部分缓缓放进牙齿之间的接触区内，然后取出钳子，让橡皮圈留在牙间隙内；一周以后，两颗原来紧密接触的牙间将出现 −0.5～1.0 mm 大小的间隙，观察者即可从口内直接观察牙接触区域内的病变情况。观察或治疗完毕，取出模具，牙之间的间隙将在 48 h 内关闭。

弹性模具分离技术可用来诊断临床检查和 X 线片不能确诊的根部邻面龋，使预防性制剂直接作用于邻面，便于观察龋坏的发展和邻面龋的充填。该技术的优点是：能明确判断邻面有无龋坏；提供一个从颊舌向进入邻面龋坏组织的新途径；无放射线污染；患者可耐受，迅速，有效，耗费低；广泛用于成人、儿童的前、后牙邻面。对于邻面中龋洞形的制备，采用该方法后可不破坏边缘嵴，可避免充填物悬突的产生。该技术存在的主要问题是增加患者就诊次数；可出现咬合不适，如果弹性模具脱落，将导致诊断和治疗的失败；可能会给牙龈组织带来不必要的损伤等。

弹性模具分离技术给邻面龋的诊断和治疗带来了方便，它不但避免了X线片在诊断邻面龋时的重叠、伪影现象，减少了污染，而且使邻面龋的诊断更为直接、准确。

（五）染色技术

染色技术（dyes）为使用染料对可疑龋坏组织染色，通过观察正常组织与病变组织不同的着色诊断龋病。通常用1%的碱性品红染色，有病变的组织着色从而可助鉴别。

临床上将龋坏组织分为不可再矿化层和可再矿化层，这两层的化学组成不同，可通过它们对染料的染色特性来诊断龋病的有无及程度。

（六）定量激光荧光法

定量激光荧光法（quantitative laser fluorescence，QLF）是对釉质脱矿的定量分析，成为一种探察早期龋的非创伤性的敏感方法。其原理是运用蓝绿范围的可见激光作为光源，激发牙产生激光，根据脱矿釉质与周围健康釉质荧光强度的差异来定量诊断早期龋。由氩离子激光器发出的蓝绿光激发荧光，用高透过的滤过镜观察釉质在黄色区域发出的荧光，可滤过牙的散射蓝光，脱矿的区域呈黑色。临床研究表明QLF能提高平滑面龋、沟裂龋早期诊断的准确性及敏感性，还能在一定时期内对龋损的氟化物治疗进行追踪观察了解病变的再矿化情况。QLF对龋病的早期诊断、早期预防及早期治疗都有积极的意义。随着研究的不断深入，人们在寻求便捷的光源、适合的荧光染色剂、准确可靠的数据分析方法。相关的新技术有染色增强激光荧光（dye enhanced laser fluorescence，DELF）、定量光导荧光（quantitative photoconductive fluorescence）、光散射（light scattering）、激光共聚焦扫描微镜（confocal laser scanning microscopy）等。

（七）其他新兴技术

增加视野的方法，如白光内镜技术、光性龋病监测器、紫外光诱导的荧光技术、龋坏组织碳化等放大技术、不可见光影像技术、数字根尖摄影技术、数字咬翼摄影技术、放射屏幕影像技术（radio visiography，RVG）等。

龋病诊断方法很多，传统的口镜探针检查法、X线片检查法及各种新技术均有一定的价值，每种方法都有其优缺点，没有任何一种方法可以对所有牙位、牙面的龋坏做出明确诊断。FOTI技术主要用于邻面龋的诊断，电阻抗技术多用于𬌗面沟裂龋的诊断，超声波技术主要用于早期龋的诊断，而弹性模具分离技术则主要用于邻接面隐匿龋的诊断等。因此，尚需研究和开发新的龋诊断技术和诊断设备，使之趋于更加准确和完善。

四、鉴别诊断

点隙裂沟浅龋因其部位独特，较易判断。光滑面浅龋，在早期牙体缺损不明显阶段，只有光泽和色斑状改变，与非龋性牙体硬组织疾病有相似之处。

（一）釉质钙化不全

牙发育期间，釉质在钙化阶段受到某些因素干扰，造成釉质钙化不全，表现为釉质局部呈现不规则的不透明、白垩色斑块，无牙体硬组织缺损。

（二）釉质发育不全

牙发育过程中，釉质基质的形成阶段受到某些因素的影响造成釉质发育不全。表现为釉质表面有点状或带条状凹陷牙质缺损区，有白垩色、黄色或褐色的改变。

（三）氟斑牙

牙发育期间，摄取过多氟，造成慢性氟中毒，引起氟斑牙又称斑釉症（mottled enamel）。依据摄氟的浓度、时间，影响釉质发育的阶段和程度，以及个体差异，而显现不同程度的釉质钙化不良，甚至合并釉质发育不全。釉质表现白垩色横线或斑状，多数显现黄褐色变，重症合并有牙体硬组织的凹陷缺损。

以上三种牙体硬组织疾病与龋病的主要鉴别诊断要点如下。

1. 光泽度与光滑度

发育性釉质病虽有颜色改变，但一般仍有釉质光泽，且表面光滑坚硬。龋病系牙萌出后的脱矿病变，牙齿颜色出现白垩色、黄褐色，同时也失去釉质的光泽，探查有粗糙感。

2. 病损的易发部位

发育性疾病遵循牙发育矿化规律，从牙尖开始向颈部推进，随障碍出现时间不同，病变表现在不同的平面区带。龋病则在牙面上有其典型的好发部位，如点隙裂沟内、邻面区、唇（颊）舌（腭）面牙颈部，一般不发生在牙尖、牙嵴、光滑面的自洁区。

3. 病变牙对称性的差别

发育性疾病绝大多数是全身性因素的影响，在同一时期发育的牙胚，均受连累，表现出左右同名牙病变程度和部位的严格对称性。龋病有对称性发生趋势，只是基于左右同名牙解剖形态相同，好发部位近似，就个体而言，其病变程度和部位并不同时出现严格的对称性。

4. 病变进展性的差别

发育性疾病是既成的发育障碍结果，牙齿萌出于口腔后，病变呈现静止状，不再继续进展，也不会消失。龋病则可持续发展，色泽由浅变深，质地由硬变软，牙体硬组织由完整到缺失，病损由小变大，由浅变深。若菌斑被除净，早期白斑状龋损也有可能因再矿化作用而消除。

中龋一般较易做出诊断，患者有对甜、酸类及过冷过热刺激出现酸痛感，刺激去除后痛感立即消失的症状；检查时患牙有中等深度的龋洞，探针检查洞壁有探痛，冷诊有敏感反应；必要时可照 X 线片予以确诊。中龋的症状源于龋洞内牙本质的暴露，与非龋性的牙本质暴露所表现的过敏症状是类似的。

牙本质过敏症是指由非龋性原因，引起牙本质暴露于口腔环境所表现的症状和体征，多见于咬合面和牙颈部。由于咀嚼或刷牙的磨耗，失去釉质，暴露出光滑平整的牙本质。病变区的颜色、光泽和硬度，均相似于正常牙本质。用探针检查牙本质暴露区，患者有明显的酸痛感，这与中龋的缺损成洞，颜色变深，质地软化病变，易于区别。

第五节　龋病非手术治疗

龋病是一种进行性疾病，在一般情况下，不经过治疗不会停止其破坏过程，而治疗不当也易再次发病。龋病引起的牙体组织破坏所致组织缺损，不可能自行修复，必须用人工材料修复替代。由于牙体组织与牙髓组织关系十分密切，治疗过程中，必须尽量少损伤正常牙体组织，以保护牙髓-牙本质复合体。

龋病的治疗方法较多，不同程度的龋损，可以有所选择。早期釉质龋可采用非手术治疗以终止发展，或使龋损消失。出现牙体组织缺损的龋病，应采用手术治疗，即充填术治疗，是龋病治疗使用最多的方法。深龋近髓，应采取保护牙髓的措施，再进行牙体修复术。

龋病的非手术治疗是指用药物、渗透树脂或再矿化法进行的治疗，不采用牙钻或其他器械备洞。

一、适应证

早期釉质龋，尚未形成龋洞者，损害表面不承受咀嚼压力。邻面龋病变深度至釉质或牙本质的外 1/3 范围内，尚未形成龋洞者。静止龋，致龋的环境已经消失，如咬合面磨损，已将点隙磨掉；邻面龋由于邻接牙已被拔除，龋损面容易清洁，不再有菌斑堆积。

对于龋病已经造成实质性损害，且已破坏牙体形态的完整，此种牙在口腔内保留的时间不长，如将在一年内被恒牙替换的乳牙。患者同意或拔除患牙或做非手术治疗，暂留待其自然脱落。

二、常用方法

先用器械将损害面的菌斑去除，再用细砂石尖将病损牙面磨光，然后用药物处理牙齿表面。

（一）氟化物

75%氟化钠甘油、8%氟化亚锡液或单氟磷酸钠液等氟化物中的氟离子能取代羟磷灰石中的羟基形成氟磷灰石，促进釉质脱矿区再矿化，增加牙体组织的抗酸能力，阻止细菌生长、抑制细菌代谢产酸的作用，减少菌斑形成。因此，可以终止病变，恢复矿化。氟化物对软组织无腐蚀刺激，不使牙变色，使用安全有效。

（二）硝酸银

10%的硝酸银液或硝酸铵银液均有很强的腐蚀、杀菌和收敛作用。使用时用丁香油或10%甲醛溶液作还原剂，生成黑色还原银，若用2.5%碘酊则生成灰白色碘化银。两者都有凝固蛋白质、杀灭细菌、渗透沉积并堵塞釉质孔隙和牙本质小管的作用，可封闭病变区，终止龋病发展。硝酸银对软组织有腐蚀凝固作用，并使牙体组织变黑，一般只用于乳牙或恒牙后牙，不得用于牙颈部病损。

釉质发育不良继发的大面积浅碟状龋可以适当磨除边缘脆弱釉质。光滑面浅龋也可视情况稍加磨除。

（三）渗透树脂

渗透树脂是具有较高渗透系数（penetration coefficient，PC）> 100 cm/s 的低黏度光固化树脂，这种树脂在较短的作用时间内可以迅速地渗透入脱矿釉质的微孔中，经过固化以后可以阻止病变进展，并有效地抵抗口腔环境的脱矿作用，增强树脂渗透病变区的强度。

通过低黏度光固化树脂取代邻面龋白垩色病变区的脱矿物质，并在病变体部形成屏障，从而终止病变进展，主要适用于邻面龋病变深度至釉质或牙本质的外1/3范围内，尚未形成龋洞者。

（四）再矿化治疗（remineralization treatment）

对脱矿而硬度下降的早期釉质龋，用特配的再矿化液治疗使钙盐重新沉积，进行再矿化，恢复硬度，从而消除龋病。这是近年来治疗早期龋的新疗法，有一定的临床效果。

其主要适用于位于光滑面（颊、舌、腭或邻面）的白垩斑，以青少年效果更佳，对龋病活跃的患者，也可作预防用。

再矿化液有单组分和复合组分两类。近期更趋向用复合组分，主要为氟盐、钙盐和磷酸盐类，以下介绍两种。

单组分：氟化钠 0.2 g；蒸馏水 1 000 mL。

复合组分：氯化钠 8.9 g；磷酸三氢钾 6.6 g；氯化钾 11.1 g；氟化钾 0.2 g；蒸馏水 1 000 mL。

用作含漱剂，每日含漱。用作局部涂擦，暴露釉质白斑区，清洗刮治干净、隔湿、干燥，用小棉球饱浸药液放置白斑处。药液对组织无损伤，患者也可自行使用。

第四章 牙周疾病

第一节 概述

一、概论

牙周疾病是一种古老而常见的疾病，自古以来牙周疾病就伴随着人类存在。目前在我国有 2/3 的成年人患有牙周疾病，它是 35 岁以上人群失牙的主要原因。牙周疾病不仅会导致牙齿的松动脱落，严重者还会影响咀嚼功能，加重胃肠道的负担；再者，牙周疾病患牙还可能作为感染病灶，造成或加剧某些全身疾病，如亚急性细菌性心内膜炎、风湿性关节炎、类风湿性关节炎、肾小球肾炎、虹膜炎及多形红斑等，其对人类的健康危害极大。

口腔内的环境，如温度、水分、营养、氧气和酸碱度都适合于细菌的生长、发育和繁殖。牙周组织复杂的生态环境造成牙周微生物种类繁多，数量极大，寄生期长，与宿主终生相伴的特点。近 20 年来，随着现代微生物学、免疫学、微生态学及分子生物学等学科的发展和电子显微镜、免疫荧光、免疫组化、单克隆抗体技术的应用，对牙周疾病的病因、病理、诊断、治疗和预防都有长足的认识。

二、牙周组织结构

牙周组织是指包围牙齿并支持牙齿的软硬组织，由牙周膜、牙龈、牙骨质和牙槽骨组成（图 4-1）。牙齿依靠牙周组织牢固地附着于牙槽骨内，并承受咬合功能。

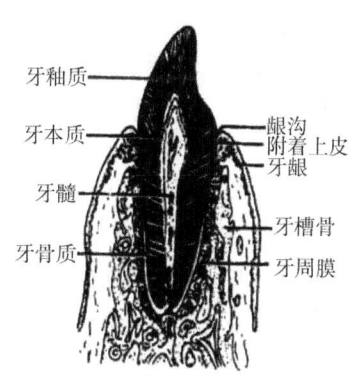

图 4-1 牙周组织结构
1. 牙龈；2. 牙骨质；3. 牙周膜；4. 牙槽骨

（一）牙龈

牙龈由覆盖于牙槽突和牙颈部的口腔黏膜上皮及其下方的结缔组织构成。按解剖部位分为游离龈、附着龈和牙间乳头三部分。游离龈也称边缘龈，宽约 1 mm，呈领圈状包绕牙颈部，正常呈淡红色，菲薄且紧贴牙面，表面覆以角化复层鳞状上皮，其与牙面之间形成的"V"形浅沟为龈沟，正常深度为 1～2 mm，平均 1.8 mm，沟底位于釉牙骨质界处。

附着龈与游离龈相连续。其复层鳞状上皮下方没有黏膜下层，故呈粉红色，坚韧而不能移动，表面有橘皮样的点状凹陷称点彩。它是由数个上皮钉突融合并向结缔组织内突起而形成的。牙间乳头呈锥形充满于相邻两牙接触区根方，其由两个乳头即唇颊侧和舌腭侧的乳头及在邻面接触区下方汇合略凹的龈谷构成。龈谷上皮无角化，无钉突。

（二）牙周膜

牙周膜亦称牙周韧带，由许多成束状的胶原纤维以及束间的结缔组织所构成。这些纤维一端埋入牙骨质内，另一端埋入牙槽骨，借此将牙齿悬吊固定于牙槽骨窝内。牙周膜宽度 0.15～0.38 mm，在 X 线片上呈围绕牙根的窄黑线。正常情况下，牙周膜的纤维呈波纹状，使牙齿有微小的生理性动度。牙周膜内成纤维细胞具有较强的合成胶原的能力，不断形成新的主纤维和牙骨质，并实现牙槽骨的改建。牙周膜内有丰富的血管和神经，可感受痛觉、触觉并准确判断加于牙齿上的压力大小、位置和方向。

（三）牙骨质

牙骨质呈板层样被覆于牙根表面，在牙颈部的牙骨质与釉质交界处，即釉牙骨质界有三种形式（图4-2）：①牙骨质与牙釉质不相连接，其间牙本质暴露，占 5%～10%；②两者端口相接，占 30%；③牙骨质覆盖牙釉质，占 60%～65%。第一种情况，当发生牙龈退缩而暴露牙颈部易产生牙本质过敏。牙骨质内仅有少量细胞，无血管、神经及淋巴组织，没有生理性改建。在牙周病治疗过程中，牙周膜细胞分化出成牙骨质细胞，新牙骨质沉积于牙根表面，并将新形成的牙周膜纤维埋于其中，形成牙周新附着。

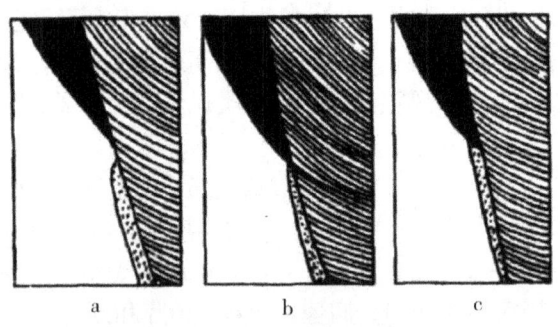

图 4-2　釉牙骨质界的三种形式

（四）牙槽骨

牙槽骨即颌骨包绕牙根周围的牙槽突起部分，由容纳牙根的凹窝（牙槽窝）和其游离端的牙槽嵴顶构成。牙槽骨的代谢和改建相当活跃，其形成、吸收及形态改变均随牙齿位置和功能状态而变化。正常情况下，殆力使牙槽骨吸收和新生保持平衡。X 线片上构成牙槽窝内壁的固有牙槽骨呈致密白线，称为硬骨板。当牙槽骨因炎症或殆创伤等发生吸收时，硬骨板模糊、中断甚至消失。正畸治疗时，牙槽骨髓殆力发生改变。在受压力侧，牙槽骨发生吸收；牵引侧有新骨生成。

（五）龈牙结合部

龈牙结合部指牙龈组织借结合上皮与牙齿表面连接，良好地封闭了软硬组织的交界处（图4-3）。结合上皮为复层鳞状上皮，呈领圈状包绕牙颈部，位于龈沟内上皮根方，与牙面的附着由半桥粒体和基底板连接。结合上皮无角化层，无上皮钉突，上皮通透性较高，较易为机械力所穿透或撕裂。牙周探针易穿透结合上皮；深部刮治时，器械较易伤及结合上皮。结合上皮大约五天更新一次，表皮脱落细胞可连同入侵细菌脱落到龈沟内。如果上皮附着被手术剥离，一周左右可重建。

龈沟内上皮亦为无角化的复层鳞状上皮，具有一定的双向通透性，其下方有大量的血管丛，其中多为静脉，一些蛋白分子、抗原、抗体、酶类以及各种细胞成分经沟内上皮进入龈沟，形成龈沟液；当受到细菌、化学、机械等方面的刺激，血管丛的通透性增加，龈沟液的量增加。

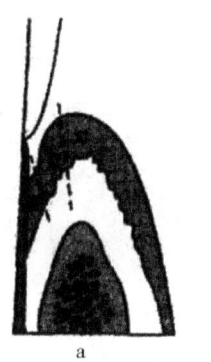
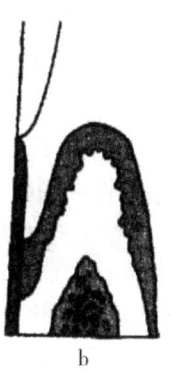

图 4-3 龈牙结合部

三、口腔生态环境

(一)口腔及牙周生态环境

口腔内有上百种微生物,包括细菌(需氧菌、兼性厌氧菌和专性厌氧菌),还有真菌、酵母菌、支原体、原虫和病毒。唾液中细菌为 1.5×10^8 个/mL,牙菌斑中细菌则更多,约为 5×10^{11}/g 湿重。从婴儿分娩后 3~4 h 始,口腔即有微生物存在,自此伴随人一生直到死亡。

寄居口腔各部位的微生物群,正常情况下,处于共生、竞争和拮抗状态,以此保持菌群间的相对平衡以及与菌群宿主之间的动态平衡。一般情况下对人体无害,不致病,这与人体其他三大菌库(皮肤、结肠和阴道)一样对维护人体尤其是口腔的健康极为有利,故称为正常菌群。口腔正常菌群的种类和数量随饮食、年龄、机体状态、卫生习惯不同而有所差异,在不同个体或是同一个体不同部位亦存在明显差异,故正常菌群是可变而相对的。

正常菌群之间及其与宿主之间的相互作用称为生态系。当生态系中微生物之间以及微生物与宿主之间处于平衡的状态,就能保持宿主健康。当正常菌群失去相互制约,或微生物和宿主失去平衡时都可以导致疾病。牙周组织特殊的解剖结构和理化性质各异,牙周袋形成有氧和无氧各种不同氧张力环境和许多特殊的微环境,并提供各种细菌生长的恒定温度(35~37℃)、湿度和营养底物,这为许多微生物的生长、繁殖和定居提供适宜的环境和条件。

(二)影响牙周生态系的因素

1. 唾液的作用

唾液主要由颌下腺、腮腺、舌下腺分泌,还有许多口腔黏膜小腺体的分泌。一般 24 h 总唾液量为 0.7~1.5 L,白天活动时分泌较睡眠时为多,咀嚼时较休息时为多,唾液流量及流速因人而异。其成分为 99.5% 水分及 0.5% 固体成分。固体成分中有蛋白质、糖类、氨基酸、尿素、氨、抗体、酶类和各种无机盐类以及脱落上皮细胞、白细胞、细菌及食物残渣。唾液酸碱度范围为 5.6~7.6(平均 6.8)。这相对恒定的 pH 值主要通过唾液的缓冲来保持,还受饮食(尤其是食糖量)和唾液流率的影响,唾液 pH 值对口腔正常菌群的构成影响甚大。唾液的缓冲作用与分泌速度有直接关系,分泌快,缓冲量大。唾液 pH 值还决定于碳酸盐离子的浓度及溶解的二氧化碳的比例。口腔内各部位受进食影响,pH 值会有较大幅度波动。而在牙周袋内,受干扰少,pH 值变化不大,有利于嗜酸或嗜碱细菌的生存。

新鲜唾液的氧化还原电位(Eh)为 +240~+400 MV,有利于需氧菌或兼性厌氧菌的生长。唾液 pH 值通过氧化还原电位间接影响微生物的生长。当 pH 降低时,Eh 为正值;当 pH 升高时,Eh 为负值。唾液中的还原物质能使 Eh 下降,有利于厌氧菌的生长。唾液对口腔黏膜及牙齿表面有润滑和保护作用;唾液的流动机械清洗口腔,将食物残渣和口腔细菌带到消化道;维持口腔的酸、碱平衡,发挥缓冲作用;唾液含有很多抗菌成分,可有利于抗感染并参与免疫反应;对控制菌斑活动,保持口腔健康起积极作用。

2. 龈沟液的作用

龈沟液为龈沟底下方结缔组织渗出的液体。正常时龈沟液分泌很少，甚至无分泌。当炎症状态时，牙龈血管扩张，通透性增高，龈沟内渗出液增多。目前，多数学者认为观察龈沟液是区别正常牙龈与炎性牙龈的重要临床方法；龈沟液量和质的变化，可用作评价牙龈或牙周炎症程度的指标之一。健康龈沟液成分与血清相似。其中含有大量嗜中性白细胞、淋巴细胞及吞噬细胞，还有脱落上皮细胞和细菌、糖类、蛋白质、酶类以及代谢产物和无机盐类。这些成分在牙龈炎症时比健康时明显增多。钙和磷高出血清3倍，这对龈下牙石的形成有利。

龈沟液的保护作用：①机械清洗作用：将沟内细菌和颗粒冲洗清除；②黏附作用：龈沟上皮分泌一种血清蛋白，可以增强上皮与牙面的黏附力；③防御作用：龈沟液中含的吞噬细胞、抗体、溶菌酶，可以吞噬和破坏细菌。牙龈炎症明显时，其防御反应增强。

龈沟作为一个相对隐蔽的场所，口腔一般卫生措施（含漱、刷牙等）以及唾液冲洗作用和食物的摩擦作用均难以影响到微生物的停留和繁殖。氧化还原电势可降至 -300 mV 以下，富含糖、蛋白质、无机盐的龈沟液等便利条件均为各种细菌的生长，尤其是不具备附着能力的、毒性较强的革兰氏阴性厌氧杆菌、活动菌和螺旋体等提供了一个极有利的生长场所。

四、病因

（一）细菌是主要致病因素

1. 菌斑细菌是牙周病的始动因素

（1）1965年，Loe 设计实验性龈炎，12 名牙科大学生（志愿者），停止口腔卫生措施（刷牙）。第 10 d 开始，堆积于牙面的菌斑造成牙龈充血、水肿，开始早期边缘性龈炎。直到第 21 d，龈炎随时间推移而明显加重；实验结束，恢复刷牙，清除牙面菌斑，龈炎渐消，口腔恢复了健康。

（2）流行病学调查亦发现，口腔卫生差者，牙周疾病发生率高于口腔卫生好者。

（3）动物实验证实，将细钢丝或线栓结在牙颈部不会引起龈炎，加用有细菌的食物饲养，可造成动物的实验性牙周炎。

（4）甲硝唑及四环素等抗生素的应用可以减轻牙周病症状。

口腔内存在有上百种微生物，依不同的生物学特性栖息在口腔内不同部位。厌氧培养技术的不断改进和完善，专性及兼性厌氧菌的检出率大大提高，厌氧菌亦是正常菌群的主要成分。龈袋和牙周袋内氧化还原电势低，其龈下菌斑以厌氧菌占优势。革兰氏厌氧菌感染的特性与牙周病症状相符，说明两者之间存在密切关系：①革兰氏阴性厌氧菌属口腔正常菌群的组成部分，其感染可为内源性感染；②当机体抵抗力下降或局部血液供应障碍以及菌群比例失调时，革兰氏阴性厌氧菌为条件致病菌；③呈现多种厌氧菌共同造成混合感染致病；④引起的病变多呈慢性顽固性，有复发倾向，临床上常表现为炎症、脓肿或组织坏死、分泌物有臭味等；⑤大多数菌含有作用力强的内毒素；⑥用甲硝唑等抗生素可有效控制牙周病症状。从这几个方面来看，革兰氏阴性厌氧菌与牙周病之间存在密切的联系。

2. 细菌致病机制

细菌致病性包括以下几种：

（1）在体表被膜或结构存活或穿入体表侵入宿主。

（2）在体内繁殖。

（3）抑制宿主的防御机制。

（4）对宿主起损伤作用。

（5）引起组织和宿主的特异性反应，间接造成组织损伤。

3. 牙周菌斑

牙（根）面的细菌因牙周区域不同的生态环境，其细菌的组成差异很大，故分为龈上菌斑和龈下菌斑。龈上菌斑包括牙冠各部的菌斑，如𬌗面点隙沟裂菌斑、光滑面菌斑、邻面菌斑和颈缘菌斑。龈上菌斑主要由增生的微生物和基质组成，微生物以需氧菌或兼性厌氧菌为主，如革兰氏阳性丝状菌和口腔链球菌、一些脱落的上皮细胞、白细胞和巨噬细胞等成分。基质含有机质和无机质两部分，有机质为糖类、蛋白质和脂类，无机成分主要有钙和磷，还有少量的镁、钾和钠，无机成分含量高与菌斑的钙化、牙石的形成关系密切。龈下菌斑是龈上菌斑的延续。紧贴牙根面的菌斑组成主要是革兰氏阳性丝状菌，但由于牙周袋特殊的理化环境，为大量可动菌、厌氧菌的生长提供了极为有利的条件，龈下菌斑中与牙周病关系密切的细菌包括厌氧弧菌、螺旋体、产黑色素类杆菌、伴放线杆菌、嗜二氧化碳噬纤维菌等。

通过电镜观察，牙周病患者的牙周袋内壁上皮多处溃疡，上皮下方结缔组织内有各种细菌入侵，有的细菌能达到其下方的牙槽骨和牙骨质。细菌通过自身的酶类（如透明质酸酶、胶原酶、硫酸软骨素酶、蛋白酶、核酸酶等），对结缔组织产生破坏，成纤维细胞抑制因子使胶原合成减少，附着丧失。如放线共生放线杆菌的白细胞毒素、多形白细胞趋化抑制因子和淋巴因子就可以降低宿主这方面的防御功能。尤其应关注的是革兰氏阴性杆菌细胞壁、细胞膜或荚膜上的脂多糖内毒素、脂磷壁酸、肽聚糖、胞壁酰二肽等物质以及某些细菌的囊性物质，均能够直接或间接刺激破骨细胞引起骨吸收。

（二）协同因素

协同因素分为局部因素与全身因素。

1. 局部因素

（1）牙石：牙石是附着于牙面上的钙化或正在钙化的以菌斑为基质的团块。牙石以牙龈边缘为界，分龈上牙石与龈下牙石。龈上牙石呈淡黄色，常发生于腮腺导管口附近的上颌后牙颊面以及舌下腺导管口的下前牙舌面。而龈下牙石附着于龈沟或牙周袋内的根面上，呈黑色，质地较硬，呈砂粒状或片状，附着很牢，不易直接观察，需用探针做检查。

牙石形成有三个基本步骤：获得性膜形成、菌斑成熟和矿物化。牙石由菌斑和软垢钙化而成，在菌斑形成 2～14 d 中都可以进行钙化。菌斑钙化形成牙石，牙石提供菌斑继续积聚的核心，在牙石粗糙表面堆积有未钙化的菌斑。菌斑和牙石均可致病，因有牙石的存在及表面菌斑的刺激，会产生机械压迫以及持续性刺激作用，加重了牙龈出血和牙槽骨吸收、牙周袋加深等情况，加速了牙周病的发展。通过电镜观察，牙石附着于牙面的方式有下列几种：①依靠牙菌斑附着；②渗入牙骨质或牙本质表层；③牙石无机盐结晶与牙结构结合。

（2）食物嵌塞：在咀嚼过程中，食物楔入相邻两牙的牙间隙内，称为食物嵌塞。由于塞入的食物机械压迫作用和细菌的代谢作用造成牙周炎症的发生，还可以引起和加重口臭、牙槽骨吸收、牙龈退缩及邻（根）面龋等。食物嵌塞原因复杂，可由牙齿松动或移位、咬合面异常磨耗造成牙尖陡峻、牙齿排列不整齐、接触点异常或是邻面不良修复体所致。

（3）不良修复体：义齿修复时桩冠及全冠边缘的不密合，牙体缺损的充填材料如复合树脂、银汞合金等形成的悬突，贴面时边缘粗糙以及不符合生理要求的义齿均有助于颈缘菌斑的堆积而加重牙周炎症。

（4）正畸治疗：矫治器的使用给口腔的清洁卫生带来一定困难，口腔内菌斑堆积增多，会产生暂时性的龈炎。

（5）牙列不齐：牙齿的错位、扭转、过长或萌出不足等，牙齿间接触不良，容易造成菌斑滞留，妨碍口腔清洁工作，牙龈及牙周组织的炎症易于产生和发展。

（6）不良习惯：开唇露齿，以口呼吸患者多见，上前牙牙龈通常较干燥，牙面的正常唾液清洁作用减少，易患肥大性龈炎。

（7）吸烟：吸烟时烟草燃烧产生的温度和积聚的产物是局部性刺激物，使牙龈角化增加；焦油沉积在牙面上形成烟斑，不仅使牙齿着黄色、褐色或黑色，并常与菌斑牙石结合，渗透到牙釉质甚至牙本质小管内。

2. 全身因素

研究证实，没有一种全身因素可以引起牙周疾病，但可以有助于牙周疾病的发生和发展。

（1）糖尿病：患者易发生牙龈出血、牙周脓肿、牙齿移位等症状。这主要是由于糖尿病造成牙周组织内的小血管壁和基膜增厚，管腔闭塞，牙周组织供氧不足和代谢产物堆积，这大大降低了牙周组织对感染的抵抗力。

（2）性激素水平：青春期、月经期及妊娠期的内分泌激素水平的变化，可加重牙周组织对局部刺激因素的反应性，而导致青春期龈炎、妊娠性龈炎及妊娠瘤等改变。这是由于牙龈里含有性激素的蛋白受体，如雌激素可促使牙龈上皮过度角化、刺激骨和纤维组织的形成。黄体酮可造成牙龈微血管扩张、充血、循环淤滞、渗出增加，炎症加重。

（3）血液疾病：贫血、白血病及再生障碍性贫血等疾病常伴有牙龈苍白、溃疡、肿大或自发性出血，妨碍口腔卫生，易合并感染。

（4）遗传因素：一些基因异常有家庭遗传背景的疾病，如青少年牙周炎、粒性白细胞减少症、Down综合征、掌跖角化牙周破坏综合征等，常伴有多形核细胞缺陷，加重牙周疾病进程。

（5）其他因素。①药物因素：抗癫痫病药物苯妥英钠有增强牙龈成纤维细胞合成蛋白质和胶原的能力，因此半数服药者出现牙龈增生呈球状遮掩牙冠。其他还有环孢菌素A、硝苯地平等也有类似作用；②维生素C缺乏症：由于维生素C摄入、吸收障碍，致使牙龈出血、牙齿松动等，大量补充维生素C可使症状有明显缓解。

3. 免疫反应与牙周病

（1）体液免疫反应：牙周损害的进展期和确立期，在病损区及其下方的结缔组织内有大量的浆细胞浸润，大多数浆细胞能产生IgG，还可产生IgA和IgE。当龈下细菌受IgG、IgA和IgE包被时，龈沟中细菌的数量和种类就会发生改变，免疫球蛋白减少了抗原的数目有利于机体的保护作用。

龈沟内存在有多种杀菌或抑菌物质，如溶菌酶、补体、乳铁蛋白等。补体活化产生大量生物活性物质，后者能增强白细胞的吞噬功能，促进溶菌酶的释放。在牙周病的慢性病程中，激活的补体参与抗原-抗体复合物的形成，使肥大细胞脱颗粒引起组织胺释放，增强吞噬细胞活性导致溶菌酶释放和骨吸收。细菌刺激的多克隆活化B细胞能产生自身抗体以及白细胞介素-1，后者在牙槽骨的破坏方面起重要作用。

（2）细胞免疫反应：牙周袋内龈下菌斑中的抗原物质与组织中的淋巴细胞接触时，后者会合成和分泌大量的淋巴因子，淋巴因子能刺激吞噬细胞增强吞噬活性和抗菌活性，促进中性粒细胞的趋化性，抑制病毒的复制。因此，细胞免疫是牙周组织抗感染的重要部分。

大量研究表明，牙周炎症的早期，组织中渗出的细胞以T淋巴细胞为主，并可发现大量的迟发性超敏反应物质。活化的淋巴细胞、分泌的淋巴因子以及细胞毒反应强弱程度与牙周炎症的严重程度有密切关系。淋巴因子如巨噬细胞趋化因子、巨噬细胞移动抑制因子、巨噬细胞活化因子、破骨细胞活化因子、干扰素和淋巴毒素，这些因子具有放大效应，使吞噬细胞过度释放蛋白溶解酶、胶原酶、溶菌酶和前列腺素加重牙周病变，而破骨细胞活化因子直接造成骨吸收和脱钙等骨破坏。

4. 祖国医学对牙周病的认识

祖国医学称牙龈为齿龈、牙肉，称牙槽骨组织为牙车或牙床。牙周病实为外感六淫，内伤七情所致。风、寒、暑、湿、燥、火等邪，以及饮食不节，嗜食辛辣煎炒，饮酒无度伤及脾胃。胃热挟邪化火上蒸于口，引起齿衄痈疮等证。七情伤内，脏腑功能失调，与肾气衰弱有密切关系。久病耗损，劳倦过度，生育过多，崩中漏下，先天不足，均致肾气虚损。"肾主骨，齿为骨之余"，"肾虚而牙病，肾衰则齿豁。"

对牙周疾病的描述包括牙宣、牙龈宣露、牙漏、齿漏、脓漏齿、牙疳、龈衄血、髓溢、齿豁、风齿、火牙、齿挺、风热龈肿痛、齿根露、齿根欲脱、风冷痛、瘀血痛、溃槽、牙槽风、牙漏吹、暴骨搜牙等。

（1）牙衄（亦名龈烂、溃槽、齿衄）：牙齿清理无方，垢积附齿，三焦之热，蕴于齿龈；手阳明经及足少阴三经行之，阳明与冲、任两脉相连附，多气多血，胃肠热邪循经上行，激血外出成衄，多属热实证。宜去垢敷药含漱。

（2）牙疳（亦名牙疔）：胃肠运化失调，太阳经湿热，胃经火毒，毒盛成疮。

（3）牙宣（亦名齿豁、齿漏、牙龈宣露）：气血不足，揩理无方，肾气虚弱，骨髓里损，风邪袭弱，骨寒血弱，龈肉缩落，渐至宣露。

（4）齿漏：初则肿痛，久呈黄泡，破溃出脓，多因心烦操劳、烟酒过度所致，时出秽脓，串至左右齿根。

五、症状体征

(一) 牙龈炎症

炎症时牙龈色泽呈鲜红或暗红色，牙龈肿胀使龈缘变厚，牙间乳头圆钝，与牙面分离。组织水肿使点彩消失，表面光亮，质地松软脆弱，缺乏弹性。如是增生性炎症，上皮增殖变厚，胶原纤维增殖，牙龈变得坚硬肥厚。健康牙龈的牙龈沟深度不超过 2 mm。当患炎症时，因牙龈肿胀或增生，龈沟加深。如果上皮附着水平没有明显改变，称为龈袋。当牙周袋形成时，袋底结合上皮向根方增殖，上皮附着水平丧失。

(二) 牙龈出血

牙龈出血是患者最常见的主诉症状，多在刷牙或咬硬食物时发生，严重时可有自发性出血。牙龈出血可视为牙周疾病的早期症状，探诊后出血，对判断牙周炎症的活动性极具意义。而当牙龈组织纤维增生改变时，牙龈坚实极少出血。

(三) 口腔异味或口臭

牙周疾病患者常出现口腔气味异常，患者自觉口内有血腥味，严重者可从患者呼出的气味中闻到。造成口臭的原因最常见的是牙周菌斑的代谢产物和滞留的食物残渣，尤其是挥发性食物。其他由鼻道、副鼻窦、扁桃体、肺及消化道疾病也会伴有特殊的口臭。

(四) 牙周袋形成

牙周袋的形成是牙周病一大特征性改变。牙龈因炎症刺激沟内上皮肿胀、溃疡，沟底结合上皮不规则向根方剥离，结缔组织水肿，慢性炎症细胞浸润，大量增生的毛细血管扩张充血。牙根面暴露于牙周袋内，有牙石、菌斑覆盖。牙周袋内牙骨质因菌斑细菌产酸及酶等化学物质的作用而发生脱矿和软化，易发生根面龋。更有甚之，细菌及内毒素可通过牙骨质深达其下方的牙本质小管，这些改变均加重牙周组织从牙根面上剥离而成深牙周袋。袋内菌斑、软垢、食物碎屑等毒性较大的内容物刺激加重了牙周组织炎症。

牙齿各根面牙周袋的深度不一，通常邻面牙周袋最深，该处最易堆积菌斑，最早受到炎症的侵袭。因此，探查牙周袋就按牙齿颊（唇）、舌（腭）侧之远、中、近三点做测量记录。牙周检查时，应采用带刻度的牙周探针，支点稳，力量适宜（20～25 g）压力，即将探针轻轻插入指甲沟而不致疼痛的力量，方向不偏，与牙齿长轴方向一致，这样才能准确反映牙周袋的真实情况。

(五) 牙槽骨吸收

牙槽骨吸收是牙周病另一大特征性改变。牙槽骨是人体骨骼系统中代谢和改建最活跃的部分。在生理情况下，牙槽骨的吸收与再生是平衡的，故骨高度保持不变。当牙龈组织中的炎症向深部牙周组织扩展到牙槽骨附近，骨表面和骨髓腔内分化出破骨细胞和吞噬细胞，牙槽骨呈现水平状吸收；距炎症较远处，又有骨的修复性再生，新骨的形成可减缓牙槽骨的丧失速度。后者是牙周治疗的骨质修复的生物学基础。殆创伤是牙槽骨吸收的又一原因。由于牙周支持组织的病变，殆创伤时常发生。牙齿的压力侧牙槽骨发生明显垂直吸收。牙槽骨吸收可以用X线片来显示。早期牙槽骨吸收，X线片上可表现为牙槽嵴顶的硬骨板消失或模糊，嵴顶的吸收使牙槽间隔由尖变平甚至呈火山状的凹陷，随之是牙槽骨高度降低。正常情况下，牙槽骨嵴顶到釉牙骨质界的距离为1～2 mm，若超过2 mm可认为是牙槽骨发生吸收。X线片仅能反映牙齿近、远中的骨质破坏情况，而颊、舌侧骨板与牙齿重叠而无法清晰显示。牙槽骨吸收的程度一般分3度：①Ⅰ°吸收：牙槽骨吸收高度≤根长1/3；②Ⅱ°吸收：牙槽骨吸收高度>根长1/3，但<根长2/3；③Ⅲ°吸收：牙槽骨吸收高度>根长2/3。

(六) 牙齿松动、移位

正常情况下，牙齿有水平方向的轻微动度。引起牙齿松动移位的主要原因：①牙周组织炎症：尤其是牙槽骨吸收到一定程度（>根长1/2），冠根比例失调者；②殆创伤：牙齿松动还可出现于妊娠期及牙周手术时，一经控制，松动度可下降，松动度可视其程度，依方向记录3级：a. 一级：仅有颊（唇）舌（腭）侧向动度，其范围≤1 mm；b. 二级：除有颊（唇）舌（腭）侧向动度，亦有水平方向动度，其范围≤2 mm；c. 三级：水平向动度＞2 mm 或出现垂直向松动。

牙周疾病常常无明显疼痛等自觉症状，而一个或多个牙齿移位是促使患者就诊的主要原因。牙周病患牙长期受炎症侵扰，牙槽骨吸收，支持组织减少，发生继发性殆创伤。全口牙齿向中线方向移位，造成开唇露齿；牙周病晚期牙齿可向任何方向移位，以缓解继发性殆创伤。

（七）牙龈退缩

牙龈退缩和牙根暴露是牙周疾病常有的表现。炎症和殆创伤使牙槽骨慢慢吸收，牙齿支持组织不断降低，牙周组织附着丧失，牙龈明显退缩，牙根暴露。此时，为如实反映牙周组织破坏的严重程度，附着丧失应是龈缘到釉牙骨质界的距离与牙周袋深度之和。

六、预后和治疗计划

（一）预后

预后是预测牙周组织对治疗的反映情况，对治疗效果有一个前瞻性认识。牙周病的致病因素和治疗手段是复杂多样的，必须根据患者的情况选择最适宜的治疗方案，以期得到最佳的治疗效果。因此，判断预后应着重考虑以下几个方面。

1. 牙周组织病变程度

（1）牙槽骨破坏情况：依 X 线片判断牙槽骨的吸收破坏情况。丧失的骨量愈多，预后愈差；骨吸收不足根长 1/3，预后不佳。

（2）附着水平和牙周袋深度：附着丧失发生在多侧较单侧严重，垂直型骨吸收较水平型骨吸收预后差。附着丧失近根尖，牙周袋深度＞7 mm 预后最差。多根牙病变波及根分叉较单根病变预后差。

（3）牙齿松动情况：如果松动度因炎症和殆创伤引起，预后较好；如果松动度由于牙槽骨降低所致，预后较差。

2. 年龄与健康情况

一般身体健康状态良好的年轻人对疾病的抵抗力及恢复力较强，预后较好。如果特殊类型牙周炎存在免疫缺陷及糖尿病、白血病、Down 综合征、粒细胞减少症等患者，牙周治疗预后较差。

3. 病因控制

控制菌斑工作需要患者的配合。事先应与患者讲清疾病特点、治疗方法以及保持口腔卫生清洁的意义和具体做法，这对良好的预后和疗效维持至关重要。

4. 余留牙情况

余留牙分布不均匀、数量少、不能负担义齿修复的咬合力等预后不好，牙齿形态小、冠根比例异常、排列错位、咬合不正常等预后较差。

（二）治疗计划

牙周病治疗目的：①控制病因；②恢复功能，创造一个健康的牙周环境和外观功能均佳的牙列。完整牙周病的治疗是一个以年为单位较漫长的治疗过程。因此，治疗前应设计一个方案，并向患者进行全面解释，方可开始实施。

1. 向患者解释

开始治疗前，应向患者将其牙周病病情、程度、病因以及治疗计划全部讲清，可根据患者的年龄、时间、经济能力等方面提供若干个治疗方案供其选择。

2. 治疗前拔牙

牙槽骨吸收至根尖 1/3 应拔除，因牙周病造成牙槽骨吸收＞根长 1/2 并伴严重倾斜移位造成修复困难应拔除。

3. 基础治疗

（1）自我菌斑控制：培养和训练正确刷牙方法，使用牙线与牙签，保持口腔清洁，消除食物及菌斑堆积对牙周组织的不良影响。

（2）除牙石及菌斑：采用器械龈上洁治术或龈下刮治术去除牙（根）面上沉积的菌斑及牙石，彻底除去吸收细菌毒素的牙骨质表层组织，并用化学方法处理根面，以降解根面毒素，创造适宜的牙周软硬组织环境以利牙周组织的重建。

（3）咬合调整：消除咬合创伤，重建殆平衡对于牙周组织的修复、重建和功能的改善是至关重要的。调殆应在炎症控制后及手术前进行。

（4）炎症控制：牙周疾病伴发牙周脓肿或逆行牙髓感染，才会出现明显牙痛。配合抗菌药物的使用，进行牙周-牙髓联合病变的处理方可缓解炎症或疼痛。

牙周骨外科手术应视患者牙周疾病严重程度、年龄、机体状态而定，时间应在基础治疗阶段完成2周后进行，目的在于彻底消除牙周袋、纠正牙龈形态的异常和治疗牙槽骨的缺损。术后2个月即可进行永久性修复牙列工作。

4. 修复重建

此期已进入牙周病稳定控制时期，可用强身健体、补肾固齿药物以增强宿主的免疫功能，巩固疗效。再就是进行牙周病的正畸治疗、永久性夹板、缺失牙修复以及食物嵌塞矫治等治疗。

5. 疗效维持

每3个月至半年复查1次，检查口腔卫生情况，指导口腔保健措施，并进行必要的洁治和刮治工作。两年拍1次全口牙片，对患者的牙周情况进行再评价。需要强调的是，疗效维持工作绝大部分取决于患者对牙周疾病的认识程度以及自我口腔卫生保健意识的建立与重视，并积极配合治疗，采取有效措施控制菌斑的形成，这样才能取得事半功倍的效果。而这一点恰恰是医务人员所不能取而代之的。如果口腔卫生差，菌斑堆积严重，会使牙周病情加重而前功尽弃。

七、疗效保持与监护

牙周病患者经系统治疗稳定后的疗效保持与维护至关重要，这需要医患双方的共同重视和努力。有资料表明，牙周病治疗后疏于牙周保健的患者失牙率是坚持牙周疗效维护者的3倍。牙周系统治疗后第一年为是否复发的关键阶段。

（一）牙周病的复发

牙周病的治疗是复杂而长期的，而其疗效却未必尽如人意。病变是随时可能再发生的，这与多种因素有关：①治疗不当或不充分，未能消除全部潜在的适于菌斑滞留的因素。常见的原因是对牙石的清除不彻底，尤其是龈下牙石的滞留，牙周袋未彻底消除；②牙周治疗完成后，牙齿修复体设计不良，制作不当，造成进一步牙周损伤；③患者放松了牙周护理或未能定期复查，使牙周病损再度出现；④系统性疾病降低了机体对细菌的抵抗力。

复发可从以下几方面加以判断：①牙龈呈炎症改变及探查龈沟时出血；②龈沟加深导致牙周袋的复发和形成；③由X线检查发现骨吸收逐渐加大；④牙齿松动度增加。

（二）疗效维护程序

随访间隔为2~3个月，复查目前的牙周健康状况，进行必要的牙周治疗，并对今后的疗效维护提出指导意见。

询问近期有何与牙周健康相关的问题。逐一检查牙龈组织，龈沟深度或牙周袋情况及其脓性分泌物、牙齿移动度、根分叉病变以及X线片复查牙槽骨高度。菌斑染色以确定滞留区位置及口腔卫生措施有效与否。有条件的可利用暗视野显微镜以及厌氧培养技术查找牙周病致病菌数量及比例，以确定病变是否处于活动期。

（三）维护措施

1. 自我口腔卫生保健

有针对性的口腔卫生指导，控制菌斑，对非自洁区即滞留区彻底的清洁极为重要，并结合牙龈按摩及叩齿等措施保持牙周组织的健康。

2. 根面平整

对病情有反复的牙周区段或牙位要进行龈下刮治及根面平整手术，以控制病情的发展。

3. 抛光与脱敏

牙面经抛光，菌斑及牙石难以沉积。疾患及术后暴露的牙根呈现过敏表现，应用氟化物进行脱敏治疗。

牙周疾病经过系统的临床治疗后并不意味大功告成，治愈的效果并非一成不变，医患双方均应充分以动态的眼光看待疗效，随时间的推移，其疗效可呈双向发展。这就要求医患之间密切配合，共同促进牙周组织健康的保持和维护，才可获得稳定的疗效。

第二节　牙龈病

一、菌斑性龈炎

菌斑性龈炎是仅与牙菌斑有关的牙龈炎，但无其他牙周组织的破坏，是牙龈病中最常见者，发病率高，几乎所有人在其一生中均可发生不同程度和不同范围的菌斑性龈炎。

（一）致病因素

龈缘处的牙菌斑是始动因子，而牙石、食物嵌塞、不良修复体等是促进菌斑滞留的因素，加重牙龈的炎症。

（二）临床表现与诊断

菌斑所致的牙龈炎一般无明显自觉症状，仅为刷牙或咬硬物时牙龈有出血，极少数有自发性出血。有些患者偶尔有牙龈局部痒、胀等不适。病损主要表现为牙龈颜色、形态、质地的改变，以及医生探查时牙龈出血等。

（1）正常牙龈色泽为粉红色，牙龈炎时牙龈呈红色或暗红，甚至可呈鲜红色或肉芽状增生。这是由于牙龈结缔组织内血管充血、增生所致。

（2）正常牙龈的外形为龈缘菲薄且紧贴牙面，附着龈表面有点彩。牙龈炎时龈缘变厚，不再紧贴牙面，龈乳头圆钝肥大，表面的点彩因组织水肿而消失。

（3）正常牙龈质地致密而坚韧，牙龈炎时牙龈变得松软脆弱，缺乏弹性。这是由于组织水肿和胶原的破坏所致。

（4）存在探诊出血（BOP）。健康的牙龈组织在刷牙和牙周探查时均不会引起牙龈出血。患龈炎时牙周探针轻触即出血，即探诊出血，这是诊断牙龈有无炎症的重要客观指标。

（5）与血液病（如白血病、血小板减少性紫癜、再生障碍性贫血等）及其他疾病（坏死性龈炎、艾滋病相关龈炎等）引起的牙龈出血不同的是，龈炎引起的牙龈出血很少为自动出血，一般也能自行止住，局部治疗效果佳。可由此进行鉴别诊断。

（三）治疗原则

（1）对患者进行口腔健康教育，包括介绍菌斑控制与龈炎的关系，龈炎的早诊疗、早治疗和定期维护的重要性，并针对个人情况进行口腔卫生指导，如正确的刷牙方法、如何使用牙线控制邻面的牙菌斑。

（2）牙面的清洁，如龈上洁治清除龈上菌斑和牙石及龈下刮治和根面平整清除龈下的菌斑和牙石。

（3）龈上和龈下清除菌斑效果不佳时，可使用抗微生物和抗菌斑的制剂（如1%~3%的过氧化氢液冲洗龈沟、碘制剂龈沟内上药、氯己定含漱等），以增强口腔卫生措施的效果。

（4）改正菌斑滞留的因素，如修改不良的修复体（充填体悬突、修复体边缘不密合、邻牙无接触关系）和不良的固定或可摘局部义齿，治疗龋坏牙和矫正错位的牙齿。

（5）疗效的维护：除了坚持不懈地进行菌斑控制外，还应定期（6~12个月）进行复查和洁治，这样才能保持疗效，防止复发。

二、青春期龈炎

青春期龈炎是指发生于青春期少年的慢性非特异性牙龈炎，也是菌斑性牙龈病，但是受全身因素影响，与青春期内分泌变化有关。

（一）致病因素

1. 口腔局部因素

菌斑和牙石仍是最主要的致病因素。青春期的少年正处于替牙期，因此替牙部位和牙齿排列不齐部位，以及口呼吸习惯和戴用各种正畸矫治器等均为菌斑的滞留提供了条件。同时，该年龄段的孩子不易坚持良好的口腔卫生习惯，也是青春期龈炎发生的重要因素。

2. 全身的内分泌因素

青春期内分泌（性激素）的变化明显，牙龈是性激素的靶器官，因此随着内分泌的变化，牙龈组织对局部刺激因素产生更加明显的炎症反应。

（二）临床表现和诊断

（1）多见于青春期少年，一般无明显症状，或有刷牙、咬硬物时牙龈出血及口气加重。

（2）前牙唇侧的牙龈缘及牙龈乳头呈球状突起和肿胀，牙龈颜色暗红、光亮、质地软、探诊易出血等龈炎表现。

（3）根据患者处于青春期，局部有致病因素，且相对于致病因素而言牙龈炎症较重，从而进行诊断。

（三）治疗原则

（1）进行口腔卫生指导的同时，施行龈上洁治术，彻底清除菌斑和牙石，并可配合应用龈袋冲洗、袋内上药和含漱剂漱口，一般就可痊愈。病程长和过度肥大增生者需手术切除。

（2）若局部和全身因素依然存在，青春期龈炎虽经治疗仍可复发。因此，教会患者掌握正确的刷牙方法、养成控制菌斑的良好习惯以及定期复查，是防止复发的关键。青春期过后，去除局部因素，炎症程度可消退或缓解。

（3）特殊患者应有相应的预防措施。如正畸患者，首先正畸前应治愈龈炎，矫正器的设计应不影响牙龈且易于患者控制菌斑，同时在整个矫正过程中应定期做牙周检查和治疗。

三、妊娠期龈炎

妊娠期龈炎是指妇女妊娠期间，由于女性激素水平升高，而使原有牙龈的炎症加重或形成炎性的妊娠期龈瘤，故称为"妊娠期龈炎"，而非"妊娠性龈炎"。发生率报告不一，为38%～100%，口腔卫生良好者发生率低。

（一）致病因素

1. 口腔局部因素

菌斑、牙石的堆积，多在妊娠前已发生，即妊娠前已有菌斑所致的龈炎。但妊娠时龈沟内细菌的成分也有变化，如牙菌斑中的中间普氏菌明显增多，成为优势菌。另外，妊娠后由于女性激素的变化使牙龈对局部刺激物更加敏感，加重了原有的病变。

2. 全身的内分泌因素

如果没有局部菌斑、牙石的存在，妊娠本身并不会引起牙龈的炎症。但妊娠时由于血液中女性激素（特别是黄体酮）水平的增高，牙龈作为女性激素的靶器官，牙龈的毛细血管扩张充血，血管的通透性增加，而使牙龈内炎症细胞和液体渗出量增加，从而加重了牙龈的局部炎症反应。

（二）临床表现和诊断

（1）孕妇在妊娠前患有龈炎，妊娠2～3个月后开始出现明显的牙龈炎症状，至8个月时达高峰。分娩后2个月左右，牙龈炎症可缓解，消退到妊娠前水平。

（2）妊娠期龈炎多发生于前牙区或全口牙龈，龈乳头呈鲜红或紫红色、质地松软、光亮、易出血。患者一般无明显不适，多因为牙龈出血而就诊。

（3）妊娠期龈瘤发生于牙间乳头，色鲜红光亮或呈暗紫色，瘤体常呈扁圆形，质地松软，有蒂或无蒂，有的瘤体呈小的分叶状。发生率为1.8%～5%，一般发生于妊娠第4～6个月。患者无疼痛等不适，常因牙龈出血或妨碍进食而就诊。妊娠瘤随着妊娠月份的递增而增大，分娩后能自行逐渐缩小，但多不能完全消失，仍需去除局部刺激物或进行牙周手术。

（4）诊断：育龄期妇女有牙龈鲜红、水肿、肥大且极易出血者，应注意询问月经史，以便诊断。文献报告，长期服用口服避孕药的妇女也可有类似的牙龈。另有研究表明，牙周炎的女性患者（特别是重度牙周炎）发生早产和低出生体重儿的危险性增高。

（三）治疗原则

（1）去除局部刺激因素，加强口腔卫生宣教，如教会患者控制菌斑。进行龈上洁治时，应操作轻柔、仔细，尽量减少出血，可分次分区进行。

（2）对妨碍进食的妊娠瘤在妊娠4～6个月可行妊娠瘤切除术。

（3）理想的预防措施是在妊娠前治疗牙龈炎和牙周炎，并接受口腔卫生指导。

（4）对怀孕的牙周炎患者，进行牙周感染可能对妊娠结果不利的健康教育，同时根据妊娠月份，酌情进行牙周治疗和健康促进。

四、牙龈肥大

牙龈肥大是某些不同病因病理变化所致牙龈疾病的常见体征，而非独立疾病。

（一）病因

（1）炎症性肥大：主要因口腔卫生不佳、菌斑、牙石堆积等不良刺激引起，亦可见于口呼吸、牙齿错位拥挤、不良修复体、长期食物嵌塞等。

（2）药物性牙龈增生：多由于长期服用苯妥英钠或环孢霉素、硝苯吡啶。

（3）全身因素：妊娠期、青春期、白血病患者、维生素C缺乏等。

（二）诊断要点

（1）龈缘及龈乳头肥厚、增大，甚则龈乳头呈球形，相邻之间出现假性龈裂。

（2）肥大的牙龈可覆盖牙冠，造成假性牙周袋。

（3）炎性肥大牙龈深红或暗红，松软光亮，易出血；妊娠性牙龈增生以牙间乳头最明显，色鲜红，极易出血。

（4）药物性牙龈增生牙龈表面呈桑葚状，质地坚实，呈淡粉红色，无出血倾向。

（三）治疗

（1）病因治疗：包括清除牙石、纠正口呼吸等不良习惯，改正不良修复体及设计不合理的矫正器。

（2）牙龈切除术：适应于牙龈纤维性增生。

（四）护理与预防

（1）保持口腔卫生。

（2）按摩牙龈。

（3）纠正局部不良因素刺激，积极治疗全身疾病。

五、坏死性龈炎

坏死性龈炎又名急性坏死溃疡性牙龈炎或奋森氏龈炎。

（一）病因

由于口腔局部或全身抵抗力下降，口腔内原有的致病菌梭状杆菌和螺旋体混合感染所致。

（二）诊断要点

（1）有特异的腐败性恶臭，龈缘被覆灰褐色假膜，易渗血，龈乳头呈刀切状。

（2）血性流涎明显，相应淋巴结肿大，有压痛，伴不同程度发热。

（3）直接涂片可见到大量梭形杆菌与奋森螺旋体。

(三）治疗

1. 全身治疗

（1）抗菌消炎：口服甲硝唑 200 mg，每日 3 次或肌内注射青霉素。

（2）补充维生素 C、复合维生素 B 等。

2. 局部治疗

（1）0.1% 高锰酸钾液或 3% 过氧化氢含漱或洗涤。

（2）口含 0.25% 金霉素液，每日数次。

（四）护理与预防

（1）患者生活用具严格消毒。

（2）宜食用高蛋白、易消化食物。

（3）忌烟、酒及辛辣刺激食物。

（4）注意口腔卫生。

六、牙间乳头炎

本病指局限于牙间乳头的非特异性炎症。

（一）病因

因牙间乳头受到机械或化学性刺激所致。

（二）诊断要点

（1）龈乳头红肿、探触及吮吸时易出血，并有疼痛，可有自发胀痛。

（2）检查可见龈乳头鲜红肿胀，轻叩痛。

（三）治疗

（1）除去牙间隙异物，用 1%~3% 过氧化氢溶液冲洗，涂以复方碘液。

（2）疼痛剧烈者，可用 0.5%~2% 普鲁卡因液 1~2 mL 在患牙龈颊沟处局部封闭。

（3）酌情予以抗生素或磺胺药。

（4）急性炎症控制后，应予病因治疗，以消除不良刺激。

七、白血病龈病损

白血病的龈病损是白血病在口腔牙龈的表征。某些白血病患者以牙龈肿胀和牙龈出血为首发症状，因此根据口腔病损的早期诊断应引起高度重视。

（一）致病因素

白血病的确切病因至今不明，牙龈病损为病变白细胞大量浸润所致，结缔组织水肿变性，胶原纤维被幼稚白细胞所取代。毛细血管扩张，血管腔内可见白细胞形成栓塞，并可见组织坏死，并非牙龈结缔组织本身的增生。

（二）临床表现

（1）起病较急，乏力，不同程度发热，有贫血及皮下和黏膜自发性出血现象。

（2）牙龈肿大，外形不规则呈结节状，颜色暗红或苍白。

（3）牙龈可坏死、溃疡，伴自发痛、口臭、牙齿松动。

（4）牙龈和黏膜自发性出血（与牙龈炎症不同），且不易止住。

（5）菌斑大量堆积，多伴牙龈炎症。

（6）局部和全身的淋巴结可肿大。

（7）细胞分析及血涂片可见白细胞数目和形态的异常，骨髓检查可明确诊断。

（三）治疗原则

（1）内科（血液）确诊，口腔治疗是配合血液科医生治疗。

（2）切忌牙龈手术和活体组织检查。

（3）牙龈出血以保守治疗为主，压迫止血（如牙周塞治剂），局部可用止血药（如云南白药）。

（4）如全身情况允许可进行简单的口腔局部洁治。

（5）口腔卫生指导，加强口腔护理。

第三节　牙周炎伴发病变

一、根分叉病变

根分叉病变是指任何类型的牙周炎的病变波及多根牙的根分叉区。以下颌第一磨牙的患病率最高。

（一）病因

（1）根分叉区是一个桥拱样结构，距釉牙骨质界近，一旦有牙周袋形成，病变易扩展到根分叉区；牙颈部有些发育时留下的釉珠，伸入根分叉区。

（2）菌斑仍是始动因素。根分叉处的菌斑和牙石非常难以彻底清除，这是病变持续损害、加重发展的重要环节。

（二）临床表现

根分叉病变必须依赖探诊及X线牙片来确定病变的范围和严重程度，可分为4度：①Ⅰ度：探查发现牙周袋深度已到达根分叉区，但根分叉的骨吸收不明显，X线片上看不到骨质吸收；②Ⅱ度：根分叉区的骨吸收仅限于颊侧或舌侧或两侧均有，根分叉区的骨间隔仍存。X线片示根分叉区牙周膜增宽或骨质密度略降低；③Ⅲ度：病变波及全部根分叉区，骨间隔已完全吸收，探针可贯通颊、舌侧，但牙龈仍覆盖根分叉区。X线片示根分叉区牙槽骨间隔消失呈透射区；④Ⅳ度：牙龈退缩显露根分叉区，根间骨骼完全破坏。

（三）治疗原则

根分叉区的桥拱样根面与牙槽骨的凹坑状吸收均易于堆积菌斑、牙石，妨碍牙周刮除器械的工作，这给治疗带来相当的难度，对疗效有一定影响。通过一系列的治疗，能消除或改善因病变所造成的缺陷，形成一个有利于患者控制菌斑和长期保持疗效的局部形态，促进牙周组织新附着。

二、牙周-牙髓联合病变

牙周组织与牙髓组织即为近邻，在解剖结构上有许多交通，因此感染一经互相影响和扩散，导致牙周-牙髓联合病变。

（一）解剖特点

（1）侧支根管和副根管：除主根管外，有相当一部分牙齿在发育的过程中仍残存有许多侧支根管，以根尖1/3部为多见；在髓底附近，1/4～1/3残余有副根管。因此，当牙周炎症进犯到根分叉或根尖1/3处时，牙髓受影响概率大大增加。

（2）根尖孔：是联系牙周组织与牙髓的主要通道，是炎症感染互相传播的窗口。

（3）牙本质小管：有10%的牙齿牙本质表面既无牙釉质又无牙骨质覆盖，牙本质小管贯穿整个牙本质区，对染料、细菌毒素、药物亦有双向渗透作用。

（二）临床类型

（1）牙髓病及治疗失误引起牙周病变：牙髓出现炎症或坏死以及根管壁侧穿，髓室或根管封入砷剂、甲酚、甲醛，根尖的牙周组织亦表现为局部渗出增多，牙周膜增宽，甚至出现急性或慢性的根尖周组织脓肿，牙槽骨吸收，牙齿松动。X线片上根尖区出现骨质吸收区即X线透射区。典型的呈"烧瓶形"。

（2）牙周病变引起牙髓病变：长期存在的牙周炎症，袋内细菌毒素持续地对牙髓造成的刺激和损害是不可忽视的。据报道，有半数以上的牙周病患牙的牙髓有炎症、钙化、变性或坏死。有的诱发慢性牙髓炎急性发作，表现为典型的急性牙髓炎症状。

（3）牙周病变与牙髓病变并存：指同一牙齿先前为各自独立的牙周病变与牙髓病变，严重时才互相融合。这种情况较少见。

（三）治疗原则

（1）由牙髓病变引起牙周病变，只需彻底治疗牙髓疾病，牙周疾病就能完全愈合。

（2）由牙周病变引起牙髓病变，在控制牙周菌斑感染，进行彻底的牙周综合治疗之前，应对患牙的牙髓去除并进行根管治疗。

三、牙周脓肿

牙周脓肿是牙周炎症发展到晚期经常出现的一个症状。

（一）病因

（1）牙周袋深，涉及多个根面；或袋口窄，袋内渗出物引流不畅。

（2）牙周洁治、刮治后未将刮除物冲洗去净，或操作不当，根管治疗意外穿髓底或根管侧穿。

（3）伴有机体抵抗力下降或有严重全身疾患，如糖尿病等。

（二）临床表现

急性牙周脓肿起病突然，患牙唇颊侧或舌侧牙龈形成椭圆形或半球状肿胀突起。牙龈发红、水肿，表面光亮，牙齿有"伸长感"，叩痛明显。脓肿早期，搏动性跳痛明显；随着炎症的扩散，黏膜表面可扪及波动感，疼痛有所减轻。脓液流出后，肿胀减轻。期间，可伴有局部淋巴结肿大。慢性牙周脓肿一般无明显症状，患牙咀嚼有不适感，可有瘘管或长满肉芽组织的开口，挤压时有少许脓液流出。

慢性牙周脓肿与急性牙周脓肿是相互转化的。急性脓肿可由慢性牙周脓肿急性发作，而急性脓肿经自行破溃排脓或未及时治疗，可发展成为慢性牙周脓肿。

（三）治疗原则

（1）止痛，脓肿切开排脓引流。

（2）清除菌斑，刮净牙石，冲洗牙周袋，消炎抗感染。

（3）全身给予抗生素，必要时采用支持疗法。

（4）控制感染后施行牙周手术。牙周脓肿与牙槽根尖胀肿的鉴别（表4-1）。

表4-1 牙周脓肿与牙槽根尖胀肿的鉴别

	牙周脓肿	牙槽根尖肿胀
脓肿部位	接近龈缘、局限于牙周壁	范围较弥散，中心位于颊沟附近，波及面部
疼痛及叩痛	相对较轻	相对较重
松动程度	松动明显、消肿后仍松	轻度松动
牙体损害	无/有	有
牙髓活力	有	降低/无
牙周袋	有	无
X线片检查	牙槽嵴有破坏	根尖周可有骨质破坏

四、牙周萎缩

全口或局部牙龈缘与牙槽骨同时退缩，牙根暴露，但无明显炎症和创伤者称为牙周萎缩。牙周萎缩与年龄一致者，称为生理性萎缩、老年性萎缩。而远远早于年龄者，称早年性萎缩。因牙周组织的功能性刺激减少或缺乏造成萎缩者，称为废用性萎缩。过度的机械性刺激造成萎缩称机械性萎缩。亦可由牙周炎症治疗后以及牙周手术牙周组织炎症消退也会有牙龈退缩，牙根暴露。

（一）分类

1. 老年性萎缩

老年性萎缩是一种随着年龄增长，牙周组织随全身组织器官功能退化而发生的萎缩，属正常生理现象，并非病理状态。

2. 早年性萎缩

早年性萎缩发生于较年轻者，少见，局部无明显刺激因素，全口牙周均匀退缩，其原因不明。

3. 废用性萎缩

通常因错位牙、对颌牙缺失未及时修复，严重牙体牙髓病或偏侧咀嚼等因素，患牙牙周组织的功能性刺激显著降低或缺乏。其特征为牙周膜变窄，牙周纤维数目减少，排列紊乱，牙槽骨骨质疏松，骨髓腔增大，骨小梁吸收。

4. 机械性萎缩

机械性创伤：①牙刷的刷毛过粗过硬，顶端未经磨毛处理以及错误的横刷牙方式；②牙膏中摩擦剂颗粒过粗等。长期受其创伤，牙弓弯曲区，即尖牙，双尖牙部位因其牙体较突出，唇侧骨板薄，常受到机械摩擦而发生牙龈和牙槽骨的退缩。机械性压迫，如不良修复体的卡环或基托边缘压迫牙龈、食物嵌塞、不良习惯等，可发生于个别牙或一侧牙齿。

（二）治疗原则

（1）注意口腔卫生，掌握正确的口腔清洁措施，正确使用牙刷、牙膏、牙线、牙签等。去除牙面菌斑、牙石，保持口腔清洁。

（2）纠正造成牙周萎缩的口腔局部原因，调磨牙齿，消除过大𬌗创伤力，解除食物嵌塞的原因，治疗牙体牙髓病，纠正偏侧咀嚼习惯。

（3）加强牙周组织生理刺激，坚持每天2~3次含漱，叩齿及牙龈按摩。

对于严重的牙龈退缩、牙根暴露而影响美观者，可制作义龈修复，以改善外观；对于个别牙的牙周病损，可采用牙周手术治疗。

第五章 牙齿发育异常及牙体损伤

第一节 牙齿发育异常

一、牙齿数目异常

牙齿数目异常表现为数目不足和数目过多。

（一）牙齿数目不足

牙齿数目不足又称先天缺牙。先天缺牙是在牙胚形成过程中未能发育和未形成牙齿的，或是发生在牙胚发育早期，即牙蕾形成期的先天性异常。先天缺牙可分为个别牙缺失、多数牙缺失和先天无牙症。个别牙缺失是指先天性个别牙齿缺失，通常不伴有全身其他组织器官的发育异常。部分牙缺失是指多个牙先天性缺失。先天性无牙症是指先天性多数牙缺失的一种严重表现，多数全口无牙。

1. 个别牙或部分牙先天缺失

1）概念

个别牙或部分牙先天缺失是先天缺失1颗牙或数颗牙。

（1）病因：个别牙缺失的病因尚未明确，可能与下列因素有关：①牙板生成不足；②牙胚增殖受到抑制；③遗传因素；④胚胎早期受有害物质影响。在牙胚发育早期受到X线照射影响可引起局部牙齿缺失，大多数先天缺牙与遗传因素有关。近年来，随着分子遗传学、基因工程和人类基因组计划的研究进展，使对先天性缺牙遗传因素的研究更加深入。牙齿的发育是多基因调控的复杂生理过程，这些基因中的一个或几个发生突变，都有可能致使牙胚发育停止，导致牙齿的先天缺失。目前，有关突变基因和突变位点的研究仍在进行中。

（2）临床表现：①先天缺牙：可发生在乳牙列，也可发生在恒牙列，恒牙较乳牙多见。存在明显的种族差异；②恒牙列中任何一颗牙都有先天缺失的可能：除第三磨牙外最常缺失的牙齿是下颌第二前磨牙、上颌侧切牙、上颌第二前磨牙。最少缺失的牙齿是第一磨牙，其次是第二磨牙；③缺失牙位多呈对称性分布：缺牙数目以2颗最常见，其次是1颗牙，缺牙5颗以上的较少见；④乳牙列的牙缺失情况较少：最常缺失的牙齿是下颌乳切牙、上颌乳切牙和乳尖牙；⑤乳牙列与恒牙列的牙数异常有一定关系：乳牙列缺牙者，恒牙列有75%±15%的缺牙；乳牙列多牙者，恒牙列有30%多牙。

（3）诊断要点：①根据牙齿数目、牙体解剖形态、缺牙位置、间隙情况以及有无拔牙史；②经根尖X线片或全口牙位曲面体层X线片等检查确诊。

2）治疗

先天缺牙的治疗原则是恢复咀嚼功能，保持良好的胎关系。

（1）少数牙缺失：可不处理。

（2）多数牙缺失：可做活动性义齿修复体，修复体必须随儿童牙颌的生长发育而不断更换。一般每年更换一次义齿，以免妨碍患儿颌骨的发育。

（3）上颌侧切牙先天缺失：在对𬌗关系进行分析后，可用间隙保持器，或者通过咬合诱导方法将恒尖牙近中移动到侧切牙位置，然后对尖牙牙冠进行调磨改形替代侧切牙。

（4）恒牙先天缺失：①当恒牙列较拥挤时，缺继承恒牙的乳牙可以拔除，为拥挤的恒牙提供间隙；②当恒牙排列较稀疏有间隙时，则可保留滞留的乳牙，以维持完整的牙列和咀嚼功能，待滞留乳牙脱落后再进行修复治疗。

2. 先天性无牙症

1）概述

先天性无牙症（外胚叶发育不全综合征）是先天完全无牙或大多数牙齿先天缺失，常是外胚叶发育不全综合征的一种表现。它是口腔科较多见的一类遗传性疾病，表现为牙齿先天缺失、毛发稀疏和皮肤异常等多种综合征，分为无汗型外胚叶发育不全、有汗型外胚叶发育不全。无汗型患者皮肤无汗腺或少汗腺，故体温调节障碍。有汗型患者汗腺正常，但牙齿、毛发和皮肤等结构异常。

（1）病因：本病为遗传性疾病，遗传方式尚未完全明了，多数病例是伴X隐性遗传，也可为常染色体显性或隐性遗传，男多于女。不同的外胚叶发育不全综合征的遗传方式不同。外胚叶发育不全在家族内或家族之间存在着临床异质性。

（2）临床表现：①无汗型外胚叶发育不全：患儿全身汗腺缺失或缺少，无汗或少汗，不能耐受高温；患儿缺少毛囊和皮脂腺，皮肤干燥多皱纹，尤其眼周围皮肤；毛发、眉毛、汗毛干枯稀少，指（趾）甲发育不良；患儿躯体发育迟缓，矮小，前额部和眶上部隆凸而鼻梁下陷，口唇突出，耳郭较大；性发育正常，30%～50%患智能低下；先天缺牙，乳牙和恒牙常全部缺失，或仅有几个，余留牙间隙增宽，距离稀疏，牙体小，呈圆锥状；无牙部位无牙槽嵴，但颌骨发育不受影响；有的涎腺发育不良，唾液少，口干；②有汗型外胚叶发育不全（又称毛发-指甲-牙齿综合征）：患儿汗腺发育正常；毛发和眉毛纤细、色浅、稀疏，指甲发育迟缓，菲薄脆弱，有条纹而无光泽，常出现甲沟感染而使指（趾）甲基质崩解，或指甲缺失或变厚；牙齿先天缺牙，缺失数目不等，或形态发育畸形，前牙多呈锥形牙，或釉质发育不良，釉质薄，横纹明显或出现小陷窝。

（3）诊断要点：①根据牙齿数目、牙体解剖形态、缺牙位置、间隙情况以及有无拔牙史；②经根尖片或全口牙位曲面体层片等确诊。

2）治疗

为了恢复咀嚼功能，促进颌面骨骼和肌肉的发育，可做活动义齿修复体。修复体必须随患儿牙颌的生长发育和年龄的增长而不断更换。

（二）牙齿数目过多

1. 概述

牙齿数目过多是指多于正常牙类、牙数以外的额外牙，又称为多生牙。

（1）病因：至今仍未认定，存在以下推测：①可能是牙源性上皮活性亢进的结果；②与发育缺陷或遗传有关系，如颅骨锁骨发育不全、Gardner综合征、口面指综合征、腭裂患儿颌骨内可有多个埋伏额外牙；③是一种返祖现象。

（2）临床表现：①可在牙列中多生一个或几个牙：多见于混合牙列和恒牙列，较少见于乳牙列，其顺序是混合牙列＞恒牙列＞乳牙列，发生率为1%～3%；②好发部位及性别：好发于上颌中切牙间、第三磨牙之后，男性多于女性；③可位于颌骨的任何部位：有萌出于口腔内的，也有埋伏于颌骨内，可发生于牙弓外，甚至位于鼻腔、上颌窦内；④形态变异很多：多数呈较小的圆锥形、圆柱形、三棱形，其次为数尖融合形、结节形，有的与正常牙形态相似；⑤X线检查：为确定额外牙的数目和在颌骨内的位置，应先拍X线片，必要时还需拍全口牙位曲面体层X线片或额外牙定位X线片。

2. 治疗

（1）萌出的额外牙：应及时拔除。

（2）对埋藏的额外牙：如果不产生任何病理变化，可以不处理。

（3）当额外牙近似正常牙时或牙根有足够长度时：若因多生牙的存在造成正常切牙的牙根吸收或弯曲畸形，可拔除正常切牙保留额外牙来代替正常切牙。

（4）减少额外牙对恒牙或恒牙列的影响：应尽早发现，及时处理。若需要拔除，手术必须仔细小心，切勿因拔除额外牙而损伤正在发育的切牙牙根，必要时，需等切牙牙根发育完成后再拔除额外牙。

二、牙齿形态异常

牙齿形态异常受遗传因素的影响，但环境因素也起一定的作用。临床常见的牙齿形态异常有牙内陷、畸形牙尖、畸形牙窝、牙过小、牙过大、双牙畸形、弯曲牙和牙髓腔异常等。

（一）牙内陷

1. 概述

牙内陷为牙发育期成釉器过度卷叠或局部过度增殖，深入到牙乳头中所致。临床根据牙内陷深浅程度及其形态变异，分为畸形舌侧窝、畸形根面沟、畸形舌侧尖和牙中牙。诊断要点如下。

（1）畸形舌侧尖：可发生于恒牙也发生于乳牙，恒牙多见于上颌侧切牙，偶发于上颌中切牙或尖牙。乳牙多见乳中切牙，其次为乳侧切牙。牙中牙只发生于恒牙。畸形舌侧尖除舌侧窝内陷外，舌隆突呈圆锥形突起，有时突起成一牙尖。

（2）畸形舌侧窝：是牙内陷最轻的一种，牙齿形态无明显变异，只是舌窝较深，呈囊状深陷。

（3）畸形根面沟：可与畸形舌侧窝同时出现，为一条纵形裂沟，向舌侧可越过舌隆突，并向根方延伸，严重者可达根尖部，甚至将根一分为二，形成一个额外根。

（4）牙中牙：是牙内陷最严重的一种。牙呈圆锥状，且较其固有形态稍大，X线片显示其深入凹陷部好似包含在牙中的一个小牙，陷入部分的中央不是牙髓，而是含有残余成釉器的空腔。

2. 治疗

（1）畸形舌侧窝：早期进行窝沟封闭或预防性充填，以预防龋病的发生。若已形成龋坏，需及时充填治疗。对于露髓者，应根据牙髓状态和牙根发育情况，选择进一步处理的方法。

（2）畸形舌侧尖：①畸形舌侧尖较圆钝不妨碍咬合：可以不处理；②舌侧尖较高妨碍咬合：可采用分次磨除法，早期可在局麻下去除舌侧尖，做间接盖髓术或直接盖髓术；③乳牙畸形舌侧尖已折断：根据牙髓感染程度，选择冠髓切断术或根管治疗。年轻恒牙的畸形舌侧尖，若牙髓感染坏死，需选择根尖诱导成形术。

（3）畸形根面沟：①牙髓活力正常，腭侧有牙周袋：先做翻瓣术，暴露牙患侧根面，沟浅可磨除，修整外形；沟深制备固位，常规玻璃离子黏结剂或复合树脂粘接修复，生理盐水清洗创面，缝合，上牙周塞治剂，7d后拆线；②牙髓无活力，腭侧有牙周袋：根管治疗术后即刻行翻瓣术兼裂沟处理；③裂沟达根尖部，牙周组织广泛破坏：则预后不佳，应拔除；④牙外形有异常：在进行上述治疗后酌情进行冠修复，以恢复牙齿正常的形态和美观。

（二）畸形中央尖

1. 概述

畸形中央尖是指在前磨牙的中央窝处，或接近中央窝的颊尖三角嵴上，突起一个圆锥形的牙尖。最多出现于下颌第二前磨牙，其次为下颌第一前磨牙、上颌第二前磨牙、上颌第一前磨牙，常对称性发生。畸形中央尖又称东方人或蒙古人前磨牙，发生率为1%~5%，女性高于男性。

（1）病因：为常染色体显性遗传。一般认为发生此种畸形是由于牙发育期，牙乳头组织向成釉器突起，在此基础上形成釉质和牙本质。

（2）诊断要点：①部位与形态：一般位于胎面中央窝，为圆锥形、圆柱形或半球形。高度为1~3mm。半数的中央尖有髓角伸入；②髓角：当中央尖折断或磨损后，表现为圆形或椭圆形黑环，中央有浅黄色或褐色的牙本质轴，在轴的中央为黑色小点，即髓角，但使用极细的探针也不能探入；③折断痕迹一般无临床症状，当中央尖折断并发牙髓和根尖周炎症时表现出相应的临床症状。仔细检查，可找到折断痕迹。

2. 治疗

（1）低而圆钝的中央尖：可不做处理，让其自行磨损。

（2）尖而长的中央尖：为防止中央尖折断和并发症发生，可采用分次磨除法或充填法。分次磨除法每次磨除厚度不超过 0.5 mm，磨去后涂以 75% 氟化钠甘油，间隔 4～6 周一次，直到完全磨去。髓角高的中央尖则有露髓的危险，不宜采用此法。充填法是在局部麻醉下一次磨除中央尖，制备洞形，行间接盖髓术或直接盖髓术。

（3）中央尖折断并出现轻度牙髓炎症时：可行活髓切断术。

（4）牙根尚未发育完成而牙髓已经感染坏死或伴有根尖周病变者：则应进行根尖诱导成形术。

（5）牙根过短且根尖周病变范围过大的患牙：可予以拔除。

（三）过大牙、过小牙及锥形牙

1. 过大牙

过大牙是指大于正常牙的牙齿，又称为牙过大。过大牙有个别牙过大和普遍性牙过大。

（1）病因：①个别牙过大的病因尚不清楚；②普遍性牙过大多见于巨人症；③环境与遗传因素共同决定牙的大小。

（2）临床表现：①过大牙的形态与正常牙相似，但体积较正常牙显著过大；②个别牙过大：多见于上颌中切牙和下颌第三磨牙；③普遍性牙过大：表现为全口所有牙齿都较正常的牙齿大。

（2）治疗：个别牙过大对身体健康无影响可不做处理，或可进行适当调磨，调磨应以不引起牙髓敏感症状为原则。

2. 过小牙

1）概述

过小牙是指小于正常牙的牙齿，又称为牙过小，过小牙的形态常呈圆锥形，又称锥形牙。过小牙或锥形牙统称牙过小畸形。过小牙有个别牙过小和普遍性牙过小。

（1）病因：①遗传：多与遗传有关；②其他：普遍性牙过小多见于侏儒症、外胚层发育不良、Down综合征。

（2）临床表现：①过小牙的体积：较正常牙显著过小，与邻牙之间有间隙，但钙化正常；②多发部位：多见于上颌侧切牙、上颌第三磨牙、多生牙；③综合征表现：若为综合征的一种表现，除某些牙齿过小之外，还有口腔或全身的其他相应的异常现象。

2）治疗

①前牙区的过小牙：常影响美观，可用复合树脂或冠修复，以改善美观，也可不做处理；②过大牙冠而牙根小者：导致菌斑的积聚和牙周疾病的发生，加上又有碍美观，可考虑拔牙后修复。

（四）双牙畸形

双牙畸形是指牙齿在发育时期，由于机械压力因素的影响，使 2 个正在发育的牙胚融合或结合为一体的牙齿形态异常。根据形态和来源，可分为融合牙、结合牙和双生牙。

1. 融合牙

1）概述

融合牙是由 2 个正常牙胚的牙釉质或牙本质融合在一起而成。

（1）病因：①牙齿发育受压力因素影响，如外伤、牙列拥挤；②遗传有报道，亲代有融合牙，子代也会出现融合牙。

（2）临床表现：融合时间的早晚根据融合时间的早晚，可以形成冠根完全融合，也可以形成冠部融合而根部分离，或冠部分离而根部融合，根管可为 1 个或 2 个。

乳、恒牙均可以出现融合：①乳牙列比恒牙列多见；②可乳牙与乳牙融合，也可恒牙与恒牙融合；③乳牙多见于下颌乳中切牙与乳侧切牙，或乳侧切牙与乳尖牙融合；④恒牙多见于多生牙和正常牙融合，也见有恒侧切牙与恒尖牙融合，双侧下颌额外牙与恒前牙融合较少见；⑤乳牙的融合多发生于单侧，也可在双侧对称出现；⑥融合牙一般均为2个牙的融合。乳牙融合牙常伴继承恒牙先天缺牙：其先天缺失率为61.74%，缺失的均为侧切牙。

2）治疗

①对牙列无任何影响：可不做处理；②做窝沟封闭或光固化树脂修复：由于形态异常，或融合处呈沟状、幡状，或在切缘处有不同程度的局限性分离，有碍美观，并容易患龋，应早做窝沟封闭或光固化树脂修复；③拔除：乳前牙区的融合牙可能影响后继恒牙萌出，应定期观察，参考X线片，已达到后继恒牙萌出时间，但融合牙仍滞留，可考虑拔除。

2. 结合牙

1）概述

结合牙是2个或2个以上基本发育完成的牙齿，由于牙齿拥挤或创伤，使2个牙根靠拢，由增生的牙骨质将其结合在一起而成，可发生在牙齿萌出前或萌出后。

（1）病因：结合的原因是由于创伤或牙拥挤，以致牙间骨吸收，使两邻牙靠拢，以后增生的牙骨质将两牙粘连在一起。

（2）诊断要点：①结合牙的牙本质是完全分开的，与融合牙不同；②偶见于上颌第二磨牙和第三磨牙区。

2）治疗

易造成菌斑滞留，引起龋病或牙周组织炎症，必要时可考虑切割分离并拔除非功能牙。

3. 双生牙

（1）概述：双生牙是牙胚在发育期间，成釉器内陷将牙胚分开而形成的畸形牙，表现为牙冠的完全或不完全分开，但有一个共同牙根和根管。双生牙与融合牙，尤其是与牙列中正常牙和额外牙之间形成的融合牙难以区分，有的分类已取消双生牙。

诊断要点：①牙冠完全或不完全分开，有一个共同牙根和根管；②乳牙列和恒牙列均可发生，双生乳牙常伴继承恒牙缺失。

（2）治疗：①乳牙列的双生牙有时可延缓牙根的生理性吸收，从而阻碍其继承恒牙的萌出，因此，若已确定有继承恒牙，应定期观察，及时拔除；②发生在上颌前牙区的恒牙双生牙由于牙大且在联合处有深沟，影响美观，可用复合树脂处理，还可适当调磨，使牙略微变小，以改进美观；③引起功能障碍时可做根管治疗并切除非功能牙。

（五）弯曲牙

1. 概述

弯曲牙是牙冠和牙根形成一定弯曲角度的牙齿，多指的是前牙弯曲。

（1）病因：①外伤：主要是乳牙外伤，尤其是挫入性外伤；②根尖周炎：乳牙慢性根尖周炎影响了恒牙牙胚的发育；③多生牙或牙瘤：造成邻近恒牙的弯曲畸形；④手术创伤：拔除多生牙时手术创伤，损害恒牙牙胚。

（2）临床表现：①弯曲的部位：多见于上颌中切牙，发生弯曲的部位取决于先行乳牙受伤的时间，可在牙冠部弯曲，也可在牙根中部或近根尖处弯曲；②萌出困难：因弯曲牙的冠根形成一定角度，多数出现萌出困难或不能自动萌出。

（3）诊断：弯曲牙需通过X线片确诊。

2. 治疗

（1）弯曲不严重而牙根尚未发育完成的弯曲牙：可手术开窗助萌，待牙冠萌出后，再行牙齿牵引复位法，使患牙排入牙列的功能位置上。

（2）弯曲严重者不宜保留的弯曲牙：应拔除，间隙是否保留，根据患儿牙列的具体情况而定。

（六）牙髓腔异常

1. 概述

牙髓腔异常的牙齿是指牙体长而牙根短小，牙髓腔大而长，或髓室顶至髓室底的高度高于正常，根分歧移向根尖处的牙齿，Keith（1913年）认为此种牙形态似有蹄类牙，故称为牛牙样牙。Show（1928年）根据牙体和髓室延长的程度将牛牙样牙分为3度，即比正常牙的髓室稍长的为轻度牛牙样牙，分歧接近根尖的为重度牛牙样牙，处于这两者之间的为中度牛牙样牙。

（1）病因：尚不清楚。有人推测可能是一种原始型，也有人推测可能与遗传有关，如口面指综合征Ⅱ型、无汗的外胚叶发育异常、毛牙骨综合征和多发性。肾功能障碍性难治佝偻病等都有可能出现牛牙样牙的现象。

（2）临床表现：①牙体长，牙根短，根分歧到颈部交界的距离大于骀面到牙颈部的距离髓室底的位置比正常牙齿明显移向根尖方向；②乳恒牙均可发生，并以恒牙列为多；③恒牙列中多见于下颌第二磨牙，乳牙列中多见于下颌第二乳磨牙；④无明显临床症状，通常在拍摄X线片时方发现该牙牙髓腔的异常表现。

2. 治疗

髓腔异常牙齿对身体健康无明显影响，可不做处理。但给根管治疗带来了困难，在有条件的情况下，可利用显微镜探寻根管口。

三、牙齿结构异常

牙齿结构异常通常指的是在牙齿发育期间，在牙基质形成或钙化时，受到各种障碍造成牙齿发育的不正常，并在牙体组织留下永久性的缺陷或痕迹。临床常见的牙齿结构异常有牙釉质发育不全、牙本质发育不全、氟牙症和四环素着色牙等。

（一）牙釉质发育不全

1. 概述

牙釉质发育不全是在牙齿发育期间，由于全身疾患、营养障碍或严重的乳牙根尖周感染导致的釉质结构异常。根据致病的性质不同，有釉质发育不全和釉质矿化不全两种类型。前者是釉质基质形成障碍所致，临床上常有实质缺损；后者则为基质形成正常而矿化不良所致，临床上一般无实质缺损。发育不良和矿化不良可单独发病，也可同时存在。

（1）病因：牙釉质发育不全的病因和发病机制尚未完全清楚，通过动物实验或临床调查，认为与下列因素有关。

①严重营养障碍：维生素A、C、D以及钙、磷的缺乏，均可影响成釉细胞分泌釉质基质和矿化。

②内分泌失调：甲状旁腺与钙磷代谢有密切关系。甲状旁腺功能低下时，临床上牙可能出现发育缺陷。

③婴儿和母体的疾病：小儿的一些疾病，如水痘、猩红热等均可使成釉器细胞发育发生障碍。严重的消化不良也可成为釉质发育不全的原因。孕妇患风疹、毒血症等也可能使胎儿在此期间形成釉质发育不全。

④局部因素：常见于乳牙根尖周严重感染导致继承恒牙釉质发育不全。这种情况往往见于个别牙，以前磨牙居多，又称特纳牙。

⑤遗传因素：釉质发育不全也可通过遗传基因造成。遗传性釉质发育不全可累及乳牙列和恒牙列，可以单独出现，也可作为综合征的一个表现出现。如眼手指发育异常综合征、局限性真皮发育不全综合征、大疱性表皮松解症和Rieger综合征等。

（2）临床表现：受累牙呈对称性，乳恒牙一样多见。乳牙根尖周感染所致继承恒牙的釉质发育不全，表现为牙冠小，形态不规则，呈灰褐色改变。

牙釉质发育不全是既往牙齿发育状态的记录，根据各牙发育期先后不一和釉质发育不全的部位，可以推断影响其的全身性因素发生的时间。如中切牙、尖牙、第一恒磨牙和下颌侧切牙的切缘和牙尖处出现釉质缺损，表示发育障碍发生在1岁以内；如果上侧切牙的切缘也累及，表示发育障碍发生在或延续到2岁；如前牙无影响，只在前磨牙和第二恒磨牙出现釉质发育不全，则表示发育障碍发生在3岁以后。

轻症：釉质形态基本完整，仅有色泽和透明度改变，形成白垩状釉质。一般无自觉症状。表面较疏松粗糙，这种釉质的渗透性高，外来色素沉着，故呈黄褐色。釉质矿化不良多属此类轻症。重症：釉质有实质性缺损，其表面呈带状、窝状，严重者整个牙面呈蜂窝状，甚至无釉质覆盖。前牙切缘变薄，后牙牙尖缺损或消失。

2. 治疗

（1）对釉质发育不全的牙齿：应注意涂氟化钠等防龋制剂早期防龋。

（2）无实质性缺损或只有很表浅的小陷窝：可不做处理。

（3）牙齿发生着色，釉质缺损严重者：可做光固化复合树脂、树脂冠或烤瓷冠修复。

（二）牙本质发育不全

1. 概述

牙本质发育不全是一种牙本质发育异常的常染色体显性遗传疾病，根据临床表现可分为三种亚型。①Ⅰ型：伴有全身骨骼发育不全的牙本质发育不全；②Ⅱ型：又名遗传性乳光牙本质；③Ⅲ型：被称为"壳状牙"的牙本质发育不全。本节仅讨论第Ⅱ型，即遗传性乳光牙本质。因具有遗传性，牙外观有一种特殊的半透明乳光色而得名。其发病率为1/8 000～1/6 000。

（1）病因：本病属常染色体显性遗传。

（2）临床表现：牙齿变化主要表现在牙本质，而牙釉质基本正常。牙齿变化的特征如下。

色泽异常：全口牙齿呈半透明的灰蓝色、棕黄或棕红色，或呈半透明的琥珀色，牙冠多呈钝圆球形，故又称"乳光牙"或"遗传性乳光牙本质"。

磨损明显：全口牙齿磨损明显，牙齿萌出不久，切缘或𬌗面釉质因咀嚼而碎裂或剥离。釉质剥脱后牙本质外露，暴露的牙本质极易磨损而使牙冠变短，有的患儿的牙齿可磨损到齿槽嵴水平。由于全口牙齿磨损严重，而造成患儿面部垂直距离降低。

牙髓腔变化：早年宽大，而后由于牙本质堆积使其狭窄或完全闭锁。牙髓腔变化几乎遍及全部牙齿。

X线特征：X线片显示牙髓腔明显缩小，根管呈细线状，严重时可完全阻锁。牙根短而向根尖迅速变细，有时根尖部可见有骨质稀疏区。

（3）诊断要点：①遗传与性别：本病属常染色体显性遗传，可连续出现几代或隔代遗传，男、女患病率均等；②乳、恒牙均可受累：乳牙列病损更严重；③牙冠色泽：牙冠呈微黄色或半透明，光照下呈现乳光；④病损表现：釉质易从牙本质表面脱落使牙本质暴露，牙齿出现严重的咀嚼磨损；⑤X线特征：X线片显示牙根短，牙萌出不久髓室和根管完全闭锁。

2. 治疗

（1）乳牙列：在乳牙列，需用覆盖𬌗面和切缘的𬌗垫以预防牙列的磨损。

（2）恒牙列：在恒牙列，为防止过度的磨损，可用烤瓷冠、𬌗垫或覆盖义齿修复。

（三）氟牙症

1. 概述

氟牙症又称斑釉或氟斑牙，是一种特殊类型和原因明确的釉质发育不全，也是一种地方性的慢性氟中毒症状。

（1）病因：氟牙症的形成主要原因是过多的氟损害了牙胚的成釉细胞，使牙釉质的形成和矿化发生障碍，导致釉质发育不全。6～7岁之前长期生活在高氟区会产生氟牙症。

（2）临床表现：同一时期萌出的牙釉质上呈现白垩色、黄褐色斑块或条纹，严重者不仅牙面呈广泛的黄褐色，而且出现点状、带状或窝状的实质缺损，有的甚至使牙冠形态发生变异。临床上常按其轻重而分为轻度、中度和重度三个类型。

轻度：在多数牙齿表面有白垩状斑块，但仍保持硬而有光泽，无实质缺损。

中度：在多数牙表面有由白垩到黄褐或棕色的斑块，以上颌前牙最为明显，但牙面仍光滑坚硬，无实质缺损。

重度：多数牙甚至全口牙出现黄褐或深褐色斑块，同时有点状、线状或窝状凹陷缺损，牙面失去光泽，凹陷内均有较深的染色。氟牙症多见于恒牙，发生在乳牙甚少，程度亦较轻。患牙耐摩擦性差，耐酸性强。严重的慢性氟中毒患者，可有骨骼的增殖性变化，骨膜、韧带等均可钙化，从而产生腰、腿和全身关节症状。急性中毒症状为恶心、呕吐、腹泻等。由于血钙与氟结合，形成不溶性的氟化钙，可引起肌痉挛、虚脱和呼吸困难，甚至死亡。

（3）诊断要点：①生活史：6~7岁之前有高氟区生活史；②病损表现：同一时期萌出的釉质上白垩色到褐色斑块，严重者伴釉质实质性缺损，多见于恒牙，发生在乳牙甚少，程度亦较轻。

（4）鉴别诊断：本病主要应与釉质发育不全相鉴别。釉质发育不全，白垩色斑边界较明确，其纹线与釉质的生长发育线相平行吻合；氟牙症，斑块呈散在云雾状，边界不明确，并与生长发育线不相吻合。釉质发育不全发生在单个牙或一组牙；氟牙症发生在多数牙，尤以上颌前牙多见。氟牙症患者有在高氟区的生活史。

2. 预防和治疗

最理想的预防方法是选择新的含氟量适宜的水源，或分别应用活性矾土或活性炭去除水源中过量的氟。我国现行水质标准氟浓度为 $(0.5~1) \times 10^{-6}$ 应是适宜的。对已形成的氟牙症可用以下方法处理。

（1）磨除、酸蚀涂层法：适用于无实质性缺损的氟牙症。具体步骤如下：①洁治患牙；②选择精细的尖形金刚砂牙钻均匀磨除染色层0.1~0.2 mm，磨除时注意牙外形，不宜在着色斑块区加深而留下凹痕，磨毕，用流水冲净；③患牙隔湿，擦干牙面，用35%磷酸酸蚀牙面3 min，流水冲洗干净，气枪轻轻吹干牙面；④涂黏结剂，吹至薄层，用可见光固化灯光照40 s；⑤用乙醇拭去厌氧层，牙面光滑，且有光泽。

（2）复合树脂修复：适用于有实质性缺损的氟牙症。具体步骤如下：①磨去唇侧着色或疏松的釉质，厚度一般在0.3~0.5 mm；②酸蚀患牙，在隔湿条件下，以专用小毛刷蘸35%磷酸溶液均匀涂擦牙面15~30 s，酸蚀后用蒸馏水或流水反复冲洗，最后再用不含油雾的压缩空气轻轻吹干牙面；③涂黏结剂，用气枪轻吹，使之均匀，以可见光照射20 s；④光固化复合树脂修复，抛光。

（3）牙漂白：可采用过氧化氢进行漂白。

（4）烤瓷冠修复：将患牙牙体预备后制作烤瓷冠修复体，恢复患牙美观。

（四）四环素着色牙

1. 概述

四环素着色牙是在牙齿发育期间服用了四环素类药物而引起的牙齿内源性着色现象。

（1）病因：牙齿发育期服用了四环素类药物。

（2）临床表现：四环素着色牙的主要表现是牙齿变色，还可能出现釉质发育不全和牙齿的实质性缺损。其变色程度分为三度：①轻度：呈均匀乳黄色或淡黄色；②中度：牙呈浅灰色或黄褐色；③重度：牙呈深浅不等的黄褐色、棕褐色、灰色、黑色。

（3）诊断要点：①服用过四环素类药物：母亲妊娠、哺乳期间或出生后8岁以前服用过四环素类药物；②色泽异常：全口牙呈均匀一致的黄色或灰色改变，阳光照射下呈荧光。另外，还可能合并釉质发育不全和牙齿的实质性缺损。

2. 预防和治疗

为防止四环素牙的发生，妊娠和哺乳的妇女以及8岁以下的小儿不宜使用四环素类药物。轻度着色牙可不做处理。重度着色牙可采用光固化复合树脂修复、烤瓷冠修复或漂白等方法进行治疗。

（五）先天性梅毒牙

1. 概述

先天性梅毒牙是在胚胎发育后期和生后第1年内牙胚受梅毒螺旋体侵害而造成牙釉质和牙本质发育不全。

1）病因

母体的梅毒螺旋体致胎儿发生梅毒性炎症，影响了发育期的牙胚，引起牙齿发育障碍。

2）临床表现

有10%~30%的先天性梅毒患儿有牙齿表现，包括半圆形切牙或桶状牙，桑葚状磨牙或蕾状磨牙等。其主要发生在上中切牙和第一恒磨牙，有时也可见于上尖牙和下切牙。

（1）半圆形切牙或桶状牙：①半月形切牙的切缘窄小，切缘中央有半月形凹陷，似新月状；②桶状牙的切缘比牙颈部窄小，切角圆钝，牙冠形态如木桶状。

（2）桑葚状磨牙：牙冠表面粗糙，牙尖皱缩，胎面呈多数颗粒状结节和坑窝凹陷，形似桑葚。

（3）蕾状磨牙：牙冠短小，表面光滑，牙尖向中央聚拢，胎面缩窄，无颗粒状结节和坑窝凹陷，形似花蕾。

3）诊断要点

①病史：双亲中有梅毒史；②血清试验：患者本人梅毒血清试验阳性；③牙齿表现：恒中切牙、第一恒磨牙形态结构异常；④其他病损：有的有听力和视力障碍。

2. 治疗

（1）抗梅毒治疗：最根本的治疗和预防是妊娠早期用抗生素行抗梅毒治疗。

（2）病损牙齿处理：形态结构异常的梅毒牙可用复合树脂、树脂冠修复，第一磨牙可做高嵌体或金属冠修复。

（六）牙根发育不良

1. 概述

牙根发育不良又称短根异常，是指牙齿根部生理性发育障碍的疾病，是一类先天性发育异常疾病。其牙根短小、牙根缺失，严重者造成牙齿过早脱落。

1）病因

牙根发育不良的病因尚不明确，可能与以下因素有关。

（1）遗传性因素：临床所见的牙根发育不良病例中，多数无家族遗传史，为散发病例，可能是一种隐性遗传病。美国孟德尔人类遗传病数据库收录了多种与牙根发育不良相关的遗传病，如低磷酸酯酶症。

（2）全身性疾病：在某些全身性疾病中有的可出现牙根发育不良或短根异常现象。

（3）医源性因素：如放疗和化疗。

2）临床表现

（1）牙齿表现：①牙根发育不良的牙齿变化主要表现在牙根部，牙冠部基本正常；②乳、恒牙均可累及，但在乳牙的牙根病损更为严重；③有的牙齿松动，松动度不一，有的牙齿已脱落缺失，无牙龈炎和牙周袋，松动明显的患牙有的龈缘出现轻度肿胀充血现象。

（2）X线检查：全口牙位曲面体层X线片显示：上下颌骨发育不如同龄儿童，牙槽骨骨质稀疏；多数乳、恒牙牙冠矿化均匀，层次分明，但有的髓腔大、牙根短小、管壁薄，或牙根缺如；有的牙冠组织结构不清，髓室模糊、牙根短小，甚至无牙根。

（3）血清碱性磷酸酯酶活性检查：低碱性磷酸酯酶症的患儿碱性磷酸酶活性连续3次检测的平均值低于正常参考值（30～110 U/L）。

3）诊断与鉴别诊断

（1）诊断依据：①萌出不久或处于牙根稳定期的乳牙渐渐松动与脱落；②松动的乳牙无明显的牙龈炎和牙周袋；③过早脱落的牙齿牙根短小或无牙根；④低碱性磷酸酯酶症者，血清碱性磷酸酶持续降低；⑤其他先天性发育异常疾病或综合征者可伴其他组织、器官的发育缺陷征象。

（2）鉴别诊断：①年龄：出现松动或脱落的乳牙是处于乳牙根生理吸收尚未开始的年龄；②X线检查：X线片显示患牙的继承恒牙牙胚、牙冠尚未发育完成或仅有牙尖的影像，此时的乳牙根是不出现生理吸收的。

2. 治疗

（1）牙齿脱落后：可做活动义齿修复体，修复体需随患儿的年龄增长和牙颌系统的发育而不断更换。

（2）针对低碱性磷酸酯酶症的治疗：每周静脉注射适量同型正常人血浆，3个疗程后可达到一定效果，但临床尚未常规实施。

四、牙齿萌出异常

牙齿的萌出异常一般多见于恒牙，临床上常见的萌出异常有牙齿萌出过早、牙齿萌出过迟、牙齿异位萌出和乳牙滞留等。

（一）牙齿萌出过早

牙齿萌出过早又称牙齿早萌，是指牙齿萌出的时间超前于正常萌出的时间，而且萌出牙齿的牙根发育尚不足根长的 1/3。

1. 乳牙早萌

1）概述

乳牙早萌较少见，有以下两种早萌现象，一种称为诞生牙，另一种称为新生牙。诞生牙是指婴儿出生时口腔内已有的牙齿；新生牙是指出生后不久萌出的牙齿，一般是生后 30 d 内。

（1）病因：乳牙早萌的原因不明，可能有两种原因：①由于牙胚距口腔黏膜很近，而过早萌出；②与种族特性有关，如美国黑人比白人的婴儿乳牙早萌的发生率高。

（2）临床表现：①多见于下颌中切牙，偶见于上颌切牙和第一乳磨牙；②诞生牙多数是正常牙，少数是多生牙；③早萌的乳牙牙冠形态基本正常，但釉质、牙本质薄并钙化不良，牙根尚未发育或牙根发育很少，且只与黏骨膜联结而无牙槽骨支持，松动或极度松动；④早萌牙常影响吸吮；⑤舌系带摩擦下切牙可形成创伤性溃疡；⑥极松的早萌牙自行脱落容易误吸入气管。

（3）与上皮珠鉴别：①上皮珠是新生儿牙槽黏膜上出现的角质珠白色或灰白色的突起，米粒大小；②上皮珠并非早萌牙，不是真正的牙齿，是牙板上皮剩余所形成的角化物；③上皮珠常常多发，可出现一个、数个至数十个；④出生几周后自行脱落，不需处理。

2）治疗

①极度松动的早萌牙：应及时拔除；②松动不明显的早萌牙：应尽量保留；③形成创伤性溃疡：可暂停哺乳改用匙喂，溃疡处涂药。

2. 恒牙早萌

1）概述

（1）病因：主要与先行的乳磨牙根尖周病变或过早脱落有关。

（2）临床表现：①前磨牙多见，下颌多于上颌；②早萌牙松动多伴有釉质发育不全；③牙根形成不足根长的 1/3，根呈开阔状。

2）治疗

①控制炎症：控制乳磨牙根尖周炎症是防止恒牙早萌的重要治疗环节，控制早萌牙周围的严重感染，促使早萌牙继续发育；②必要时做阻萌器：如早萌牙松动不明显，则可不阻萌；③预防龋病：对早萌牙局部涂氟，预防龋病的发生。

（二）牙齿萌出过迟

牙齿萌出过迟又称牙齿迟萌，是牙齿萌出期显著晚于正常萌出期。全部乳、恒牙或个别牙均可发生。

1. 乳牙萌出过迟

（1）概述：婴儿出生后超过 1 周岁后仍未见第一颗乳牙萌出，超过 3 周岁乳牙尚未全部萌出为乳牙迟萌。个别乳牙萌出过迟较少见。全口或多数乳牙萌出过迟或萌出困难多与下列因素有关：①无牙畸形；②某些全身因素，如佝偻病、甲状腺功能低下、营养缺乏、良性脆骨症等。

（2）治疗：查明原因，而后针对全身性疾病进行治疗，以促进乳牙萌出。

2. 恒牙萌出过迟

1）概述

（1）局部因素：①乳牙病变、早失、滞留，最常见上颌中切牙萌出迟缓；②多生牙、牙瘤和囊肿的阻碍；③恒牙发育异常牙根弯曲；④乳磨牙、乳尖牙早失等各种原因造成间隙缩窄造成恒牙萌出困难而迟萌。

（2）全身因素：如颅骨锁骨发育不全、先天性甲状腺分泌减少症等。

2）治疗

首先拍牙片确定有无恒牙及恒牙的情况。

（1）开窗助萌术：乳切牙早失，牙龈肥厚阻碍恒切牙萌出过迟者，可在局部麻醉下，施行开窗助萌术。

（2）开展间隙：乳尖牙或乳磨牙早失，间隙缩窄造成恒牙萌出困难而迟萌应开展间隙。

（3）开窗牵引：如恒牙萌出道异常应去除萌出阻力，开窗牵引。

（4）保持间隙观察恒牙牙胚发育异常应保持间隙观察。

（5）摘除牙瘤由于牙瘤、额外牙或囊肿等阻碍牙齿萌出者，须拔除多生牙，摘除牙瘤。

（6）针对全身性疾病进行治疗与全身性疾病有关者，应查明原因，针对全身性疾病进行治疗。

（三）牙齿异位萌出

牙齿异位萌出是指恒牙在萌出过程中未在牙列的正常位置萌出。牙齿异位萌出多发生在上颌尖牙和上颌第一恒磨牙，其次是下颌侧切牙和第一恒磨牙。

1. 第一恒磨牙异位萌出

1）概述

第一恒磨牙异位萌出是指第一恒磨牙萌出时近中阻生，同时伴随第二乳磨牙牙根吸收和间隙丧失。

（1）病因：①第一恒磨牙和第二乳磨牙牙体均较大，儿童颌骨较小，特别是上颌结节发育不足；②恒牙萌出角度异常，特别是近中萌出角度增加。

（2）临床表现：一般在8岁以后，第一恒磨牙仍未萌出受阻部位，即可判断为不可逆性异位萌出。第一恒磨牙异位萌出的发生率为2%～6%，其中2/3发生在上颌，可发生在单侧或双侧。有60%以上的异位萌出的第一恒磨牙，可自行调整其位置而正常萌出，故称为可逆性异位萌出。仍有1/3不能萌出，称为不可逆性异位萌出。临床上可见，第一恒磨牙的近中边缘嵴阻生于第一乳磨牙的远中颈部之下，而其远中边缘嵴萌出，并使牙冠倾斜。X线片显示：第二乳磨牙远中根面有小的吸收区或有非典型性弧形根吸收，第一恒磨牙近中边缘嵴嵌入吸收区，第二乳磨牙间隙开始缩小。

2）治疗

（1）早期：早期发现可以不处理，追踪观察。

（2）治疗措施：如果8岁后仍不能萌出到正常位置，应采用如下治疗措施。①钢丝分离法：用0.5～0.7 mm的钢丝，在上颌的第一恒磨牙和第二乳磨牙间进行结扎分离；②截冠修复法：当下颌第二乳磨牙的远中根被完全吸收，而近中根完好时，在近中根做根管充填后，截除远中部分牙冠，并用金属冠修复剩余牙冠。当第二乳磨牙牙根吸收严重时，拔除第二乳磨牙，并做导萌器，引导恒牙萌出到正常位置。

2. 低位乳牙

1）概述

低位乳牙又称乳牙下沉或乳牙粘连，常常指乳牙根一度发生吸收，而后吸收间歇中沉积的牙骨质又和牙槽骨粘连，形成骨性愈合，使该乳牙高度不能达到咬合平面所致。

（1）病因：①牙根吸收中的修复活动过于活跃：在乳牙牙根吸收过程中又可沉积新的牙骨质和牙槽骨，如果这种修复过程过于活跃，产生过多的牙槽骨就有可能使牙根和骨质愈合，结果使乳牙粘连下沉而长期不脱；②其他：还有外伤、邻牙邻接面形态异常、邻牙丧失、缺失等。

（2）临床表现：①低位乳牙好发于下颌第二乳磨牙；②患牙无自觉症状，正常的生理动度消失，叩诊呈高调音；③患牙平面低于邻牙平面1～4 mm，严重时在邻牙牙颈部以下；④X线片显示，患牙牙周膜间隙消失，牙根面和牙槽骨融为一体。

2）治疗

①定期观察，如导致继承恒牙萌出受阻或异位萌出，应及时拔除该低位乳牙；②恢复摘面高度；③拔除患牙，保持间隙。

(四)乳牙滞留

1. 概述

乳牙滞留是指继承恒牙已萌出,未能按时脱落的乳牙,或恒牙未萌出,保留在恒牙列中的乳牙。

(1)病因:①先天缺失恒牙、埋伏阻生;②乳牙根尖病变破坏牙槽骨使恒牙早萌,而乳牙也可滞留不脱落;③继承恒牙萌出方向异常;④继承恒牙萌出无力;⑤全身因素及遗传因素,如佝偻病、侏儒症、外胚叶发育异常等;⑥多数或全部乳牙滞留,原因不清。

(2)临床表现:①乳牙滞留:常见于1个乳牙,其次是2个乳牙,2个乳牙滞留往往是对称性的,多发性乳牙滞留较少见;②混合牙列时期:最常见的是下颌乳中切牙滞留,后继恒中切牙于舌侧萌出,乳牙滞留于唇侧,呈双排牙现象。其次是第一乳磨牙的残根和残冠滞留于萌出的第一前磨牙颊侧或舌侧。第二乳磨牙滞留多是后继恒牙牙胚的先天缺失或埋伏阻生。

(3)诊断要点:已到达替换时期尚未替换的乳牙,而且该乳牙根部或唇、颊、舌侧又有继承恒牙萌出。也有因无后继恒牙而致先行乳牙很久滞留于牙列中,乃至呈现在恒牙列中。

2. 治疗

当恒牙异位萌出,滞留的乳牙应尽早拔除。虽已过替换期,但X线片显示无继承恒牙牙胚,则不于处理。

第二节 急性牙体组织损伤

牙齿外伤是指牙齿受到各种机械力作用所发生的急剧损伤,常见于上前牙。牙齿受急剧外伤后,可以引起牙体硬组织、牙周组织、牙髓组织的损伤,临床常见几种损伤同时发生。牙齿外伤多为急诊,处理时应首先注意患者的全身情况,查明有无颅脑损伤和其他部位的骨折等重大问题。牙齿外伤也常伴有牙龈撕裂和牙槽突的折断,均应及时诊断处理。常见的牙齿外伤有牙震荡、牙折、牙脱位和牙脱臼,其中牙折包括牙不全冠折、冠折、根折和冠根折。突然加到牙齿上的各种机械外力,其性质、大小、作用方向不同,造成了各种不同类型的损伤。直接外力,如工具打在牙上、摔倒时前牙碰地,多造成前牙外伤间接外力,如外力撞击颏部时,下牙猛烈撞击上牙,通常造成前磨牙和磨牙的外伤;高速度的外力易致牙冠折断,低速度强度大的外力易致牙周组织损伤。下面分别叙述各类牙齿外伤的病理、临床表现和治疗原则。

一、不全冠折

牙面釉质不全折断,牙体组织无缺损。临床常见,但易被忽略,又称为裂纹。

(一)病理

从牙釉质表面开始与釉柱方向平行的折断线可止于釉质内,也可到达釉牙本质界(图5-1)。裂纹常可在釉板的基础上加重。

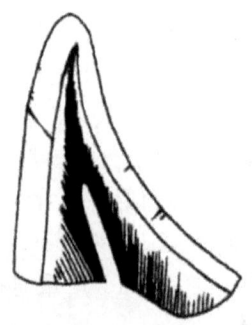

图5-1 不全冠折纵剖面磨片

(二)临床表现

在牙齿的唇(颊)面有与牙长轴平行、垂直或呈放射状的细微裂纹,可无任何症状或有对冷刺激一过性敏感的症状。

（三）治疗原则

（1）无症状者可不处理。

（2）年轻恒牙有症状者可作带环冠，用氧化锌丁香油糊剂黏着6～8周，以待修复性牙本质形成。

（3）少量调𬌗。

二、冠折

（一）临床表现

冠折有两种情况（图5-2）：

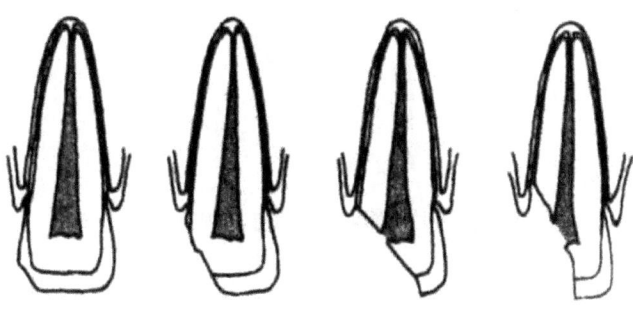

图5-2　冠折的各种表现

1. 冠折未露髓

仅限于冠部釉质或釉质和牙本质折断，多见于上中切牙近中切角或切缘水平折断，偶见折断面涉及大部分唇面或舌面。牙本质折断者可出现牙本质过敏症，有时可见近髓处透红、敏感。

2. 冠折露髓

折断面上有微小或明显露髓孔，探诊和冷热刺激时敏感。如未及时处理，露髓处可出现增生的牙髓组织或发生牙髓炎。

（二）病理

牙本质暴露后，成牙本质细胞突发生变性或坏死，形成透明牙本质、修复性牙本质或死区。牙髓如果暴露，其创面很快便有一层纤维蛋白膜覆盖，下方有多形核白细胞浸润；牙髓内组织细胞增多，以后这些炎症浸润向深部蔓延。

（三）治疗原则

1. 少量釉质折断

无症状者调磨锐利边缘，追踪观察牙髓情况。

2. 少量釉质、牙本质折断者

断面用对牙髓刺激小的水门汀覆盖，6～8周后若无症状，用复合树脂修复。

3. 牙本质折断

近髓者年轻恒牙应间接盖髓，6～8周后或待根尖形成后用复合树脂或嵌体修复。成人牙可酌情作间接盖髓或根管治疗。

4. 冠折露髓者

成年人可作根管治疗后修复牙冠；年轻恒牙应作直接盖髓或活髓切断术，待根尖形成后再作根管治疗或直接作牙冠修复。

三、根折

（一）病理

根折后，折断线处牙髓组织和牙周膜出血，然后发生凝血，牙髓和牙周膜充血。近牙髓端成牙本质细胞和牙髓细胞增殖，部分进入折断线；近牙周膜端，牙周结缔组织增生，并进入折断线。

（二）临床表现

1. 多发生在成年人

根折的部位不同，表现的松动度和叩痛不一（图 5-3）。根折发生在根尖 1/3 处，无或轻度叩痛，有轻度松动或不松动；若中 1/3 或近龈 1/3 根折，则叩痛明显，叩诊浊音，2～3 度松动；患牙对殆前伸时，用手指放在唇侧龈可扪及异常的松动度。有时可见患牙轻微变长。

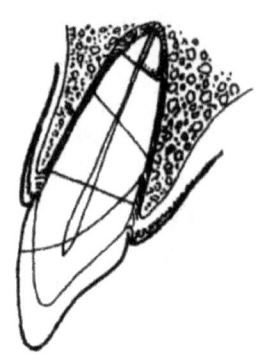

图 5-3 根折的不同部位和冠根折

2. 牙髓活力测定结果不一

牙齿外伤后，当时牙髓活力测验无反应，不一定说明牙髓坏死，不必立即作牙髓治疗，应定期观察。

3. X 线片表现

牙根不同部位有 X 线透射的折断线。如果颊舌面折断部位不在同一水平面上（斜行根折）或根部不止一处折断时，X 线片上可显示不止一条折断线。

（三）诊断

诊断主要依靠 X 线片表现。根折后近期 X 线检查折断线显示不清时，应换不同角度投照，或待 2 周后再拍 X 线片，可清楚显示折断线。

（四）治疗原则

（1）测定并记录牙髓活力情况。活力尚存的患牙应定期复查，若日后发生牙髓坏死，再作根管治疗。

（2）根尖 1/3 处根折的患牙，如牙髓状况良好，可调殆后观察。

（3）其余部位的根折，如未与龈沟相通者需复位、固定，一般固定 3 个月。

（4）折断线与口腔相通者，一般应拔除。如残留断根有一定长度，可摘除断端冠，作根管治疗，然后作龈切除术；必要时作翻瓣术，并修整牙槽嵴的位置，以延长临床牙冠，或用正畸方法牵引牙根，再以桩冠修复。

（五）根折的愈合

动物实验观察到的根折后修复过程与骨折愈合过程类似，但断根处血液供应差，修复过程缓慢，易受口腔内多种因素的影响，如牙齿动度、感染、断端分离的程度和固定条件等。根折的愈合有以下四种情况（图 5-4）。

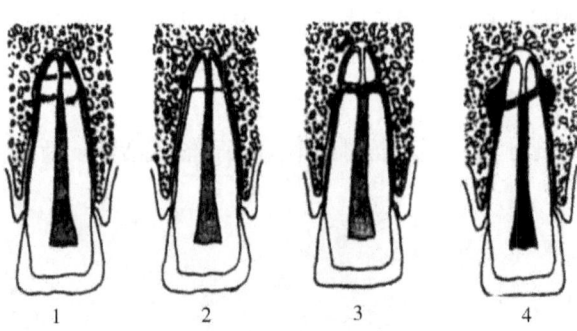

图 5-4 骨折的愈合类型

1. 硬组织愈合 2. 结缔组织愈合 3. 骨和结缔组织愈合 4. 折断线感染不能愈合

1. 硬组织愈合

患牙无不适，临床检查无叩痛、不松动、牙龈正常、功能良好。牙髓活力正常或略迟钝，根管治疗后 X 线片上原折断线消失，是牙齿根折的理想愈合。修复的硬组织近髓端有牙本质、骨样牙本质，外周端为牙骨质。

2. 结缔组织愈合

临床表现同上，但 X 线片上原折断线仍清晰可见。临床该类愈合并不少见，常在复位、固定不当时出现。

3. 骨和结缔组织愈合

临床表现同上，X 线片见断片分离、有骨组织长入、断裂处围绕两断端的是正常的牙周组织。根折发生于牙槽突生长发育完成之前，即成年之前的病例可出现该类型愈合。

4. 折断线感染不能愈合

牙齿松动、有叩痛、牙髓坏死、牙龈有瘘管，可并发急、慢性根尖周炎。X 线片见折断线增宽，周围牙槽骨出现 X 线透射区。发生该种情况，则应该做折断根尖摘除手术或拔除。

四、冠根折

（一）临床表现

折断线累及牙冠和根部，均与口腔相通，牙髓往往暴露。患牙断片动度大，触痛明显。

（二）治疗原则

多数患牙需拔除。少数情况下，折断线距龈缘近或剩余牙根较长则可摘除断冠后，作根管治疗，再行牙冠延长术、正畸牵引或外科拔出方法，暴露残冠后，桩冠修复。

五、牙震荡

牙震荡是牙周膜的轻度损伤，又称为牙挫伤或外伤性根周膜炎。

（一）病理

根尖周围的牙周膜充血、渗出，甚至轻微出血，常伴有牙髓充血和水肿。

（二）临床表现

牙齿轻微酸痛感，垂直向或水平向叩痛（+）~（++），不松动，无移位，可有对冷刺激一过性敏感症状。X 线片表现正常或根尖牙周膜增宽。

（三）治疗原则

少量调殆，测定并记录牙髓活力情况。定期观察直至恢复正常。

六、牙脱位

（一）病理

牙脱位时，部分牙周膜撕裂，血管神经断裂，使牙齿的相应部分与牙槽骨脱离，并常有部分牙槽骨骨折。

（二）临床表现

临床有四种脱位情况：突出性脱位、侧向脱位、嵌入性脱位、完全性脱位（图 5-5）。

1. 嵌入性脱位

患牙牙冠明显短于正常邻牙，牙根嵌入牙槽窝中，有牙槽骨壁的折断。X 线片见患牙根尖的牙周膜间隙消失。常见于乳牙或年轻患者的恒牙。

2. 突出性脱位

患牙松动 3 度，较邻牙长出，有时 2~3 个牙齿同时发生。X 线片见根尖部牙周膜间隙明显增宽。

3. 侧向脱位

患牙向唇、舌或远中方向移位，常伴有牙槽窝侧壁的折断和牙龈裂伤。X 线片有时可见一侧根尖周膜间隙增宽。

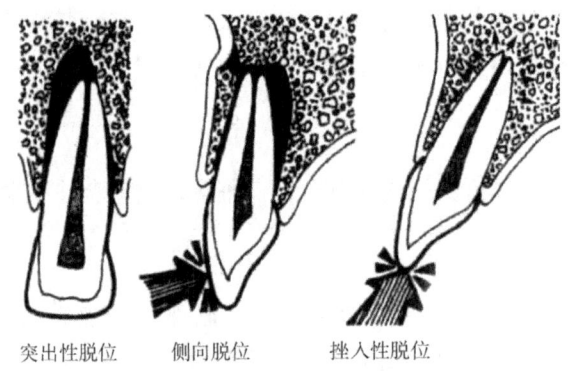

突出性脱位　侧向脱位　挫入性脱位

图 5-5　牙脱位

（三）治疗原则

（1）测定并记录牙髓活力情况，定期观察，发生牙髓坏死后，行根管治疗。

（2）嵌入性脱位，年轻恒牙不必强行拉出，日后可自行萌出；成年人应用正畸方法牵引出患牙，或在局麻下复位、固定。

（3）其他脱位牙齿应局麻下复位、固定。治疗愈早，预后愈好。

（4）完全性脱位：①病理：牙脱臼时，牙周膜完全断裂，牙齿与牙槽骨完全分离；②临床表现：患牙从牙槽窝中脱出，常见患者手拿牙齿就诊，有些患者则将患牙遗弃；③治疗原则：尽快作再植术，在脱臼后 30 min 内再植，成功率可达 90% 以上；最好在脱臼后 2 h 内再植，尚可有效地防止日后牙根吸收的发生；牙齿在口外停留 1 d 以内再植，也有成功的可能。再植术后 3～4 周，作根管治疗，根管内封氢氧化钙制剂 3～6 个月，在此期间可更换氢氧化钙制剂 1～3 次。然后行根管充填。向患者宣教，脱臼的牙齿应立即冲洗后放入原位，或保存在生理盐水、口腔内舌下或牛奶内，并尽快就医。

七、牙齿外伤的并发症

（一）牙髓充血

牙齿外伤无论伤势轻重均引起程度不等的牙髓充血，其恢复情况与患者的年龄关系密切，应定期观察其恢复情况。

（二）牙髓出血

牙冠呈现粉红色，可于外伤后当时出现，也可经一定时间后才出现。年轻恒牙微量出血有可能恢复正常，成年人牙不易恢复，日久变成深浅不等的黄色。患牙如无其他症状，不一定作根管治疗。

（三）牙髓暂时失去感觉

牙齿外伤后，牙髓可能失去感觉，对活力测验无反应。经过一段时间（1～13 个月）以后，牙髓活力可能缓慢地恢复正常。这种情况多发生于年轻恒牙。因此牙齿外伤后当时，牙髓活力测验无反应不一定说明牙髓坏死，不必立即作牙髓治疗，应定期观察，诊断明确后再处理。

（四）牙髓坏死

脱位、根折、牙齿震荡和处理不当的冠折患牙均可发生牙髓坏死，其中嵌入性脱位的牙髓坏死发生率高达 96%。牙根发育完全的外伤牙牙髓坏死发生率明显增高。发生牙髓坏死后，应立即作根管治疗。

（五）牙髓钙变

多见于年轻恒牙的脱位损伤之后，患牙牙冠颜色可略变暗，牙髓活力迟钝或无反应。X 线片表现牙髓腔和根管影像消失。如无症状可不处理。

（六）牙根吸收

脱位和根折的外伤牙后期可出现牙根外吸收和牙内吸收。根管治疗时，在根管内封入氢氧化钙可以预防和停止牙根吸收的发生和进行。牙根外吸收患牙偶伴有骨性愈合。

第三节 牙体慢性损伤

一、磨损

单纯的机械摩擦作用造成牙体硬组织缓慢、渐进性地丧失称为磨损。在正常咀嚼过程中随年龄的增长，牙齿𬌗面和邻面由于咬合而发生的均衡的磨耗称为生理性磨损，牙齿组织磨耗的程度与年龄是相称的。临床上，常由正常咀嚼以外的某种因素引起个别牙或一组牙，甚至全口牙齿的磨损不均或过度磨损，称为病理性磨损。

（一）病因

1. 牙齿硬组织结构不完善

发育和矿化不良的釉质与牙本质易出现磨损。

2. 𬌗关系不良，𬌗力负担过重

无颌关系的牙齿不发生磨损，甚至没有磨耗；深覆𬌗、对刃𬌗或有𬌗干扰的牙齿磨损重。缺失牙齿过多或牙齿排列紊乱可造成个别牙或一组牙负担过重而发生磨损。

3. 硬食习惯

多吃粗糙、坚硬食物的人，如古代人、一些少数民族，全口牙齿磨损较重。

4. 不良习惯

工作时咬紧牙或以牙咬物等习惯可造成局部或全口牙齿的严重磨损或牙齿特定部位的过度磨损。

5. 全身性疾病

如胃肠功能紊乱、神经官能症或内分泌紊乱等，导致的咀嚼肌功能失调而造成牙齿磨损过度；唾液内黏蛋白含量减少，降低了其对牙面的润滑作用而使牙齿磨损增加。

（二）病理

因磨损而暴露的牙本质小管内成牙本质细胞突逐渐变性，形成死区或透明层，相应部位近髓端有修复性牙本质形成，牙髓发生营养不良性变化。修复性牙本质形成的量，依牙本质暴露的面积、时间和牙髓的反应而定。

（三）临床表现及并发症

1. 磨损指数

测定牙齿磨损指数已提出多种，其中较完善和适合临床应用的是 Smith BGN 和 Knight JK（1984）提出的，包括牙齿的𬌗、颊（唇）、舌面、切缘及牙颈部的磨损程度在内的牙齿磨损指数（5度）：0釉面特点未丧失，牙颈部外形无改变；1釉面特点丧失，牙颈部外形丧失极少量；2釉质丧失，牙本质暴露少于表面积的1/3，切缘釉质丧失，刚暴露牙本质，牙颈部缺损深度在1 mm以内；3釉质丧失，牙本质暴露多于牙面的1/3，切缘釉质和牙本质丧失，但尚未暴露牙髓和继发牙本质，牙颈部缺损深达1～2 mm；4釉质完全丧失，牙髓暴露或继发牙本质暴露，切缘的牙髓或继发牙本质暴露，牙颈部缺损深度 > 2 mm。

2. 临床表现和并发症

随着磨损程度的增加，可出现不同的症状。

（1）釉质部分磨损：露出黄色牙本质或出现小凹面。一些磨损快、牙本质暴露迅速的病例可出现牙本质过敏症。

（2）当釉质全部磨损后：𬌗面除了周围环以半透明的釉质外，均为黄色光亮的牙本质（图5-6）。牙髓可因长期受刺激而发生渐进性坏死或髓腔闭锁；亦可因磨损不均而形成锐利的釉质边缘和高陡牙尖，如上颌磨牙颊尖和下颌磨牙舌尖，使牙齿在咀嚼时受到过大的侧方𬌗力产生𬌗创伤；或因充填式牙尖造成食物嵌塞，发生龈乳头炎，甚至牙周炎；过锐的牙尖和边缘还可能刺激颊、舌黏膜，形成黏膜白斑或褥疮性溃疡。

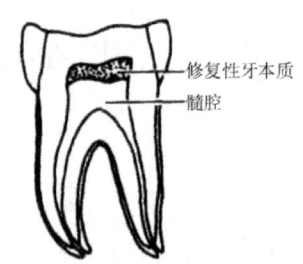

图 5-6 牙合面釉质磨损

（3）牙本质继续迅速磨损，可使髓腔暴露，引起牙髓病和根尖周病。

（4）全口牙齿磨损严重，牙冠明显变短，颌间距离过短可导致颞下颌关节病变和关节后压迫症状。

（四）防治原则

（1）去除病因：如改正不良习惯、调牙合、修复缺失牙及治疗引起磨损的全身疾病等。

（2）对症治疗：磨损引起的牙本质过敏症可行脱敏治疗。

（3）个别牙齿重度磨损与对摘牙之间有空隙的，深的小凹面用充填法治疗；牙齿组织缺损严重者，可在牙髓治疗后用高嵌体或全冠修复。

（4）多个牙齿重度磨损可用牙合垫适当抬高颌间距离。

二、磨牙症

睡眠时有习惯性磨牙或清醒时有无意识的磨牙习惯称为磨牙症。

（一）病因

磨牙症的病因虽然至今尚未明确，但与下列因素有关。

1. 精神因素

口腔具有表示紧张情绪的功能。患者的惧怕、愤怒、敌对、抵触等情绪，若因某种原因难以表现出来，这些精神因素，特别是焦虑、压抑、情绪不稳等可能是磨牙症病因的重要因素之一。

2. 牙合因素

神经紧张的个体中，任何牙合干扰均可能是磨牙症的触发因素。磨牙症患者的牙合因素多为正中牙合早接触，即牙尖交错位牙合干扰，以及侧方牙合时非工作侧的早接触。临床上用调牙合的方法也能成功地治愈部分磨牙症。牙合因素是口腔健康的重要因素，但是否为引起磨牙症的媒介尚有争议。

3. 中枢神经机制

目前有趋势认为磨牙与梦游、遗尿、噩梦一样，是睡眠中大脑部分唤醒的症状，是一种与白天情绪有关的中枢源性的睡眠紊乱，由内部或外部的、心理或生理的睡眠干扰刺激所触发。

4. 全身其他因素

与寄生虫有关的胃肠功能紊乱、儿童营养缺乏、血糖血钙浓度、内分泌紊乱、变态反应等都可能成为磨牙症的发病因素。有些病例表现有遗传因素。

5. 职业因素

汽车驾驶员、运动员，要求精确性较高的工作，如钟表工，均有发生磨牙症的倾向。

（二）临床表现

患者在睡眠时或清醒时下意识地做典型的磨牙动作，可伴有嘎嘎响声。磨牙症可引起牙齿牙合面和邻面的严重磨损，可出现牙磨损并发的各种病症。顽固性磨牙症会导致牙周组织破坏、牙齿松动或移位、牙龈退缩、牙槽骨丧失。磨牙症还能引起颞下颌关节功能紊乱症、颌骨或咀嚼肌的疲劳或疼痛、面痛、头痛并向耳部、颈部放散。疼痛为压迫性和钝性，早晨起床时尤为显著。

（三）治疗原则

1. 除去致病因素

心理治疗，调牙合，治疗与磨牙症发病有关的全身疾病等。

2. 对症治疗

治疗因磨损引起的并发症。

3. 对顽固性病例

应制作殆垫，定期复查。

三、楔状缺损

牙齿的唇、颊或舌面牙颈部的硬组织在某些因素长期作用下逐渐丧失，形成楔状缺损。

（一）病因

楔状缺损的发生和发展与下列因素有关。

1. 不恰当的刷牙方法

唇（颊）侧牙面的横刷法是导致楔状缺损的主要因素之一。其根据为：①此病不见于动物；②少发生在牙的舌面；③不刷牙者很少发生楔状缺损；④离体实验横刷牙颈部可以制造典型的楔状缺损，且为旋转法刷牙所造成牙体组织磨损量的 2 倍以上。

2. 牙颈部结构

牙颈部釉牙骨质交界处是整个牙齿中釉质和牙骨质覆盖量最少或无覆盖的部位，为牙体结构的薄弱环节，加之牙龈在该处易发生炎症和萎缩，故该部位耐磨损力最低。

3. 酸的作用

龈沟内的酸性环境可使牙颈部硬组织脱矿，受摩擦后易缺损。唾液腺的酸性分泌物、喜吃酸食、唾液 pH 值的变化、胃病返酸等均与缺损的发生有关。

4. 应力疲劳

牙齿萌出至建立咬合关系后，即开始承受咀嚼压力。根据断裂力学理论，牙齿硬组织中长期应力集中的部位可以产生应力疲劳微裂，导致硬组织的损伤甚至断裂。已有生物力学研究证实，当给牙齿与牙长轴呈 45°角方向的载荷时，颊侧颈部应力集中系数最大；模拟殆力疲劳的人牙离体实验已证明在实验牙颊舌向纵剖面的颊半侧颈部牙本质中，用扫描电镜见到多条方向一致的细微裂纹，而其他处无类似发现；该实验还表明横刷牙、酸蚀和殆力疲劳三因素作用的积累与协同导致了实验性楔状缺损的发生，其中殆力因素对楔形缺损的形成和加深起了重要的作用。临床研究结果证实，楔状缺损的患病与咬合力的增加和积累关系密切，与患牙承受水平殆力和创伤殆力关系密切。

（二）临床表现

（1）多见于中年以上患者的前磨牙区，其次是第一磨牙和尖牙。有时范围涉及第二恒磨牙以前的全部牙齿，常见邻近数个牙齿，且缺损程度可不相同。偶见年轻患者单个牙齿的楔状缺损，均伴有该患牙的颌干扰。中老年人中，该病的发病率可达 60%~90%。

（2）缺损多发生在颊、唇侧，少见于舌侧。调查资料表明，老年人中舌侧缺损的患病率达 15.2%，好发牙位是第一、二磨牙。

（3）楔状缺损由浅凹形逐渐加深，表面光滑、边缘整齐，为牙齿本色。

（4）楔状缺损达牙本质后，可出现牙本质过敏症，深及牙髓时可引起牙髓和根尖周病。缺损过多可导致牙冠折断。

（三）防治原则

1. 消除病因

检查殆干扰并行调整，改正刷牙方法。

2. 纠正环境

纠正口腔内的酸性环境，改变饮食习惯，治疗胃病，用弱碱性含漱液漱口，如 2% 小苏打溶液。

3. 修复缺损

患牙出现缺损必须进行修复，黏结修复效果好。

4. 对症治疗

出现其他病症应进行相应的治疗。

四、酸蚀症

酸蚀症是牙齿受酸侵蚀，硬组织发生进行性丧失的一种疾病。20世纪，酸蚀症主要指长期与酸雾或酸酐接触的工作人员的一种职业病。随着社会进步和劳动条件的改善，这种职业病明显减少。近十几年来，饮食习惯导致的酸蚀症上升，由饮食酸引起的青少年患病率增高已引起了人们的重视。反酸的胃病患者，牙齿亦可发生类似损害。

（一）病因

酸蚀症的致病因素主要是酸性物质对牙组织的脱矿作用，而宿主的因素可以影响酸性物质导致酸蚀症的作用。有发病情况的调查研究发现，无论饮食结构如何，酸蚀症仅发生于易感人群。

1. 酸性物质

（1）饮食酸：酸性饮料（如果汁和碳酸饮料）的频繁食用，尤其青少年饮用软饮料日趋增加。饮食酸包括果酸、柠檬酸、碳酸、乳酸、醋酸、抗坏血酸和磷酸等弱酸。酸性饮料pH值常低于5.5，由于饮用频繁，牙面与酸性物质直接接触时间增加导致酸蚀症。

（2）职业相关酸性物质：工业性酸蚀症曾经发生在某些工厂，如化工、电池、电镀、化肥等工厂空气中的酸雾或酸酐浓度超过规定标准，致使酸与工人牙面直接接触导致职业性酸蚀症。盐酸、硫酸和硝酸是对牙齿危害最大的三类酸。其他酸，如磷酸、醋酸、柠檬酸等，酸蚀作用较弱，主要集聚在唇侧龈缘下釉牙骨质交界处或牙骨质上。接触的时间愈长，牙齿破坏愈严重。与职业相关的酸蚀症，如游泳运动员在氯气处理的游泳池中游泳，因为Cl_2遇水产生$HClO$和HCl，可发生牙酸蚀症；还如职业品酒员因频繁接触葡萄酒（pH：3～3.5）发生酸蚀症等。

（3）酸性药物：口服药物，如补铁药、口嚼维生素C、口嚼型阿司匹林及患胃酸缺乏症的患者用的替代性盐酸等的长期服用均可造成酸蚀症。某种防牙石的漱口液（含EDTA）也可能使牙釉质表面发生酸蚀。

（4）胃酸：消化期胃液含0.4%盐酸。胃病长期返酸、呕吐及慢性酒精中毒者的胃炎和反胃均可形成后牙舌面和腭面的酸蚀症，有时呈小点状凹陷。

2. 宿主因素

（1）唾液因素：口腔环境中，正常分泌的唾液和流量对牙表面的酸性物质有缓冲和冲刷作用。如果这种作用能够阻止牙表面pH值下降到5.5以下，可以阻止牙酸蚀症发生。若唾液流率和缓冲能力降低，如头颈部放疗、唾液腺功能异常或长期服用镇静药、抗组胺药等，则牙面接触酸性物质发生酸蚀症的可能性就更大。

（2）生活方式的改变：酸性饮食增多的生活习惯，尤其在儿童时期就建立的习惯，或临睡前喝酸性饮料的习惯是酸蚀症发生的主要危险因素。剧烈的体育运动导致脱水和唾液流率下降，加上饮用酸性饮料可对牙造成双重损害。

（3）刷牙因素：刷牙的机械摩擦作用加速了牙面因酸脱矿的牙硬组织缺损，是酸蚀症形成的因素之一。对口腔卫生的过分关注，如频繁刷牙，尤其是饭后立即刷牙，可能加速酸蚀症的进展。

（4）其他因素：咬硬物习惯或夜磨牙等与酸性物质同时作用，可加重酸蚀症。

（二）临床表现

（1）前牙唇面釉质的病变缺损（以酸性饮料引起的酸蚀症为例）可分为5度（图5-7）。

（2）酸蚀患牙对冷、热和酸刺激敏感。

（3）酸蚀3～4度已近髓腔或牙髓暴露，可继发牙髓炎和根尖周病。

（4）与职业有关的严重患者，牙感觉发木、发酸，并可伴有其他口腔症状，如牙龈出血、牙齿咀嚼无力、味觉减退，以及出现全身症状，如结膜充血、流泪、畏光、皮炎、呼吸道炎症、嗅觉减退、食欲不振、消化障碍。

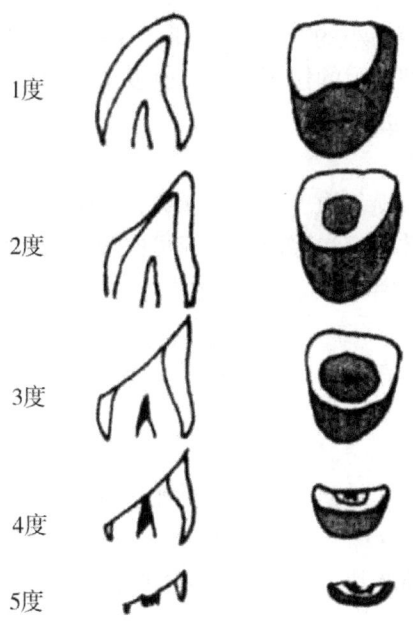

图 5-7 酸蚀症的程度

1 度：仅牙釉质受累。唇、腭面釉质表面横纹消失，牙面异样平滑、呈熔融状、吹干后色泽晦暗；切端釉质外表熔融状，咬合面牙尖圆钝、外表熔融状、无明显实质缺失。

2 度：仅牙釉质丧失。唇、腭面牙釉质丧失、牙表面凹陷、凹陷宽度明显大于深度，切端沟槽样病损，咬合面牙尖或沟窝的杯口状病损。

3 度：牙釉质和牙本质丧失，牙本质丧失面积小于牙表面积的 1/2。唇、腭面牙釉质牙本质丧失、切端沟槽样病损明显、唇面观切端透明，咬合面牙尖或沟窝的杯口状病损明显或呈弹坑状病损。

4 度：牙釉质和牙本质丧失，牙本质丧失面积大于牙表面积的 1/2。各牙面的表现同"3"度所描述，范围扩大加深，但尚未暴露继发牙本质和牙髓。

5 度：釉质大部丧失，牙本质丧失至继发牙本质暴露或牙髓暴露，牙髓受累。

（三）防治原则

1. 对因治疗

改变不良的生活习惯，改善劳动条件，治疗有关的全身疾病。

2. 个人防护

与职业有关的患者使用防酸口罩，定期用 3% 的小苏打溶液漱口，用防酸牙膏刷牙。

3. 对症治疗

对牙齿敏感症、牙髓炎和根尖周病的治疗。

4. 牙体缺损

可用复合树脂修复或桩冠修复。

五、牙隐裂

未经治疗的牙齿硬组织由于物理因素的长期作用而出现的临床不易发现的细微裂纹，称为牙微裂，习惯上称牙隐裂。牙隐裂是导致成年人牙齿劈裂，继而牙齿丧失的一种主要疾病。

（一）病因

1. 牙齿结构的薄弱环节

正常人牙齿结构中的窝沟和釉板均为牙齿发育遗留的缺陷区，不仅本身的抗裂强度最低，而且是牙齿承受正常颌力时应力集中的部位，因此是牙隐裂发生的内在条件。

2. 牙尖斜面牙齿

在正常情况下，即使受到应力值最小的 0° 轴向力时，由于牙尖斜面的存在，在窝沟底部同时受到两个方向相反的水平分力作用，即劈裂力的作用。牙尖斜度愈大，所产生的水平分力愈大。因此，承受力部位的牙尖斜面是隐裂发生的易感因素。

3. 创伤性𬌗力

随着年龄的增长，可由于牙齿磨损不均出现高陡牙尖，正常的咀嚼力则变为创伤性𬌗力。原来就存在的窝沟底部劈裂力量明显增大，致使窝沟底部的釉板可向牙本质方向加深加宽，这是微裂纹的开始。在𬌗力的继续作用下，裂纹逐渐向牙髓方向加深。创伤性𬌗力是牙隐裂发生的重要致裂因素。

4. 温度作用

釉质和牙本质的膨胀系数不同，在长期的冷热温度循环下，可使釉质出现裂纹。这点可解释与咬合力关系较小的牙面上微裂的发生。

（二）病理

隐裂起自窝沟底或其下方的釉板，随𬌗力作用逐渐加深。牙本质中微裂壁呈底朝𬌗面的三角形，其上牙本质小管呈多向性折断，有外来色素与荧光物质沉积。该陈旧断面在微裂牙完全劈裂后的裂面上，可与周围的新鲜断面明显区分。断面及其周边常可见牙本质暴露和并发瓣损。

（三）临床表现

（1）牙隐裂好发于中老年患者的磨牙𬌗面，以上颌第一磨牙最多见。

（2）最常见的主诉为较长时间的咀嚼不适或咬合痛，病史长达数月甚至数年。有时咬在某一特殊部位可引起剧烈疼痛。

（3）隐裂的位置磨牙和前磨牙𬌗面细微微裂与窝沟重叠，如磨牙和前磨牙的中央窝沟，上颌磨牙的舌沟，向一侧或两侧延伸，越过边缘嵴。微裂方向多为𬌗面的近远中走行，或沿一主要承受𬌗力的牙尖，如上颌磨牙近中舌尖附近的窝沟走行。偶见颊舌向微裂纹（图 5-8）。

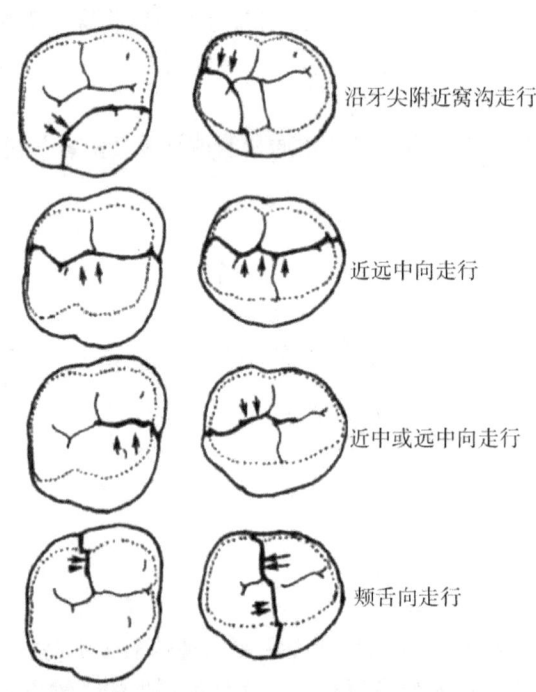

图 5-8　微裂的位置（箭头指处为与牙面窝沟重叠的微裂）

（4）检查所见患牙多有明显磨损和高陡牙尖，与对颌牙咬合紧密，叩诊不适，侧向叩诊反应明显。不松动但功能动度大。

（5）并发疾病微裂纹达牙本质并逐渐加深的过程，可延续数年，并出现牙本质过敏症、根周膜炎、牙髓炎和根尖周病。微裂达根分歧部或牙根尖部时，还可引起牙髓，牙周联合症，最终可导致牙齿完全劈裂。

（6）患者全口殆力分布不均，患牙长期殆力负担过重，即其他部位有缺失牙、未治疗的患牙或不良修复体等。

（7）X线片可见到某部位的牙周膜间隙增宽，相应的硬骨板增宽或牙槽骨出现X线透射区，也可以无任何异常表现。

（四）诊断

1. 病史和早期症状

较长期的咬合不适和咬在某一特殊部位时的剧烈疼痛。

2. 叩诊

分别各个牙尖和各个方向的叩诊可以帮助患牙定位，叩痛显著处则为微裂所在位置。

3. 温度试验

当患牙对冷敏感时，以微裂纹处最显著。

4. 裂纹的染色检查

2%~5%碘酊溶液或其他染料类药物可使已有的裂纹清晰可见。

5. 咬楔法

将韧性物，如棉签或小橡皮轮，放在可疑微裂处作咀嚼运动时，可以引起疼痛。

（五）防治原则

1. 对因治疗

调整创伤性殆力，调磨过陡的牙尖。注意全口的殆力分布，要尽早治疗和处理其他部位的问题，如修复缺失牙等。

2. 早期微裂的处理

微裂仅限于釉质或继发龋齿时，如牙髓尚未波及，应做间接盖髓后复合树脂充填，调殆并定期观察。

3. 对症治疗

出现牙髓病、根尖周病时应做相应处理。

4. 防止劈裂

在作牙髓治疗的同时，应该大量调磨牙尖斜面，永久充填体选用复合树脂为宜。如果微裂为近远中贯通型，应同时作钢丝结扎或戴环冠，防止牙髓治疗过程中牙冠劈裂。多数微裂牙单用调殆不能消除劈裂性的力量，所以在对症治疗之后，必须及时做全冠保护。

六、牙根纵裂

牙根纵裂系指未经牙髓治疗的牙齿根部硬组织在某些因素作用下发生与牙长轴方向一致的、沟通牙髓腔和牙周膜间隙的纵向裂缝。该病首先由我国报告。

（一）病因

本病病因尚不完全清楚，其发病与以下因素密切相关。

1. 创伤性颌力及应力疲劳

临床资料表明，患牙均有长期负担过重史，大多数根纵裂患者的牙齿磨损程度较正常人群严重，颌面多有深凹存在。加上邻牙或对侧牙缺失，使患牙较长时期受到创伤性颌力的作用；根纵裂患者光殆分析结果证实，患牙在正中殆时承受的接触给力明显大于其他牙；含根管系统的下颌第一磨牙三维有限元应力分析表明，牙齿受偏离生理中心的力作用时，其近中根尖处产生较大的拉应力，且集中于近中根管壁的颊舌面中线处。长期应力集中部位的牙本质可以发生应力疲劳微裂，临床根纵裂最多发生的部位正是下颌第一磨牙拉应力集中的这个特殊部位。

2. 牙根部发育缺陷及解剖因素

临床有25%~30%的患者根纵裂发生在双侧同名牙的对称部位，仅有程度的不同。提示了有某种发育上的因素。上颌第一磨牙近中颊根和下颌第一磨牙近中根均为磨牙承担殆力较重而牙根解剖结构又相对薄弱的部位，故为根纵裂的好发牙根。

3. 牙周组织局部的慢性炎症

临床资料表明，牙根纵裂患者多患成人牙周炎，虽然患者牙周炎程度与患牙根纵裂程度无相关关系，但患牙牙周组织破坏最重处正是根纵裂所在的位点。大多数纵裂根侧有深及根尖部的狭窄牙周袋，表明患牙牙周组织长期存在的炎症对根纵裂的发生、发展及并发牙髓和根尖周的炎症可能有关系。长期的𬌗创伤和慢性炎症均可使根尖部的牙周膜和牙髓组织变为充血的肉芽组织，使根部的硬组织——牙本质和牙骨质发生吸收。而且受损的牙根在创伤性𬌗力持续作用下，在根尖部应力集中的部位，沿结构薄弱部位可以发生微裂，产生根纵裂。

（二）病理

裂隙由根尖部向冠方延伸，常通过根管。在根尖部，牙根完全裂开，近牙颈部则多为不全裂或无裂隙。根尖部裂隙附近的根管壁前期牙本质消失，牙本质和牙骨质面上均可见不规则的吸收陷窝，偶见牙骨质沉积或菌斑形成。牙髓表现为慢性炎症、有化脓灶或坏死。裂隙附近的根周膜变为炎症性肉芽组织，长入并充满裂隙内。裂隙的冠端常见到嗜伊红物质充满在裂隙内。

（三）临床表现

（1）牙根纵裂多发生于中老年人的磨牙，其中以下第一磨牙的近中根最多见。其次为上磨牙的近中颊根。可单发或双侧对称发生，少数病例有 2 个以上的患牙。

（2）患牙有较长期的咬合不适或疼痛，就诊时也可有牙髓病或（和）牙周炎的自觉症状。

（3）患牙牙冠完整，无牙体疾患，𬌗面磨损 3 度以上，可有高陡牙尖和𬌗面深凹，叩诊裂侧为浊音，对温度诊的反应视并发的牙髓疾病不同而变化。

（4）患牙与根裂相应处的牙龈可有红肿扪痛，可探到深达根尖部的细窄牙周袋，早期可无深袋；常有根分歧暴露和牙龈退缩，牙齿松动度视牙周炎和𬌗创伤的程度而不同。

（5）患者全口牙秸𬌗力分布不均，多有磨牙缺失，长期未修复。患牙在症状发生前曾是承担𬌗力的主要牙齿。

（四）X 线片表现

1. 纵裂根的根管影像

均匀增宽，增宽部分无论多长均起自根尖部。其有四种表现（图 5-9）：①根管影像仅在根尖 1/3 处增宽；②根管影像近 1/2~2/3 增宽；③根管影像全长增宽；④纵裂片横断分离。

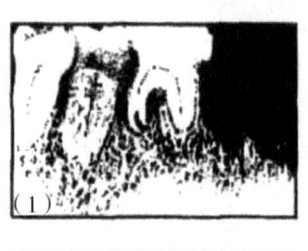
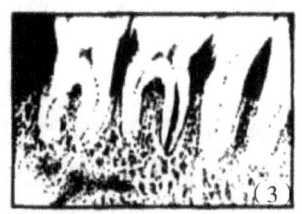
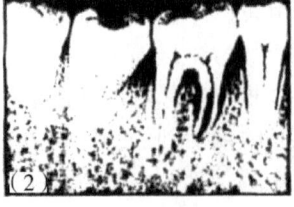
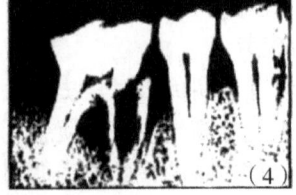

图 5-9 根纵裂的 X 线表现

（1）患根的根管影像仅在根尖 1/3 处增宽。

（2）患根根管影像在 1/2~2/3 处增宽。

（3）患根根管影像全长增宽。

（4）患根纵裂片横断分离，增宽部分无论多长均起自根尖部。

2. 牙周组织表现

可有患根周围局部性骨质致密,牙周膜间隙增宽,根分歧部骨质丧失及患根周围的牙槽骨垂直吸收或水平吸收。

(五)诊断

(1)中老年人牙冠完整的磨牙,有长期咬合痛,并出现牙髓、牙周炎症状,应考虑除外根纵裂。

(2)磨牙一侧有叩痛,叩诊浊音,有深及根尖的细窄牙周袋。

(3)患牙根髓腔特有的X线片表现是诊断牙根纵裂的主要依据。如X线片上根髓腔不清可改变投照角度。

(4)注意对照同名牙的检查与诊断。

(六)鉴别诊断

(1)牙根纵裂发生于未经牙髓治疗的活髓牙齿,可与根管治疗后发生的牙根纵裂鉴别。

(2)牙根纵裂X线片显示,起自根尖部的呈窄条增宽的根管影像可与因牙髓肉芽性变造成的内吸收相鉴别,后者X线片表现为髓室或根管某部位呈圆形、卵圆形或不规则膨大的透射区。

(3)牙根纵裂患牙牙冠完整无任何裂损,可与牙冠劈裂导致的冠根纵劈裂相区别。

(七)治疗原则

(1)解除𬌗干扰,修复牙体形态,充填𬌗面深凹。

(2)对症治疗,并发牙髓根尖周病、牙周炎时,做相应的牙髓、牙周治疗。

(3)如健根牙周组织正常,可行患根的截根术或半切除术,除去纵裂患根,尽量保留部分患牙。

(4)全口牙列的检查、设计治疗,使全口𬌗力负担均衡。

七、𬌗创伤性磨牙根横折

磨牙,尤其是第一、二恒磨牙是人类口腔中承担给力的主要牙齿,其中承受应力较大的牙根在创伤性给力作用下有可能发生折断,并导致一系列并发症。国内学者首先报道了这类𬌗创伤性磨牙根横折病例。

(一)病因

1. 患牙长期承受过重的𬌗力和创伤性𬌗力

患者口内有多个缺失牙长期未修复,有不良修复体或其他患牙未治疗,根折患牙在出现症状前是承担咀嚼力的主要牙齿,而且侧方咬合给时尤其在非工作侧有明显的𬌗干扰。

2. 磨牙应力集中的解剖部位

生物力学实验证实多根牙因其解剖特点,在受力时各根的应力分布是不均衡的,如上第一磨牙,牙根分叉显著,在正中咬合时,腭根受力最大。当侧方𬌗非工作侧有𬌗干扰时,腭根颈1/3与中1/3交界处应力值最大,牙齿硬组织长期应力集中部位可以产生应力疲劳微裂。在牙体和牙周组织健康的磨牙,该部位是创伤性𬌗力导致根横折的易感区。

3. 突然的咬合外伤

如吃饭时小砂子、不慎误咬筷子等,这种外力不同于一般的外伤力量,它选择性地作用在患牙咬合时承受压力最大的牙根特定部位,造成折断。

(二)临床表现

好发于中老年人无牙体疾患的上磨牙腭根,其次是远中颊根。

(1)患牙长期咬合不适或痛,可有急性咬合外伤史。

(2)牙冠完整,叩诊不适或痛,根折侧叩诊浊音。

(3)可并发牙髓病、根尖周病及患根的牙周疾病。

(4)患牙可有1~2度松动,功能性动度2~3度。

(5)侧方𬌗干扰以非工作侧为主,全口𬌗力分布不均衡。

(三) X 线片表现

患牙的某一根有 X 线透射的横折线（图 5-10），还可有牙周膜间隙增宽，偶见折断的根尖移位。

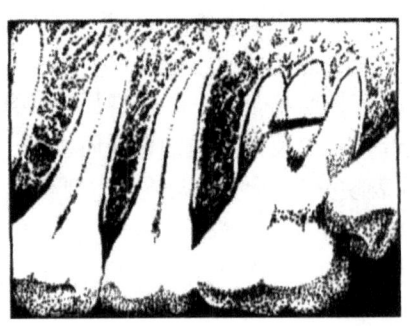

图 5-10　上磨牙腭侧根创伤性横折 X 线片

(四) 诊断

除考虑临床表现之外，X 线片表现是主要诊断指征。开髓后患根在折断线处的异常，探诊可协助诊断。

(五) 治疗原则

1. 调整咬合

去除患牙非工作侧𬌗干扰，注意均衡全口𬌗力负担。

2. 对症治疗

牙髓活力正常且患根牙周组织正常者，可不做牙髓治疗，定期观察；已并发牙髓、根尖周病者，做相应治疗。

3. 折断根处理

折断的部位如不与龈袋相通，可行保守治疗（根管治疗）；若相通，则行手术治疗（根尖手术、截根术或半根切除术）。

第六章　牙髓病

第一节　牙髓炎

一、牙髓炎是怎么引起的

牙髓位于牙齿内部，周围被矿化程度较高的牙本质包围，外界刺激不易进入牙髓腔，引起牙髓病变，只有在刺激强度极大时，才可能使牙髓受到损害。牙髓组织通过一或数个窄小的根尖孔与根尖周组织密切联系，牙髓中的病变产物和细菌很容易通过极尖孔向根尖周组织扩散，使根尖周组织发生病变。

在大多数情况下，牙髓的病变是在牙釉质、牙骨质和牙本质被破坏后产生的。牙髓的感染多由细菌引起，这些细菌都来自口腔，多数是来自深龋洞中，深龋洞是一个相当缺氧的环境，这些地方有利于厌氧菌的生长繁殖，当龋洞接近牙髓或已经穿通牙髓时，细菌或其产生的毒素可进入髓腔引起牙髓炎。其他一些近牙髓的牙体硬组织非龋性疾病，如外伤所致的牙折、楔状缺损过深使牙髓暴露、畸形中央尖、磨损后露髓、畸形舌侧窝、隐裂、严重的磨损等也可引起牙髓炎。牙齿患牙周病时，深达根尖的牙周袋可以使感染通过根尖孔或侧支根管进入髓腔，引起逆行性牙髓炎。另外菌血症或脓血症时，细菌可随血液循环进入牙髓，引起牙髓炎。除感染外，一些不当的刺激也会引起牙髓炎，如温度骤然改变，骤冷骤热便会引起牙髓充血，甚至转化为牙髓炎；治疗龋病时，某些充填材料含刺激性物质，会引起牙髓病变；消毒窝洞的药物刺激性过强，牙髓失活剂使用不当，备洞时操作不当产热过多等。

二、牙髓炎的分类及临床表现

牙髓病是临床上常见的口腔疾病，可以表现为急性或慢性的过程，也可以互相转变，牙髓炎是牙髓病中发病率最高的一种疾病。牙髓病是指牙齿受到细菌感染、创伤、温度或电流等外来物理及化学刺激作用时，牙髓组织发生一系列疾病。在组织病理学上一般将牙髓分为正常牙髓和各种不同类型的病变牙髓。因为它们常存在着移行阶段和重叠现象，所以采用组织病理学的方法，有时要将牙髓状况的各段准确地分类也很困难，对于临床医生来说，重要的是需要判断患牙的牙髓是否通过实施一些临床保护措施而得以保留其生活状态且不出现临床症状。因此，根据牙髓的临床表现和治疗预后可分为可复性牙髓炎、不可复性牙髓炎、牙髓坏死、牙髓钙化和牙内吸收，其中不可复性牙髓炎又分为急性牙髓炎、慢性牙髓炎、残髓炎、逆行性牙髓炎。现将常见的牙髓病表现介绍如下。

可复性牙髓炎是一种病变较轻的牙髓炎，受到温度刺激时，产生快而锐的酸痛或疼痛，但不严重，刺激去除后，疼痛立即消失，每次痛的时间短暂，不拖延。检查可见无穿髓孔。如果致病时刺激因子被消除，牙髓可恢复正常，如果刺激继续存在，炎症继续发展，成为不可复性牙髓炎。

有症状不可复性牙髓炎是有间断或持续的自发痛，骤然的温度可诱发长时间疼痛。患者身体姿势发生改变时也引起疼痛，如弯腰或躺卧，这是由于体位改变使牙髓腔内压力增加所致。疼痛可以是锐痛，也可以是钝痛，但多数人不易指出患牙的确切位置，有时疼痛呈放散性，有时呈反射性。如果炎症渗出物得到引流，炎症可以消退，疼痛缓解。如得不到引流，刺激继续存在，则炎症加重而使牙髓坏死。

逆行性牙髓炎是牙周病患牙的牙周组织破坏后，使根尖孔或侧支根尖孔外露，感染由此进入牙髓，引起牙髓炎症。表现为锐痛，近颈部牙面的破坏和根分歧处外露的孔所引起的炎症，多为局限性，疼痛不很剧烈。牙周袋深达根尖或接近根尖，冷热刺激可引起疼痛。

残髓炎是指经过牙髓治疗后，仍有残存的少量根髓，并发生炎症时。如干髓治疗的牙齿，经常发生残髓炎。常表现为自发性钝痛，放散到头面部，每日发作一、二次，疼痛持续时间较短，温度刺激痛明显，有咬合不适感或有轻微咬合痛，有牙髓治疗史。

牙髓坏死是指牙髓组织因缺氧而死亡的病变，经常是由于不可复性牙髓炎继续发展的结果，也可能由于化学药物的刺激产生的，也可能由于牙齿受到外伤或牙周炎破坏达根尖区，根尖周组织和根管内组织发生栓塞而使牙髓坏死，牙冠可变为黄色或暗灰色，冷热刺激时都无反应。如不及时治疗，则病变可向根尖周组织扩展，引起根尖周炎。

三、急性牙髓炎的应急措施

俗话说"牙痛不算病，痛起来真要命"，这是急性牙髓炎的典型写照，急性牙髓炎发病急，疼痛剧烈。在没有受到任何外界刺激的情况下，可突然发生自发性锐痛，阵发性发作或加剧，牙髓化脓时可出现跳痛。夜间疼痛较白天剧烈，患者常因牙痛难以入眠，或从睡眠中痛醒。冷热刺激可激发或加剧疼痛，冷刺激可使之疼痛缓解，这是由于牙髓的病变产物中有气体，热刺激可使其膨胀，髓腔内压力增加，疼痛加重，冷刺激使其体积收缩，压力减少，疼痛缓解。疼痛呈放射性，可沿三叉神经分布区放射至患牙同侧的上下颌牙或头、颊、面部等，患者大多不能明确指出患牙的位置。检查时可发现，患牙有深龋或其他接触牙髓的牙体硬组织疾患，或可见有充填体，或可查到深牙周袋，叩诊可有不适或轻度疼痛。当患有急性牙髓炎、疼痛难忍又不能去医院时，患者可采取些自我救治的方法。口服镇痛剂有一定的镇痛效果，掐按双侧的合谷穴或同侧的平安穴（耳屏与口角边线的中点），效果较好，上颌牙可加按太阳穴，清除龋洞内嵌塞的食物，把浸有止痛药物（如牙痛水、细辛、花椒等）棉球放入洞内，也能收到止痛的效果。患急性牙髓炎时，应当及时到医院就诊，因牙髓急性发炎时，体积膨胀，炎症渗出物积聚，使髓腔压力明显增加，牙髓腔周围都是硬壁，牙髓仅通过狭窄的根尖孔与根尖周组织相通，压力得不到缓解，加上毒素的作用，使牙髓受到强烈刺激，疼痛剧烈。治疗的关键在于迅速止痛，最有效的方法是注射麻药后，在牙齿表面离牙髓最近的地方，用牙钻打一个洞，让炎症渗出物从洞口流出，称为开髓引流。当牙髓已坏死时，还要尽可能消除发炎坏死的牙髓，然后在髓腔内放入消炎镇痛的药物。经过这样治疗后，绝大多数患者可收到立竿见影的效果，此外还可以再给患者口服一些止痛药物。当急性炎症控制以后，再进行彻底的牙髓治疗，如塑化术，根管治疗等，使患牙得以保存。

四、什么是开髓治疗

为了减轻髓腔的压力，消除或减少牙髓组织所受到的刺激，缓解剧烈疼痛，医生常常在龋洞的底部或患牙的咬合面上，用牙钻钻开一个孔通到牙髓腔内，使髓腔内的渗出物或脓液排出，冲洗髓腔后，龋洞内放入樟脑酚棉球，它有安抚镇痛的作用。

人们经常对开髓有恐惧心理，认为开髓十分疼痛，因而牙痛也不肯去医院。开髓时的疼痛程度取决于牙髓的状态。牙髓已经坏死的，牙神经失去了活力，开髓时患者根本就没有疼痛感。当牙髓部分坏死或化脓时，在钻针穿通髓腔的瞬间，患者有疼痛感，但一般都能耐受。在牙髓活力正常而敏感时，患者会感到锐痛难忍，这种情况医生会使用局部麻醉剂，达到抑制痛觉的作用，即使出现疼痛，也很轻微且持续时间短。

开髓时，患者应尽力与医生配合。首先应张大口，按医生要求摆好头部姿势，让医生在最佳视野、体位下操作。其次，开髓时医生一般使用高速涡轮钻磨牙，钻针锋利，转速高达每分钟 25～50 万转，切割力很强，患者在医生操作时，切忌随便乱动，以免损伤软组织。若想吐口水或有其他不适，可举手或出声示意，待医生把机头从口中取出后再吐口水或说话。如果在磨牙时，患者突然移动头部或推医生手臂是十分危险的。

五、牙髓炎的大致治疗步骤

当牙病发展到牙髓炎时，治疗起来很复杂。首先要备洞开髓引流，牙髓坏死的一次即可清除冠髓和根髓，而牙髓有活力的，开髓引流后，还需牙髓失活，即人们常说的"杀神经"，然后才能清除患病牙髓。经过局部清洗，暂封消炎药等步骤，牙髓炎症清除后，才能最后充填。

患者常常抱怨，治一颗牙，却需多次去医院。有些人误认为牙痛是龋洞引起的，把洞一次补上，牙就不疼了。单纯的龋病一次就可以治疗完毕，但牙髓炎就不同了，如果仅单纯将牙充填只会使牙髓炎症渗出增多，髓腔压力增高，疼痛加重。所以，牙髓炎必须经过治疗后才能充填。无论是采用干髓术还是塑化术或根管治疗，都要经过牙髓失活或局麻下拔髓，局部消炎、充填等步骤。牙髓失活和消炎封药要经过一定的时间，一次不能完成。所以，发现了龋病，一定尽早治疗，一旦发展到牙髓炎，到医院就诊的次数就多了，一次治不完。

六、急性牙髓炎开髓后仍然剧烈疼痛的原因

急性牙髓炎疼痛机理可分为外源性和内源性两个方面。急性牙髓炎时，由于血管通透性增加，血管内血浆蛋白和中性粒细胞渗出到组织中引起局部肿胀，从而机械压迫该处的神经纤维引起疼痛。这就是引起疼痛的外源性因素。另一方面，渗出物中各种化学介质（如 5-羟色胺、组胺、缓激肽和前列腺素）在发炎牙髓中都能被检出，这些炎性介质是引起疼痛的内源性因素。据报道，有牙髓炎症状时其牙髓内炎性介质浓度高于无症状患者牙髓内浓度。

急性牙髓炎时行开髓引流术能降低髓腔内压力而缓解疼痛，但不能完全去除炎性介质，加上开髓时物理刺激和开放髓腔后牙髓组织受污染，有些患者术后疼痛加重。本组研究急性牙髓炎开髓引流术疼痛缓解率为 78.20%，术后疼痛加重率为 21.8%。

急性牙髓炎时采用封髓失活法，甲醛甲酚具有止痛作用，并能使血管壁麻痹，血管扩张出血形成血栓引起血运障碍而使牙髓无菌性坏死。暂封剂中丁香油也有安抚止痛作用。154 例急性牙髓炎行封髓失活疗法疼痛缓解率为 92.2%，疼痛加重率为 7.8%，与开髓引流比较有显著差异（P<0.01）。剧烈疼痛患者一般服用镇静止痛药后疼痛缓解。剧痛一般在术后 24 h 内出现，持续 2 h 左右，其后疼痛逐渐消退。本组研究观察到急性牙髓炎时采用封髓疗法完成牙髓治疗总次数少于开髓引流术组（P<0.01）。该结果与 Weine 结果相近。急性牙髓炎现最好治疗方法是行根管治疗术，但由于受国情所限，对部分有干髓适应证患者行干髓治疗术。

七、常用治疗牙髓炎的方法

1. 牙髓失活术

牙髓失活术即"杀神经"是用化学药物使发炎的牙髓组织（牙神经）失去活力，发生化学性坏死，多用于急、慢性牙髓炎牙齿的治疗。失活药物分为快失活剂和慢失活剂两种。临床上采用亚砷酸、金属砷和多聚甲醛等药物。亚砷酸为快失活剂，封药时间为 24～48 h；金属砷为慢失活剂，封药时间为 5～7 d；多聚甲醛作用更加缓慢温和，一般封药需 1 周左右。

封失活剂时穿髓孔应足够大，药物应准确放在穿髓孔处，否则起不到失活效果，邻面洞的失活剂必须用暂封物将洞口严密封闭，以防失活剂损伤牙周组织。封药期间，应避免用患牙咀嚼，以防对髓腔产生过大的压力引起疼痛。由于失活剂具有毒性，因此应根据医生嘱咐的时间按时复诊，时间过短，失活不全，给复诊时治疗造成困难；时间过长，药物可能通过根尖孔损伤根尖周组织。封药后可能有暂时的疼痛，但可自行消失，如果疼痛不止且逐渐加重，应及时复诊除去失活剂，敞开窝洞，待症状有所缓解

后再行失活。

（1）拔髓通常使用拔髓针。拔髓针有1个"0"、2个"0"和3个"0"之分，根管粗大时选择1个"0"的拔髓针，根管细小时选择3个"0"的拔髓针。根据我们临床经验，选择拔髓针时，应细一号，也就是说，如根管直径应该使用2个"0"的拔髓针，实际上应使用3个"0"的拔髓针。这样使用，可防止拔髓针折断在根管内。特别是弯根管更要注意，以防断针。

（2）活髓牙应在局麻下或采用牙髓失活法去髓。为避免拔髓不净，原则上应术前拍片，了解根管的结构，尽量使用新的拔髓针。基本的拔髓操作步骤如下：拔髓针插入根管深约2/3处，轻轻旋转使根髓绕在拔髓针上，然后抽出。牙髓颜色和结构，因病变程度而不同，正常牙髓拔出呈条索状，有韧性，色粉红；牙髓坏色者则呈苍白色，或呈瘀血的红褐色，如为厌氧性细菌感染则有恶臭。

（3）对于慢性炎症的牙髓，组织较糟脆，很难完整拔出，未拔净的牙髓可用拔髓针或10号K形挫插入根管内，轻轻振动，然后用3%过氧化氢和生理盐水反复交替冲洗，使炎症物质与新生态氧形成的泡沫一起冲出根管。

（4）正常情况下，对于外伤露髓或意外穿髓的前牙可以将拔髓针插到牙根2/3以下，尽量接近根尖孔，旋转180°将牙髓拔出。对于根管特别粗大的前牙，还可以考虑双针术拔髓。

双针术：先用75%的乙醇消毒洞口及根管口，参照牙根实际长度，先用光滑髓针沿远中根管侧壁慢慢插入根尖1/3部，稍加晃动，使牙髓与根管壁稍有分离，给倒钩髓针造一通路。同法在近中制造通路，然后用两根倒钩髓针在近远中沿通路插至根尖1/3部，中途如有阻力，不可勉强深入，两针柄交叉同时旋转180°，钩住根髓拔除。操作时避免粗暴动作，以免断于根管内，不易取出。双针术在临床实践中能够较好地固定牙髓组织，完整拔除牙髓组织的成功率更高，避免将牙髓组织撕碎造成拔髓不全，不失为值得推广的一种好方法。

（5）后牙根管仅使用拔髓针很难完全拔净牙髓，尤其是后牙处在牙髓炎晚期，牙髓组织朽坏，拔髓后往往容易残留根尖部牙髓组织。这会引起术后疼痛，影响疗效。具体处理方法是：用小号挫（15到20号的，建议不要超过25号的），稍加力，反复提拉（注意是提拉）。这样反复几次，如果根管不是很弯（小于30°），一般都能到达根尖，再用2个"0"或3个"0"的拔髓针，插到无法深入处，轻轻旋转，再拉出来，通常能看到拔髓针尖端有很小很小的牙髓组织。

（6）如根管内有残髓，可将干髓液（对苯二酚的乙醇饱和液）棉捻在根管内封5～7d（根内失活法），再行下一步处置。

（7）拔髓前在根管内滴加少许EDTA，可起到润滑作用，使牙髓更容易地从根管中完整拔出。这是一种特别有效的方法，应贯穿在所有复杂的拔髓操作中。润滑作用仅仅是EDTA的作用之一，EDTA有许多其他的作用：①与Ca^{2+}螯合使根管内壁的硬组织脱钙软化，有溶解牙本质的作用。既可节省机械预备的时间，又可协助扩大狭窄和阻塞的根管，具有清洁作用，最佳效能时间15 min；②具有明显的抗微生物性能；③对软组织中度刺激，无毒，也可用作根管冲洗；④对器械无腐蚀；⑤使牙本质小管管口开放，增加药物对牙本质的渗透。

EDTA作用广泛，是近年来比较推崇的一种口内用药。

如果临床复诊中不可避免地出现因残髓而致的根管探痛，应在髓腔内注射碧兰麻，然后将残髓彻底拔除干净。

最后补充一点就是，拔髓针拔完牙髓后很难将拔髓针清洗干净，有一种很快的方法也很简单，也许大家都会，具体操作如下：右手拿一根牙刷左手拿拔髓针，用牙刷从针尖向柄刷，同时用水冲。最多两下就可以洗干净。如果不行，左手就拿针顺时针旋转两下，不会对拔髓针有损坏。

（8）砷剂外漏导致牙龈大面积烧伤的处理方法：在局麻下切除烧伤的组织直至出现新鲜血再用碘仿加牙周塞止血，一般临床普遍用此法，使用碘仿纱条时应注意要多次换药，这样效果才会好一点。

防止封砷剂外漏的方法：止血；尽可能地去净腐质；一定要注意隔湿，吹干；丁氧膏不要太硬，棉球不要太大。注意：尽可能不用砷剂，用砷剂封药后应嘱患者，如出现牙龈瘙痒应尽快复诊以免出现不良的后果。医生应电话随访，以随时了解情况。

2. 盖髓术

盖髓术是保存活髓的方法，即在接近牙髓的牙本质表面或已经露髓的牙髓创面上，覆盖具有使牙髓病变恢复效应的制剂，隔离外界刺激，促使牙髓形成牙本质桥，以保护牙髓，消除病变。盖髓术又分为直接盖髓术和间接盖髓术。常用的盖髓剂有氢氧化钙制剂、氧化锌丁香油糊剂等。

做盖髓术时，注意要把盖髓剂放在即将暴露或已暴露的牙髓的部位，然后用氧化锌丁香油糊剂暂时充填牙洞。做间接盖髓术需要观察两周，如果两周后牙髓无异常，可将氧化锌去除部分后行永久充填；若出现牙髓症状，有加重的激发痛或出现自发痛，应进行牙髓治疗。做直接盖髓术时，术后应每半年复查1次，至少观察两年，复诊要了解有无疼痛，牙髓活动情况，叩诊是否疼痛，X线片表现，若无异常就可以认为治疗成功。

当年轻人的恒牙不慎受到外伤致使牙髓暴露，以及单纯龋洞治疗时意外穿髓（穿髓直径不超过0.5 mm）可将盖髓剂盖在牙髓暴露处再充填，这是直接盖髓术。当外伤深龋去净腐质后接近牙髓时，可将盖髓剂放至近髓处，用氧化锌丁香油黏固剂暂封，观察1～2周后若无症状再做永久性充填，这是间接盖髓术。

无明显自发痛，龋洞很深，去净腐质又未见明显穿髓点时，可采取间接盖髓术作为诊断性治疗，若充填后出现疼痛，则可诊断为慢性牙髓炎，进行牙髓治疗，盖髓术成功的病例，表现为无疼痛不适，已恢复咀嚼功能，牙髓活力正常，X线片示有钙化牙本质桥形成，根尖未完成的牙齿，根尖继续钙化。但应注意的是，老年人的患牙若出现了意外穿髓，不宜行直接盖髓术，可酌情选择塑化治疗或根管治疗。

直接盖髓术的操作步骤有以下几点：

（1）局部麻醉，用橡皮障将治疗牙齿与其他牙齿分隔，用麻醉剂或灭菌生理盐水冲洗暴露的牙髓。

（2）如有出血，用灭菌小棉球压迫，直至出血停止。

（3）用氢氧化钙覆盖暴露的牙髓，可用已经配制好的氢氧化钙，也可用当时调配的氢氧化钙（纯氢氧化钙与灭菌水、盐水或麻醉剂混合）。

（4）轻轻地冲洗。

（5）用树脂改良型玻璃离子保护氢氧化钙，进一步加强封闭作用。

（6）用牙釉质/牙本质黏结系统充填备好的窝洞。

（7）定期检查患者的牙髓活力，并拍摄X线片。

3. 活髓切断术

活髓切断术是指在局麻下将牙冠部位的牙髓切断并去除，用盖髓剂覆盖于牙髓断面，保留正常牙髓组织的方法。切除冠髓后，断髓创面覆盖盖髓剂，形成修复性牙本质，可隔绝外界刺激，根髓得以保存正常的功能。根尖尚未发育完成的牙齿，术后仍继续钙化完成根尖发育。较之全部牙髓去除疗法，疗效更为理想，也比直接盖髓术更易成功，但疗效并不持久，一般都在根尖孔形成后，再作根管治疗。

根据盖髓剂的不同，可分为氢氧化钙牙髓切断术和甲醛甲酚牙髓切断术。年轻恒牙的活髓切断术与乳牙活髓切断术有所不同，年轻恒牙是禁止用甲醛甲酚类药物的，术后要定期复查，术后3个月、半年、1年、2年复查X线片。观察牙根继续发育情况，成功标准为无自觉症状，牙髓活力正常，X线片有牙本质桥形成，根尖继续钙化，无根管内壁吸收或根尖周病变。

活髓切断术适用于感染局限于冠部牙髓，根部无感染的乳牙和年轻恒牙。深龋去腐质时意外露髓，年轻恒牙可疑为慢性牙髓炎，但无临床症状，年轻恒牙外伤露髓，但牙髓健康；畸形中央尖等适合做活髓切断术。病变发生越早，活髓切断术成功率越高。儿童的身体健康状况也影响治疗效果，所以医生选择病例时，不仅要注意患牙情况，还要观察全身状况。

（1）牙髓切断术的操作步骤。牙髓切断术是指切除炎症牙髓组织，以盖髓剂覆盖于牙髓断面，保留正常牙髓组织的方法。其操作步骤为无菌操作、除去龋坏组织、揭髓室顶、髓腔入口的部位、切除冠髓、放盖髓剂、永久充填。在这里重点讲髓腔入口的部位。为了避免破坏过多的牙体组织，应注意各类牙齿进入髓腔的部位：①切牙和尖牙龋多发生于邻面，但要揭开髓顶，应现在舌面备洞。用小球钻或裂钻从舌面中央钻入，方向与舌面垂直，钻过釉质后，可以感到阻力突然减小，此时即改变牙钻方向，使之与牙长轴方向一致，以进入髓腔。用球钻在洞内提拉、扩大和修复洞口，以充分暴露近、远中髓角，使髓室顶全部揭去；②上颌前磨牙的牙冠近、远中径在颈部缩窄，备洞时可由颌面中央钻入，进入牙本质深层后，向颊、舌尖方向扩展，即可暴露颊舌髓角，揭出髓室顶。注意备洞时近远中径不能扩展过宽，以免造成髓腔侧穿；③下颌前磨牙的牙冠向舌侧倾斜，髓室不在颌面正中央下方，而是偏向颊尖处。颊尖大，颊髓线角粗而明显，钻针进入的位置应偏向颊尖；④上颌磨牙近中颊、舌牙尖较大，其下方的髓角也较为突出。牙冠的近远中径在牙颈部缩窄，牙钻在颌面备洞应形成一个颊舌径长，颊侧近、远中径短的类似三角形。揭髓室顶应从近中舌尖处髓角进入，然后扩向颊侧近远中髓角，注意颊侧两根管口位置较为接近；⑤下颌磨牙牙冠向舌侧倾斜，髓室偏向颊侧，颊髓角突出明显，备洞应在合面偏向颊侧近颊尖尖顶处，窝洞的舌侧壁略超过中央窝。揭髓室顶也应先进入近中颊侧髓角，以免造成髓腔舌侧穿孔。

（2）活髓切断术的应用指征和疗效：①临床上根髓的状况可根据断髓面的情况来判断。如断面出血情况，出血是否在短时间内可以止住。另外从龋齿的深度，患儿有没有自发症状等情况辅助你判断；②疗效方面，我个人感觉成功率比较高，对乳牙来说，因为要替换所以效果还可以，但是恒牙治疗远期会引起根管钙化，增加日后根管治疗的难度。所以，如果根尖发育已经完成的患牙，我建议还是做根管治疗。如果根尖发育未完成，可以先做活切，待根尖发育完成后改做根管治疗，这样可以减轻钙化程度。

乳牙牙髓感染，长处于持续状态，易成为慢性牙髓炎。本来牙髓病的临床与病理诊断符合率差别较大。又因乳牙牙髓神经分布稀疏，神经纤维少，反应不如恒牙敏感，加上患儿主诉不清，使得临床上很难提出较可靠的牙髓病诊断。因此在处理乳牙牙髓病时，不宜采取过于保守的态度。临床明确诊断为深龋的乳牙，其冠髓组织病理学表现和牙髓血象表示，分别有82.4%和78.4%的冠髓已有慢性炎症表现，因此也提出采用冠髓切断术治疗乳牙近髓深龋，较有实效。

（3）常用的用于活髓切断术的盖髓剂有FC、戊二醛和氢氧化钙。①FC断髓术：FC法用于乳牙有较高的成功率，虽然与氢氧化钙断髓法的临床效果基本相似，但在X片上相比时，发现FC断髓法的成功率超过氢氧化钙断髓法。采用氢氧化钙的乳牙牙根吸收是失败的主要原因，而FC法可使牙根接近正常吸收而脱落；②戊二醛断髓术：近年来发表了一些甲醛甲酚有危害性的报道，认为FC对牙髓组织有刺激性，从生物学的观点看不太适宜。且有报道称成功率只有40%，内吸收的发生与氢氧化钙无明显差异。因此，提出用戊二醛做活髓切断的盖髓药物，认为它的细胞毒性小，能固定组织不向根尖扩散，且抗原性弱，成功率近90%；③氢氧化钙断髓术：以往认为有根内吸收的现象，但近年来用氢氧化钙或氢氧化钙碘仿做活髓切断术的动物试验和临床观察，都取得了较好的结果，也是应用最广泛的药物。

4. 干髓术

用药物使牙髓失活后，磨掉髓腔上方的牙体组织，除去感染的冠髓，在无感染的根髓表面覆盖干髓剂，使牙髓无菌干化成为无害物质，作为天然的根充材料隔离外界的刺激，根尖孔得以闭锁，根尖周组织得以维持正常的功能，患牙得以保留。这种治疗牙髓炎的方法叫干髓术。常用的干髓剂多为含甲醛的制剂，如三聚甲醛、多聚甲醛等。

做干髓术时要注意将干髓剂放在根管口处，切勿放在髓室底处，尤其是乳磨牙，以免药物刺激根分叉的牙周组织。一般干髓术后观察两年，患牙症状及相关阳性体征、X线片未见根尖病变者方可认为成功。

干髓术的远期疗效较差，但是操作简便、经济，在我国尤其是在基层仍被广泛应用。干髓术适用于炎症局限于冠髓的牙齿，但临床上不易判断牙髓的病变程度，所以容易失败。成人后牙的早期牙髓炎或意外穿髓的患牙；牙根已形成，尚未发生牙根吸收的乳磨牙牙髓炎患牙；有些牙做根管治疗或塑化治疗时不易操作，如上颌第三磨牙，或老年人张口受限时，可考虑做干髓术。

由于各种原因引起的后牙冠髓未全部坏死的各种牙髓病可行干髓术。干髓术操作简便，便于开展，尤其是在医疗条件落后地区。随着我国口腔事业的发展，干髓术能否作为一种牙髓治疗方法而继续应用存在很大的争议。干髓术后随着时间延长疗效呈下降趋势，因我们对干髓剂严格要求，操作严格，分析原因如下。

（1）严格控制适应证，干髓术后易变色，仅适用于后牙且不伴尖周炎，故对严重的牙周炎、根髓已有病变的患牙、年轻恒牙根尖未发育完成者禁用。

（2）配制有效的干髓剂，用以尽可能保证治疗效果，不随意扩大治疗范围。

（3）严格操作规程，对失活剂用量、时间及干髓剂的用量、放置位置均严格要求。

（4）术后适当降抬，严重缺损的可行冠保护。

5. 牙髓息肉

慢性牙髓炎的患牙，穿髓孔大，血运丰富，使炎症呈息肉样增生并自髓腔突出，称之为牙髓息肉。牙髓炎息肉呈红色肉芽状，触之无痛但易出血，是慢性牙髓炎的一种表现，可将息肉切除后按治疗牙髓炎的方法保留患牙。

当查及患牙深洞有息肉时，还要与牙龈息肉和牙周膜息肉相鉴别。牙龈息肉多是牙龈乳头向龋洞增生所致。牙周膜息肉发生于多根牙的龋损发展过程中，不但髓腔被穿通，而且髓室底亦遭到破坏，外界刺激使根分叉处的牙周膜反应性增生，息肉状肉芽组织穿过髓室底穿孔处进入髓腔，外观极像息肉。在临床上进行鉴别时，可用探针探察息肉的蒂部以判断息肉的来源；当怀疑是息肉时，可自蒂部将其切除，见出血部位在患牙邻面龋洞龈壁外侧的龈乳头位置即可证实判断。当怀疑是牙周膜息肉时，应仔细探察髓室底的完整性，摄 X 线片可辅助诊断，一旦诊断是牙周膜息肉，应拔除患牙。

八、年轻恒牙的治疗特点

乳牙脱落后新萌出的恒牙牙根未发育完成，仍处在继续生长发育阶段，此阶段的恒牙称为年轻恒牙。年轻恒牙髓腔大、根管粗、牙本质薄、牙本质小管粗大，所以外来刺激易波及牙髓；年轻恒牙的牙根在萌出 3~5 年才能完全形成，年轻恒牙的牙髓组织与乳牙相似，因根尖开口较大，髓腔内血液供给丰富，发生炎症时，感染容易扩散，如得到及时控制，也可能恢复。

年轻恒牙牙髓组织不仅具有对牙有营养和感觉的功能，而且与牙齿的发育有密切关系。因此，牙髓炎的治疗以保存生活牙髓为首选治疗。年轻恒牙萌出后 2~3 年牙根才达到应有的长度，3~5 年根尖才发育完成。所以，年轻恒牙牙髓炎应尽力保存活髓组织，如不能保存全部活髓，也应保存根部活髓；如不能保存根部活髓，也应保存患牙。治疗中常常选择盖髓术和活髓切断术，对根尖敞开、牙根未发育完全的死髓牙，应采用促使根尖继续形成的治疗方法，即根尖诱导形成术。

九、牙髓炎治疗过程中可能出现的并发症

治疗牙髓炎可采用干髓术、塑化术、根管治疗等方法，治疗过程中可能出现一些并发症。

1. 封入失活剂后疼痛

封入失活剂后一般情况下可出现疼痛，但较轻可以忍受，数小时即可消失。有些患牙因牙髓急性炎症未得缓解，暂封物填压穿髓孔处太紧而出现剧烈疼痛。此时应去除暂封药物，以生理盐水或蒸馏水充分冲洗窝洞，开放安抚后再重新封入失活剂或改用麻醉方法去除牙髓。

2. 失活剂引起牙周坏死

当失活剂放于邻面龋洞时，由于封闭不严，药物渗漏，造成龈乳头及深部组织坏死。

3. 失活剂引起药物性根尖周炎

其主要是由于失活剂封药时间过长造成的患牙有明显的咬合痛、伸长感、松动，应立即去除全部牙髓，用生理盐水冲洗，根管内封入碘制剂。因而使用失活剂时，应控制封药时间，交代患者按时复诊。

4. 髓腔穿孔

由于髓腔的形态有变异，术者对髓腔解剖形态不熟悉，或开髓的方向与深度掌握失误，根管扩大操作不当等原因造成的。探入穿孔时出血疼痛，新鲜穿孔可再用生理盐水冲洗、吸干后，用氢氧化钙糊剂或磷酸锌黏固粉充填。

5. 残髓炎

干髓术后数周或数年，又出现牙髓炎的症状，可诊断为残髓炎，这是由于根髓失活不全所致，是干髓术常见的并发症。塑化治疗的患牙也可出现残髓炎，是由于塑化不全，根尖部尚存残髓未被塑化或有遗漏根管未做处理。若出现残髓炎，则应重新治疗。

6. 塑化剂烧伤

牙髓塑化过程中，塑化液不慎滴到黏膜上，可烧伤黏膜，出现糜烂、溃疡，患者感觉局部灼痛。

7. 术后疼痛、肿胀

由于操作过程中器械穿出根尖孔或塑化液等药物刺激所致根尖周炎症反应所致。

8. 器械折断于根管内

在扩大根管时使用器械不当，器械原有损伤或质量不佳，或当医生进行操作时患者突然扭转头等原因，可导致器械折断于根管内。

9. 牙体折裂

经过牙髓治疗后的患牙，牙体硬组织失去了来自牙髓的营养和修复功能，牙体组织相对薄弱，开髓制洞时要磨去髓腔上方的牙齿组织，咀嚼硬物时易致牙折裂，所以在治疗时要注意调整咬合，并防止切割牙体组织过多。必要时做全冠保护，并嘱患者不要咬过硬的食物。

十、牙髓－牙周联合病变的治疗

1. 原发性牙髓病变继发牙周感染

由牙髓病变引起牙周病变的患牙，牙髓多已坏死或大部坏死，应尽早进行根管治疗。病程短者，单纯进行根管治疗，牙周病变即可完全愈合。若病程长久，牙周袋已存在当时，则应在根管治疗后，观察3个月，必要时再行常规的牙周治疗。

2. 原发性牙周病变继发牙髓感染

原发性牙周病继发牙髓感染的患牙能否保留，主要取决于该牙周病变的程度和牙周治疗的预后。若牙周袋能消除或变浅，病变能得到控制，则可做根管治疗，同时开始牙周病的一系列治疗。若多根牙只有一个牙根有深牙周袋而引起牙髓炎，且患牙不太松动，则可在根管治疗和牙周炎控制后，将患根截除，保留患牙。如牙周病已十分严重，则可直接拔除之。

3. 牙髓病变和牙周病变并存

对于根尖周病变与牙周病变并存，X线片显示广泛病变的牙，在进行根管治疗与牙周基础治疗中，应观察半年以上，以待根尖病变修复；若半年后骨质仍未修复，或牙周炎症不能控制，则再行进一步的牙周治疗，如翻瓣术等。总之，应尽量查清病源，以确定治疗的主次。在不能确定的情况下，死髓牙先做根管治疗，配合一般的牙周治疗，活髓牙则先做牙周治疗和调𬌗，若疗效不佳，再视情况行根管治疗。

在牙髓－牙周联合病变的病例中，普遍存在着继发性咬合创伤，纠正咬合创伤在治疗中是一个重要环节，不能期待一个有严重骨质破坏的牙，在功能负担很重的情况下发生骨再生和再附着。

牙髓－牙周联合病变的疗效基本令人满意，尤其是第一类，具有相当高的治愈率，而第二类和第三类，其疗效则远不如前者。

十一、恒牙髓腔解剖特点及开髓方法

1. 上颌前牙

（1）髓腔解剖特点：一般为单根管，髓室与髓腔无明显界限，根管粗大，近远中纵剖面可见近远中髓角突向切方，唇舌向纵剖面可见髓室近舌隆突部膨大，根管在牙颈部横断面呈圆三角形。

（2）开髓方法：在舌面舌隆突上方垂直与舌面钻入，逐层深入，钻针应向四周稍微扩展，以免折断。当有落空感时，调整车针方向与牙体长轴方向一致进入髓腔，改用提拉动作揭去髓室顶，形成一顶向根方的三角形窝洞。

2. 下颌前牙

（1）髓腔解剖特点：与上颌前牙基本相同，只是牙体积小，髓腔细小。

（2）开髓方法：开髓时车针一定要局限于舌隆突处，勿偏向近远中，开髓外形呈椭圆形，进入髓腔方向要与根管长轴一致，避免近远中侧穿。

3. 上颌前磨牙

（1）髓腔解剖特点：髓室呈立方形，颊舌径大于近远中径，有两个细而突的髓角分别伸入颊舌尖内，分为颊舌两个根管，根分歧部比较接近根尖1/3部，从洞口很难看到髓室底，上颌第一前磨牙多为两个根管，上颌第二前磨牙可为一个根管，约40%为双根管。

（2）开髓方法：在𬌗面做成颊舌向的椭圆形窝洞，先穿通颊舌两髓角，不要将刚穿通的两个髓角误认为根管口，插入裂钻向颊舌方向推磨，把颊舌两髓角连通，便可揭开髓室顶。

4. 下颌前磨牙

（1）髓腔解剖特点：单根管，髓室和根管的颊舌径较大，髓室和根管无明显界限，牙冠向舌侧倾斜，髓腔顶偏向颊侧。

（2）开髓方法：在𬌗面偏颊尖处钻入，切勿磨穿近远中壁和颊舌侧壁，始终保持车针与牙体长轴一致。

5. 上颌磨牙

（1）髓腔解剖特点：髓腔形态与牙体外形相似，颊舌径宽，髓角突入相应牙尖内，其中近中颊髓角最高，颊侧有近远中两个根管，根管口距离较近，腭侧有一粗大的根管，上颌第二磨牙可出现两个颊根融合为一个较大的颊根。

（2）开髓方法：开髓洞形要和牙根颈部横断面根管口连线一致，做成颊舌径长，近远中径短的圆三角形，三角形的顶在腭侧，底在颊侧，其中一边在斜嵴的近中侧与斜嵴平行，另一边与近中边缘嵴平行。

6. 下颌磨牙

（1）髓腔解剖特点：髓腔呈近远中大于颊舌径的长方体。牙冠向舌侧倾斜，髓室偏向颊侧。髓室在颈缘下 2 mm，髓室顶至底的距离为 2 mm，一般有近远中两根，下颌第一磨牙有时有三根，近中根分为颊舌两根管，远中根可为一粗大的根管，也可分为颊舌两根管。下颌第二磨牙有时近远中两根在颊侧融合，根管也在颊侧融合，根管横断面呈"C"形。

（2）开髓方法：在𬌗面近远中径的中1/3偏颊侧钻入。开髓洞形为近远中边稍长，远中边稍短，颊侧洞缘在颊尖的舌斜面上，舌侧洞缘在中央沟处，开髓洞形的位置应在颊舌向中线的颊侧，可避免造成舌侧颈部侧穿和髓底台阶。

十二、看牙要用橡皮障

对于大多数患者来说，橡皮障是个非常陌生的概念。其实在欧美很多发达国家橡皮障已经被广泛使用，甚至在一些口腔治疗过程中，不使用橡皮障是违反医疗相关法规的。在国内，橡皮障也正逐步被一些高档诊所以及口腔医院的特诊科采纳，使得口腔治疗更专业，更无菌，更安全，更舒适。

什么是橡皮障呢？简单地说，橡皮障是在齿科治疗中用来隔离需要治疗的牙齿的软性橡皮片。当然，橡皮障系统还需要有不同类型的夹子以及面弓来固定。橡皮障的优点在于它提供了一个干燥清洁的工作区域，即强力隔湿，同时防止口腔内细菌向牙髓扩散，避免伤害口腔内舌、黏膜等软组织。橡皮障还能减少血液、唾液的飞溅，做好艾滋病、肝炎等相关传染病的普遍防护，减少交叉感染。对于患者，橡皮障可以提供安全、舒适的保障，这样在治疗过程中就不必注意要持续张口或者担心自己的舌头，也不必担心会有碎片或者小的口腔器械掉到食道或者气管里，营造一个更轻松的术野。

从专业角度来讲，橡皮障技术的必要性更毋庸置疑。例如，目前齿科最常见的根管治疗应该像外科手术一样在无菌环境下，如果不采用橡皮障，就不能保证治疗区域处于无菌环境，这样根管感染以及再感染的可能性将会大大提高。因此，我们常说有效控制感染是根管治疗成功的关键，而使用橡皮障是最重要的手段之一，它可以有效地避免手术过程中口腔环境对根管系统的再污染。此外，橡皮障技术可以更好地配合大量的根管冲洗，避免冲洗液对口腔黏膜的刺激，节约消毒隔离时间，减少诊间疼痛和提高疗效。正是由于橡皮障在根管治疗中如此的重要性，因此在美国口腔根管治疗中不采用橡皮障是非法的。其实，橡皮障最早使用应该是在齿科的粘连修复中。国外目前流行的观点是：如果没有橡皮障，最好就不要进行粘连修复。因为在粘连修复中，无论酸蚀前后都需要空气干燥，强力隔湿，这样才能避免水蒸气、唾液等污染。橡皮障的应用明显提高粘连的强度，减少微渗。尽管放置橡皮障不是治疗，但它却是提高治疗效果的有效手段。当然在国内，作为一个较新的技术，牙医们还需要投入一定时间来熟悉新的材料和学习新的操作要求，这样才能达到掌握必要技术来有效率地应用产品。但是，毫无疑问，一旦条件成熟，大多数患者都将享受到橡皮障技术带来的安全舒适。

十三、C 形根管系统的形态、诊断和治疗

1. C 形根管系统的形态与分类

C 形根管系统可出现于人类上、下颌磨牙中，但以下颌第二磨牙多见。下颌第二磨牙 C 形根管系统的发生率在不同人种之间差异较大，在混合人群中为 8%，而在中国人中则高达 31.5%。双侧下颌可能同时出现 C 形根管系统，Sabala 等对 501 例患者的全口曲面断层片进行了回顾性研究，结果显示在下颌第二磨牙出现的 C 形根管中有 73.9% 呈现对称性。

C 形牙根一般表现为在锥形或方形融合牙根的颊侧或舌侧有一深度不一的冠根向纵沟，该纵沟的存在使牙根的横断面呈 C 形。一般认为，Hertwig 上皮根鞘未能在牙根舌侧融合可导致牙根舌侧冠根向纵沟的出现。从人类进化的角度讲，下颌骨的退化使牙列位置空间不足，下颌第二磨牙的近远中根趋于融合而形成 C 形牙根。C 形牙根中的根管系统为 C 形根管系统。C 形根管最主要的解剖学特征是存在一个连接近远中根管的峡区，该峡区很不规则，可能连续也可能断开。峡区的存在使整个根管口的形态呈现 180° 弧形带状外观。

Melton 基于 C 形牙根横断面的研究，发现 C 形根管系统从根管口到根尖的形态可发生明显变化，同时提出了一种分类模式，将所有 C 形根管分为三型：C1 型表现为连续的 C 形，近舌和远中根管口通常为圆形，而近颊根管口呈连续的条带状连接在它们之间，呈现 180° 弧形带状外观或 C 形外观；C2 型表现为分号样，近颊根管与近舌根管相连而呈扁长形，同时牙本质将近颊与远中根管分离，远中根管为独立圆形；C3 型表现为两个或三个独立的根管。范兵等对具有融合根的下颌第二磨牙根管系统进行研究，结果显示 C 形根管从根管口到根尖的数目和形态可发生明显变化。

2. C 形根管系统的诊断

成功治疗 C 形根管系统的前提是正确诊断 C 形根管系统，即判断 C 形根管系统是否存在及其大致解剖形态。仅仅从临床牙冠的形态很难判断是否存在 C 形根管系统，常规开、拔髓之后可以探清根管口的形态。敞开根管口后，用小号锉进行仔细探查可更准确地了解 C 形根管口的特点。手术显微镜下，增强的光源和放大的视野使 C 形根管口的形态更清晰，诊断更容易、准确。

Cooke 和 Cox 认为通过术前 X 线片很难诊断 C 形根管，所报道的三例 C 形根管的 X 线片均表现为近远中独立的牙根。第一例 C 形根管是在根管治疗失败后进行意向再植时诊断的，第二和第三例则是因为根管预备过程中持续的出血和疼痛类似第一例而诊断。最近的研究表明，可以通过下颌第二磨牙术前 X 线表现诊断 C 形根管的存在和了解整个根管系统的大致形态。具有 C 形根管系统的牙根，多为从冠方向根方具有连续锥度的锥形或方形融合根。少数情况下，由于连接近远中两根的牙本质峡区过于狭窄，C 形根管的 X 线影像表现为近远中分离的两个独立牙根。将锉置于近颊根管内所摄的 X 线片似有根分叉区的穿孔，这种 X 线特征在 C1 型 C 形根管中更多见。

3. C 形根管系统的治疗

C 形根管系统的近舌及远中根管可以进行常规根管预备，峡区的预备则不可超过 25 号，否则会发生带状穿孔。GG 钻也不能用来预备近颊根管及峡区。由于峡区存在大量坏死组织和牙本质碎屑，单纯机械预备很难清理干净，使用小号锉及大量 5.25% 的次氯酸钠结合超声冲洗是彻底清理峡区的关键。在手术显微镜的直视下，医师可以看清根管壁及峡区内残留的软组织和异物，检查根管清理的效果。

C形根管系统中，近舌及远中根管可以进行常规充填。放置牙胶以前应在根管壁上涂布一层封闭剂，采用超声根管锉输送技术比手工输送技术使封闭剂在根管壁上的分布更均匀。为避免穿孔的发生，C形根管的峡区在预备时不可能足够敞开，侧方加压针也不易进入到峡区很深的位置，采用侧方加压充填技术往往很难致密充填根管的峡区，用热牙胶进行充填更合适。热牙胶垂直加压充填可以使大量的牙胶进入根管系统，对峡区和不规则区的充填比侧方加压和机械挤压效果好。Liewehr等采用热侧方加压法充填C形根管取得了较好的效果。手术显微镜下，医师可以清楚地观察到加压充填过程中牙胶与根管壁之间的密合度，有利于提高根管充填的质量。因此，要有效治疗C形根管系统需采用热牙胶和超声封闭剂输送技术。

　　C形根管系统治疗后进行充填修复时，可以将根管口下方的牙胶去除2～4 mm，将银汞充入髓室和根管形成银汞桩核；也可以在充填银汞前在根管壁上涂布黏结剂以增加固位力和减少冠面微渗漏的发生。如果要预备桩腔，最好在根管充填完成后行即刻桩腔预备，以减少根管微渗漏的发生。桩腔预备后，根管壁的厚度应不小于1 mm以防根折，根尖区至少保留4～5 mm的牙胶。桩钉应置入呈管状的远中根管，因为桩钉与根管壁之间的适应性以及应力的分布更合理，而在近舌或近颊根管中置入桩钉可能导致根管壁穿孔。所选用桩钉的宽度应尽可能小，以最大限度保存牙本质和增加牙根的强度。

　　4. C形根管系统的治疗预后

　　严格按照生物机械原则进行根管预备、充填和修复，C形根管的治疗预后与一般磨牙没有差别。随访时除观察患牙的临床症状和进行局部检查外，应摄X线片观察根分叉区有无病变发生，因为该区很难充填，而且常常有穿孔的危险。由于C形牙根根分叉区形态的特殊性，常规根管治疗失败后无法采用牙半切除术或截根术等外科方法进行治疗，可以视具体情况选择根管再治疗或意向再植术。

十四、髓腔和根管口的解剖规律

　　（1）髓室底的水平相当于釉牙骨质界的水平，继发牙本质的形成不会改变这个规律，所以釉牙骨质界可以作为寻找和确认髓室底的固定解剖标志。

　　（2）在釉牙骨质界水平的牙齿横截面上，髓腔形状与牙齿断面形状相同，并且位于断面的中央，也就是说，髓室底的各个边界距离牙齿外表面是等距离的。

　　（3）继发性牙本质形成有固定的位置和模式，在髓腔的近远中颊舌四个侧壁，髓室顶和髓室底表面成球面状形成。

　　（4）颜色规律。

　　①髓室底的颜色比髓腔壁的颜色深，即髓室底的颜色发黑，髓腔壁的颜色发白，黑白交界处就是髓室底的边界。

　　②继发性牙本质比原发性牙本质颜色浅，即继发性牙本质是白色的，原发性牙本质是黑色的。

　　（5）沟裂标志。

　　根管口之间有深色地沟裂相连，沟裂内有时会有牙髓组织。当根管口被重重地钙化物覆盖时，沿着沟裂的走向去除钙化物，在沟裂的尽头就能找到根管，这是相当快速而安全的技巧。

　　（6）根管口一定位于髓腔侧壁与髓室底交界处。

　　（7）根管口一定位于髓室底的拐角处。

　　（8）根管口分布对称性规律除了上颌磨牙之外的多根牙，在髓室底画一条近远中方向的中央线，根管口即分布在颊舌两侧，并且对称性排列。也就是说，颊舌根管口距离中央线的距离相等，若只有一个根管口，则该根管口一定位于中线上或其附近不会偏离很大。根据这个规律可以快速地判断下磨牙是否存在远中舌根管。

十五、寻找根管口的几种方法

　　（1）多根管牙常因增龄性变化或修复性牙本质的沉积，或髓石，或髓腔钙化，或根管形态变异等情况，而使根管口不易查找时，可借助于牙齿的三维立体解剖形态，从各个方向和位置来理解和看牙髓腔的解剖形态；并采用多种角度投照法所拍摄的 X 线片来了解和指出牙根和根管的数目、形状、位置、方向和弯曲情况，牙根对牙冠的关系，牙根及根管解剖形态的各种可能的变异情况等。

（2）除去磨牙髓腔内牙颈部位的遮拦根管口的牙本质领圈，以便充分暴露髓室底的根管口。

（3）采用能溶解和除去髓腔内坏死组织的根管冲洗剂，以彻底清理髓室后，根管口就很可能被察觉出来。

（4）探测根管口时，应注意选择髓室底较暗处的覆盖，在牙骨质上方的牙本质和修复性牙本质上做彻底地探查，并且还应注意按照根管的方向进行探查。

（5）髓室底有几条发育沟，都与根管的开口方向有关，即沿髓室底的发育沟移行到根管口。所以应用非常锐利的根管探针沿着发育沟搔刮，可望打开较紧的根管口。

（6）当已经指出一个根管时，可估计其余根管的可能位置，必要时可用小球钻在其根管可能或预期所在的发育沟部位除去少量牙本质，然后使用锐利探针试图刺穿钙化区，以找出根管口，除去牙颈部的牙本质领圈以暴露根管口的位置。注意钻磨发育沟时不要过分地加深或磨平发育沟，以免失去这些自然标志而向侧方磨削或穿刺根分叉区。

（7）在髓室底涂碘酊，然后用稍干的酒精棉球擦过髓底以去碘，着色较深的地方常为根管口或发育沟。

（8）透照法使用光导纤维诊断仪的光源透照颊舌侧牙冠部之硬组织，光线通过牙釉质和牙本质进入髓腔，可以看到根管口是个黑点；而将光源从软组织靠近牙根突出处进行透照，光线通过软组织、牙骨质和牙本质进入髓腔，则显示出根管口比附近之髓底部要亮些。

第二节　牙体牙髓病科常用药物

一、氟化物制剂

氟化物制剂的应用是口腔医学领域的重大进展，它在防龋、脱敏等方面应用极广。氟化物的作用包括：①抑制致龋菌生长；②减少牙菌斑内酸的形成；③降低釉质的溶解度；④促进脱钙釉质的再矿化。氟化物控制在一定浓度和剂量时对防龋有效。若剂量或浓度过大，则可引起氟中毒。氟为细胞原浆性毒物，当使用剂量过大、浓度过高或使用不慎时，将给机体造成严重后果，6～8 mg/kg（体重）的氟，即可致人死亡。曾有报告，一次口服 100 mg，即导致急性氟中毒。儿童急性氟中毒剂量为 2 mg/kg 体重，婴儿期用量达 1 g 的氟化钠，可危及生命安全。长期摄入过量的氟，可致机体发生慢性氟中毒。

急性氟中毒极少见，可引起急性肠胃道刺激症状；氟与血清钙结合可形成不溶性的氟化钙，其结果是造成肌肉痉挛、虚脱和呼吸困难等；慢性中毒可影响牙齿、骨或其他组织。饮水中加氟含量为 2～4 mg/L 时可能引起氟牙症，4～14 mg/L 时可引起氟骨症、佝偻病、贫血和关节病变等。所有这些都说明在饮水中加适量氟化物或用氟化物通过其他途径来防龋，只要应用得当，是不会引起多大不良反应的。一种方法是氟化物的联合使用，既可降低局部氟的使用量，又可提高防龋效果，是值得提倡的防龋手段。

二、脱敏制剂

1. 极固宁

阿尔法韦士曼制药公司产品，包装：2×7 mL 瓶／盒。

（1）主要成分：绿瓶内为液体 1（无色）：含磷酸钾、碳酸钾、羟苯甲酯钠、无离子水，橙瓶内为液体 2（无色含氯化钙、氯化锶、苯甲酸钠、无离子水）。极固宁 TM 具有双重脱敏作用：①深度封闭牙本质小管；②抑制牙神经纤维的去极化作用，阻止刺激的传播。

（2）适应证：①深龋的洞衬患者；②桩核预备时牙本质暴露患者；③嵌体预备时牙本质暴露患者；④牙颈部缺损或酸蚀患者；⑤牙龈退缩和釉质 - 牙骨质界暴露或牙颈部根面外露；⑥口腔保健前后使用（如刷牙、漂白牙齿等）。

(3）使用方法：①用消毒剂清洁治疗面，用气枪仔细吹干约 10 s；②用小刷子或小海绵将 1 液涂擦于干燥面上约 10 s；③立即用同种方法涂擦 2 液；④对于非常敏感的患者需重复治疗两次。

（4）注意事项：不要将两种液体混合，这将使材料失效。目前尚无明显禁忌证和不良反应，但仅供专业使用。室温下保存（24℃），保存时盖紧瓶盖。

2. Gluma 脱敏剂

1×5 mL/瓶，为贺利氏古莎公司生产，主要成分：1 000 mg Gluma 脱敏剂含 361 mg 2-羟乙基甲基丙烯酸酯、51 mg 戊二醛、无离子水。

（1）适应证：消除暴露的牙颈部的过敏症状，减轻和预防因牙本质预备而引起的牙齿过敏症状。

（2）方法：①清洁牙齿，冲洗干燥，有效隔离；②蘸少量 Gluma 脱敏剂涂布于过敏牙齿表面，然后保持 60 s；③用气枪轻轻吹干牙面，使液体薄膜消失，牙齿表面不再发亮，水冲洗；④可重复做两次。

3. Seal & Protect

1×45 mL/瓶，为 Dentsply 公司生产，主要成分：二甲基或三甲基丙烯酸酯、PENTA、功能性无定型硅、光引发剂、稳定剂、十六胺氢氟酸、三氯苯氧氯酚、醋酮酸。

（1）适应证：牙齿过敏患者，洞衬。

（2）使用方法：①清洁牙齿，冲洗干燥，有效隔离；②蘸足量 Seal & Protect 液，涂布于过敏牙面 20 s；③气枪吹去溶剂；④光固化 10 s；⑤再次涂布 Seal& Protect 液，即刻用气枪吹干；⑥光固化 10 s。

（3）禁忌证：对脱敏剂中任何一种成分过敏的患者，牙髓炎患者。

三、水门汀类制剂

1. 氢氧化钙

（1）种类：氢氧化钙通常有粉液剂型和双糊剂型两种。组成中的氢氧化钙是材料的活性成分，为碱性，具有杀菌和促进牙本质中钙沉积作用，氧化锌具有弱收效和消毒作用，二氧化钛是惰性填料，硬脂酸锌是固化反应加速剂，钨酸钙具有 X 线阻射能力。

（2）凝固原理：粉剂与液剂或 A 糊剂与 B 糊剂调拌后发生螯合反应，最后形成水杨酸 13-丁醇酯与 Ca^{2+} 的螯合物，并包裹过量未反应的氢氧化钙及其他物质。此反应速度极慢，加入微量硬脂锌或水分能使其在数分钟内凝固。

（3）性能：①强度：氢氧化钙水门汀凝固后的强度较低，其抗压强度为 6～30 MPa，直径抗拉强度为 10～31 MPa，因此，用它垫底时，需做二次垫底；②凝固时间：在室温下及 80% 湿度下，凝固时间为 3～5 min，调拌好后，在口腔潮湿环境中能加速其凝固。粉液剂型的材料极易受空气湿度影响，湿度大凝固速度快，湿度小凝固速度慢。双糊剂型受影响较小；③溶解性：可溶于水、唾液中，在水中可逐渐崩解。接触 37% 磷酸溶液 60 s，溶解值为 2%～3%。将该材料浸入水中 1 个月，溶解值为 28%～35%；浸入水中 3 个月，溶解值为 32%～48%；④抗菌性：氢氧化钙水门汀具有强碱性，对龋坏牙本质的细菌有一定的杀菌及抑菌作用，可杀死及抑制龋洞中或根管中残留的细菌；⑤对牙髓的影响：由于水门汀的强碱性，用它进行深洞垫底时，初期水门汀对牙髓产生中等程度的炎症反应，以后逐渐减轻，并有修复性牙本质的形成。用该材料盖髓时，最初使与材料接触的牙髓组织发生凝固性坏死，坏死区域下有胶原屏障形成。以后胶原矿化，有骨样组织和前期牙本质样的组织形成，最终形成修复性牙本质。实验证明，氢氧化钙可促进牙本质和牙髓的修复反应，可诱导龋坏牙本质再矿化，促进牙本质桥的形成。

（4）临床应用：①盖髓剂：包括间接盖髓或直接盖髓剂；②根管消毒剂：可作为根管消毒剂，通常使用粉液剂型，成稀糊剂状，易取出；③根管充填剂：用氢氧化钙水门汀充填根管，可以早期诱导根尖封闭，在根尖孔形成骨样组织及钙化区域，而且根尖周的炎症也较轻；④牙本质脱敏：可用于牙颈部及根面的脱敏，其可能的原理有三：a. 它可以阻塞牙本质小管；b. 它具有矿化作用；c. 它可以刺激继发性牙本质的形成。应用时，将调和好的氢氧化钙水门汀黏附于过敏处，任其自然脱落。

2. 氧化锌丁香油水门汀（ZOE）

（1）组成：氧化锌丁香油水门汀由粉、液两部分组成。

（2）凝固机理：粉剂与液剂混合后发生螯合反应，最后生成无定形的丁香酚锌的螯合物，反应极缓慢，约12 h，加入微量醋酸盐能使其在数分钟内初步结固。已结固的水门汀中，含有未反应的氧化锌、松香等，它们被螯合物形成的基质包埋。

（3）性能：①强度：强度比较低，普通型的抗压强度为25～35 Mpa，不足承受咀嚼力，故用其作基底时，尚需在其上垫一层磷酸锌水门汀；增强型的抗压强度较高，为45～55 MPa。我国医药行业标准规定，氧化锌丁香油水门汀的抗压强度应不低于25 MPa。②凝固时间：凝固时间为3～10 min，调和后在口腔潮湿环境中能加速其凝固。③溶解性：可溶于水、唾液中，在水中的溶解性较高，仅次于氢氧化钙水门汀，主要是由于丁香油的析出，但是，氧化锌丁香油水门汀在凝固过程中体积收缩小（0.1%），短期内与洞壁的密合度是基底料中最好的，故常用它作为暂封材料使用。④对牙髓的影响：在基底材料中，对牙髓刺激性最小，并具有安抚、抗炎、抑菌作用，能保护牙髓免受磷酸锌类水门汀及热、电的刺激，因此，常用作接近牙髓的深洞基底料以及根管充填材料。氧化锌丁香油水门汀还可用于小穿髓点的盖髓。

（4）适应证：主要用于接近牙髓的深洞基底料、意外穿髓的盖髓剂、暂封材料、根管充填材料及牙周术后的牙周敷料，也用作暂时冠、桥的封固材料。

3. 玻璃离子体水门汀（GIC）

GIC是20世纪70年代初问世的一种新型水门汀类材料，是在聚羧酸锌水门汀的基础上发展起来的。由于其独特的美观性能和粘接性能，一经问世便引起广泛注意，在随后的近30年间得到迅速的发展。目前，临床上可选择的玻璃离子体水门汀种类较多，应用范围也较最初有了很大的扩大。

（1）分类：①国际标准化组织（ISO）根据用途将GIC分为三型，Ⅰ型用于冠、桥、嵌体等固定修复体的粘固，Ⅱ型用于牙体缺损的修复，Ⅲ型用于洞衬及垫基底；②根据剂型可分为粉液型、粉液胶囊型、单粉水硬型和单糊剂型；③根据固化方式可分为一般酸碱反应固化型和光固化与酸碱反应固化双重固化型；④根据树脂改性情况可分为一般玻璃离子水门汀（即粉液型酸碱反应固化玻璃离子水门汀）、粉液型光固化玻璃离子水门汀（光固化与酸碱反应双重固化型，又称为树脂增强玻璃离子水门汀）和复合体（单糊剂型光固化玻璃离子水门汀，又称为聚酸改性复合树脂）。

（2）组成：传统的玻璃离子体水门汀为粉液剂型。粉剂为氟铝硅酸钙玻璃粉，液剂为聚丙烯酸或聚丙烯酸与依康酸共聚物的水溶液，其浓度一般不超过50%。此外，液体中还加有少量的酒石酸，以改善其操作性能和凝固性能。与聚羧酸锌水门汀相似，聚丙烯酸可做成粉状，与铝硅酸钙玻璃粉混合，使用时与水混合即可，此为单粉剂型玻璃离子体水门汀。

光固化玻璃离子体水门汀是一种树脂改性产品，可以是粉液型，也可以是单糊剂型。粉液型产品的粉剂主要是氟铝硅酸钙玻璃粉，并含有聚合反应促进剂（有机叔胺）。液剂主要是具有多个羟基的甲基丙烯酸酯、甲基丙烯酸β-羟乙酯、光引发剂和水。这类产品既具有复合树脂的一些特点，又具有玻璃离子水门汀的一些特性，被称为聚酸改性复合树脂，又称为复合体。

（3）性能：①色泽。与聚羧酸锌水门汀相比，由于选用了玻璃粉，玻璃离子体水门汀凝固后具有半透明性，色泽也与牙齿相似，可以作为前牙牙体缺损修复。光固化玻璃离子体水门汀可提供多种不同颜色的材料供选择，可使修复体颜色与牙齿颜色更加匹配，达到美观修复的目的。一般的粉液型玻璃离子体水门汀凝固后，材料中含有较多的气泡，不易抛光，容易黏附色素，影响美观。单糊剂型材料含气泡较少，抛光性明显改善，尽管如此，这类材料仍易受咖啡、茶等染色；②粘接性。一般的玻璃离子体水门汀与釉质的粘接强度为30～50 MPa，与牙本质的粘接强度为20～40 Mpa。光固化玻璃离子体水门汀与釉质的粘接强度可达60 MPa，与牙本质的粘接强度可达55 Mpa，使用表面处理剂后，与釉质的粘接强度可达100 MPa，与牙本质的粘接强度可达75 Mpa。由于材料中加入了带有羧基的树脂单体成分，粘接时又使用底涂剂及黏结剂，单糊剂型光固化玻璃离子体水门汀（复合体）与牙釉质的粘接强度可达10～17 MPa，与牙本质的粘接强度可达7～12 MPa；③吸水性及溶出性。一般玻璃离子体水门汀在凝固过程中有较强的吸水性,吸水后材料呈白色垩状,溶解性增加,容易被侵蚀。只有在凝固后才具有良好的强度和低溶出率,所以,临床上充填牙齿后,一般需在材料表面涂一层保护剂,以防凝固过程接触水分。一般的玻璃离子体水门汀水中吸水率(6个月)为5%~9%,溶出率为0.07%~0.35%。粉液型光固化玻璃离子水门汀在浸水后早期吸水率较大,7 d吸水率可达89%,6个月吸水率为93%。单糊剂型光固化玻璃离子体水门汀吸水率较小,6个月吸水率为30%。玻璃离子水门汀吸水后体积膨胀,能补偿固化过程中的体积收缩,提高修复体的边缘密封性能;④强度。一般的玻璃离子体水门汀在凝固后1 h,抗压强度可达100~140 MPa,24 h后可达140~200 MPa,完全凝固(数日)后强度达到最大。光固化玻璃离子体水门汀24 h抗压强度可达200~300 MPa,尤其是单糊剂型强度最好。复合体的力学性能处于玻璃离子水门汀和复合树脂之间;⑤凝固特性。一般初步凝固时间为25~60 min,24 h后初步完全固化,7 d后达到完全固化。由于引入了光固化树脂成分,光固化玻璃离子体水门汀早期固化程度高,强度好,不怕水;⑥边缘封闭性。由于玻璃离子体水门汀吸水后有一定的膨胀以及对牙齿有一定的化学粘接性,该材料的边缘闭性较好,优于磷酸锌水门汀,其中光固化玻璃离子体水门汀优于一般的玻璃离子体水门汀,尤其以单糊剂型玻璃离子体水门汀边缘封闭性能最好。⑦牙髓刺激性。与聚羧酸锌水门汀相似,玻璃离子体水门汀的牙髓刺激性很小。在保留牙本质厚度不小于0.1 mm时,该材料对牙髓几乎无刺激作用。⑧防龋作用。现在的玻璃离子体水门汀大多含有氟化物,在口腔唾液中能缓慢释放氟离子,这也是该材料的优点之一。所释放的氟离子可与紧邻的牙齿硬组织中的羟基磷灰石中的羟基进行交换,提高牙齿硬组织中的氟含量,从而提高牙齿的抗龋能力。

(4)应用。Ⅰ型玻璃离子体水门汀主要用于冠、桥、嵌体等固定修复体的粘固,Ⅱ型主要用于牙体缺损的修复,如乳牙的充填修复、恒牙颈部楔状缺损的修复及Ⅴ、Ⅳ类洞的充填修复,Ⅲ型主要用于洞衬及垫基底。用玻璃离子体水门汀垫底,一般只需垫一层即可。光固化玻璃离子水门汀可用于楔状缺损、Ⅲ类洞、Ⅴ类洞儿童的Ⅰ、Ⅱ类洞及桩核修复。单糊剂型光固化玻璃离子水门汀可用于楔状缺损、Ⅲ类洞、Ⅴ类洞、小Ⅰ类洞、儿童的Ⅰ、Ⅱ类洞修复,不能用于恒牙咬合面较大面积缺损修复。在玻璃离子水门汀中混入银合金粉可以显著增强玻璃离子水门汀的强度,可用于后牙咬合面小缺损及桩核修复,由于呈银灰色,该材料的应用范围受到限制。

四、酚制剂

(一)樟脑酚(CP)

樟脑酚主要由樟脑、酚和乙醇配制而成,为白色晶体,味臭,轻度挥发,微溶于水,易溶于乙醇、乙醚中。本制剂镇痛性能较好,渗透力较强,腐蚀性和防腐蚀性能均较低,主要用于窝洞和根管轻度感染的消毒以及牙髓安抚剂等,作为局部封药使用。

(二)木馏油

木馏油为多种酚类的混合物,包括愈创木酚、木馏酚、甲酚等,淡黄色,味异臭,易溶于乙醇、乙醚、氯仿等,具有酚类的抗菌作用,防腐、消毒、轻度镇痛和除臭功能,遇脓、血、坏死组织时仍有消毒作用,常用于根管消毒。

(三)麝香草酚

麝香草酚无色或白色结晶体粉末,具特异芳香,难溶于水,易溶于乙醇、乙醚、氯仿,对真菌和放线菌有较强的杀菌作用,杀菌作用比苯酚强30倍,而毒性则为苯酚的1/10,对革兰氏阴性菌作用较弱,主要用于窝洞和根管消毒剂。

五、牙髓失活剂

(一)多聚甲醛失活剂

多聚甲醛失活剂为甲醛的聚合物,为白色结晶体,常温下缓慢挥发甲醛,具有较强的杀菌力,渗透性较好,作用持久,对组织刺激性较小。多聚甲醛的主要成分为多聚甲醛、适量的表面麻醉剂(如可卡因、丁卡因等)、氮酮。

方法步骤：对需做牙髓失活的牙髓病患者，在露髓的牙髓表面，放置4～6号球钻大小的多聚甲醛失活剂，以丁香油水门汀暂时封闭窝沟，一定时间后复诊抽出牙髓。

牙髓失活作用：多聚甲醛失活剂由于没有砷失活剂剧烈的毒副作用，失活作用缓慢且较安全，习惯上常用于乳牙的牙髓失活，又称乳牙失活剂；用于恒牙时效果常不稳定，有时需再次封药。谢欣梅研究报告：经过改进后的失活剂，其可靠性与砷制剂基本相似，且可失活整个牙髓。

（二）蟾酥制剂

蟾酥制剂于1979年开始用于无痛切髓，主要成分：蟾酥700 mL/L乙醇提取物粉与可卡因按2：1重量比混合后，加入适量950 mL/L乙醇、甘油（1：1）调制成膏状。

操作方法：暴露穿髓点，取5号球钻大小药物置于穿髓点，暂封约1 h后去除封药，揭髓室顶，切除冠髓（或同时拔除根髓），清理髓室，行一次法干髓术（或去髓术）。

蟾酥制剂能够用于快速无痛切髓的机理可能是由于蟾酥内含有作用较强的局麻成分——脂蟾毒配基类物质（其中，蟾毒灵的表面麻醉效力为可卡因的近90倍）。由于该类物质在其麻痹作用发生前有一定的刺激，可引起组织疼痛反应，故在蟾酥制剂内加入一定量的可卡因，以减少该刺激引起的疼痛反应。

六、无髓牙纵裂

1. 病因

（1）殆创伤与牙周支持组织丧失。殆创伤与牙根纵裂有直接关系，殆创伤使牙根部受力点发生改变，尤侧向咬合时，产生扭力，使应力过于集中在某些部位。另外，咬合创伤会造成牙槽嵴吸收或本身有牙周炎致牙周支持组织丧失，牙槽嵴高度降低，都会使根管壁的应力增高，如果个别牙的根管壁长期处于高应力状态，势必对牙体组织产生损害，从而引起牙根纵裂。

（2）牙体组织结构发育缺陷。扫描电镜观察发现，纵裂牙的牙本质小管数目明显减少，有些区域小管有断裂、扩张、弯曲等变化，有些区域出现裂纹和裂隙，小管方向紊乱，这些结构上的缺陷，可使患牙对咬合的承受能力下降，尤其出现创伤合力时，可使结构缺陷部位发生折裂。

（3）冷牙胶侧压充填。侧方加压充填，尤其是冷牙胶侧压充填，由于加压时管腔内已有部分充填物（牙胶尖），而冷牙胶尖又缺乏一定的流动性，术者为使之充填密合，往往可能会用较大压力。若使用的侧压充填器锥度过大或弹性欠佳，都有可能导致根管内应力过高，造成根管变形，从而留下牙根纵裂的隐患。

（4）桩或桩核修复。桩的长度、形态和直径与牙根纵裂有直接关系。根管内的应力与桩钉的长度呈反比例关系，而与桩的直径呈正比例关系。同时，桩道预备过多会丧失过多的牙体组织，进一步削弱牙的抗折能力。

（5）年龄因素。主要发生于50岁以上的中老年人，可能与牙髓发生退行性变，牙体组织失水变脆有关。另外，中老年人多伴有牙周支持组织的丧失，也是易发生牙根纵裂的原因之一。

2. 临床表现和诊断

X线检查早期仅表现为牙槽骨的吸收，类似于咬合创伤或慢性根尖周炎的表现，晚期由于裂隙侧壁牙本质的吸收，折裂片移位，管腔增宽，与根管内充填物之间出现透射区，根充不密合，甚至充填物会移位或被吸收。翻瓣检查目前认为是最可靠的方法，一般根面上有"V"形或呈窗形的骨吸收，去除炎性肉芽组织后常可见根面折裂线，染色有助于诊断。当纵裂累及牙根的中上部分时，根管显微镜下可以观察到纵裂线，染色剂可以使纵裂线深染，有利于观察。

3. 防治

以预防为主。

（1）去除咬合创伤，减轻咬合压力，合理设计修复体。

（2）避免过大的根管充填压力和过度的根管预备。

（3）选择合适的桩钉。

（4）多根牙发生纵裂可考虑截根或牙半切除术，单根牙则需拔除。

无髓牙牙根纵裂呈多样性和不典型性。早期可无明显症状，有的仅有咬合不适或乏力，随着病程延长，牙槽骨的破坏，表现为牙龈的反复肿胀，类似牙周脓肿的症状，临床检查时在牙根的纵裂侧可以探到深而窄的牙周袋，多根牙也可能发生于根分叉处。

七、髓室底穿通和根管旁穿的治疗

髓室底穿通和根管旁穿是牙髓治疗、病理吸收或龋坏等原因造成的髓腔和牙周组织的联通，牙体科和修复科的医生都会遇到的意外事故，其中医源性穿孔占有相当大的比例，根管旁穿的发生率是3%。Ingle指出意外穿髓是牙髓治疗失败的第二大原因，Seltzer也指出3.5%的牙髓治疗失败与意外穿孔有关。而且髓室底穿通和根管旁穿常导致患牙被拔除，造成不应有的损失。因此，意外穿孔除预防外，穿孔后的治疗也有重要的意义。

1. 病因和部位

（1）医源性穿孔。多发生在去龋、开髓、寻找和扩大根管口、根管预备和修复植桩时，前三者多造成髓室底穿通，而后两者多造成根管旁穿，尤其是根管形态异常、根管钙化和弯曲等因素存在的时候，如果操作失误和经验不足时更易发生。徐根源统计了26例髓室底穿通的病例，发现下颌磨牙近舌侧穿孔的占16例，近颊侧穿孔的占8例，上颌磨牙近颊侧穿孔的占2例。下颌磨牙发生率高于上颌磨牙。根管旁穿的发生率为3%。Kvinnsland统计了55例意外穿髓病例，认为各个牙位都可能发生。上颌牙多见于下颌牙。上颌尖牙的发生率最高，其次是侧切牙、中切牙、前磨牙及磨牙。下颌则以第一磨牙多见，其次是第二前磨牙、第一前磨牙和尖牙。发生率和该牙位的牙髓治疗频率相一致。颊侧和近中根面的穿孔最多。其次是远中根面，而髓室底穿孔居第三位，舌侧的穿孔最少。其中颊侧的穿孔大都发生在上颌前牙。前磨牙和磨牙多发生根的近中旁穿，在医源性的穿孔中制备根管钉道和根管内固位型时的发生率多于根管预备，而后者中钙化根管的穿孔最多，其次是弯曲根管和寻找根管口时。

（2）病理性、生理性和特发性吸收。这种吸收多发生于乳牙替牙期。恒牙多见于尖周和根分叉区的慢性炎症。下颌发生率高于上颌特发性吸收的发生率不确定，但一般和外伤有关。髓室底穿通的病例中以病理性吸收多见。

（3）龋坏穿孔多引起髓室底穿通。下颌多见于上颌，与龋坏的牙位一致。

2. 意外穿髓后的组织变化

穿孔后的组织变化为：严重的炎症反应，牙周纤维破坏和重建，穿孔区的牙周附着丧失，牙槽骨、牙骨质及牙本质发生吸收，上皮出现在穿孔区的下方，而后上皮层和结合上皮发生融合，牙周附着丧失，牙周袋形成，支持组织丧失，牙齿因松动而被拔除。在临床上，多因牙周脓肿、疼痛、根折、牙周脓肿而拔除。炎症的程度和下列因素有关：

（1）机械性创伤程度。

（2）穿孔的大小和部位及与龈沟的关系。

（3）有无感染存在。

（4）充填材料的毒性和密闭性。

（5）超填的存在和程度。

3. 穿孔的诊断

较大的穿孔可由于出血和疼痛易于诊断。根管旁穿或不易发现的穿孔可以插入根管器械或牙胶尖，借助X线诊断。

4. 穿孔治疗的不利因素

穿孔多狭小，而且因为出血，环境潮湿，对材料的结固和性能产生影响。许多的穿孔器械不易达到。而且穿孔为无底洞型，充填时易发生超填，使充填物压入根周组织造成不良后果。因此，治疗是一个棘手的问题。

5. 处理方法

过去患牙多无恰当的处理而被拔除。随着材料学的发展，以及生物活性材料的研究，目前有很多的处理方法，但应视具体的病例而定。

（1）在常规的根管充填中处理旁穿，无须特殊的处理，只适用于两种情况：①发生在弯曲根管的近根尖部的穿孔；②内吸收造成的小穿孔。

（2）将穿孔作为侧支根管来充填。Arieh 提出用根尖孔探测器测定穿孔的部位和深度。在穿孔平面以下常规充填，取比穿孔稍大的并比穿孔口短 2 mm 的牙胶尖填入穿孔后用热牙胶技术完成充填。

（3）采用根尖切除术、截根术和牙半切术，多适用于根管无法打通，穿孔修复失败，尖周和穿孔区有严重炎症的患者。根据保留的原则，手术应尽可能地少切。有的病例，如手术不易达到的上颌磨牙的近颊根腭侧旁穿，下颌磨牙的近中根远中旁穿则采用截根和半切术，术中逆充填。Kvinnsland 提出颈 1/3 的根管旁穿可以翻瓣去骨暴露穿孔，而后完成根管治疗和穿孔的修复。但是手术常造成牙周附着不可逆的破坏。

（4）采用牙体手术、逆充填和牙周组织诱导再生技术处理穿孔。牙周组织诱导再生技术在牙周治疗中已经有了长足的发展，其机械性的阻止结合上皮向下生长，为牙周膜和牙槽骨的生长提供了时间和空间。Duggins 提出使用 gTR 技术和牙体手术相结合修复穿孔。其使用牙体手术截除穿孔以下的牙根和逆充填，缺骨区植入冻干脱钙骨，再用 gTR 膜覆盖植骨区和牙龈之间，缝合牙龈。7 个月后取出该膜。Duggins 为修复穿孔提供了另一个途径。

（5）髓室底穿通更适宜充填修复。许多的研究都在能达到生物愈合的材料。已经研究过的材料有银汞合金、玻璃离子水门汀、银化玻璃离子水门汀、牙胶、金属无机盐聚合物（mTX）、ZOE、复合树脂、氢氧化钙、钙维他、石膏、三磷酸钙、冻干脱矿骨、铟油、牙本质粉、bMP 复合牙本质陶瓷。各种材料都有一定优缺点。除材料方面外，超填也是应解决的问题。

理想材料的选择。理想的充填材料应具有良好的生物、相容性，无毒，不致癌，不致敏，可诱导或引导牙骨质及牙槽骨的再生，取材方便经济，封闭性能好。Himel 指出充填材料在组织的修复过程中可被降解，并被健康组织所取代。为减少超充的危险，材料应具有流动性和非压填性能。新近发展的穿孔填充材料还要求其具有快速凝固、潮湿环境中凝固及一定的强度要求。

超填问题。材料在就位时常常需要施加一定的压力，而穿孔又是一个无底洞型，易将材料压出穿孔，加重穿孔时造成根周组织的创伤，同时也妨碍牙周组织的愈合和牙骨质封闭，更不利于牙周组织再附着。为解决超填问题，目前有两种研究方向。①用具有一定流动性的材料，在充填时不必加过大的压力，就减少了超填的可能，玻璃离子水门汀具有流动性及与牙本质黏结的特点，即使超出穿孔，也沿根面分布，不会压入牙槽骨中。其有两种结固类型，光固化和化学固化。光固化的操作性和潮湿环境中结固的性能较好。无机金属聚合物呈胶态，就位性、凝固性及水性都较好，超填发生率只有 3.3%。有学者也提出 tCP 的颗粒结构也减少超填。②用生物相容性好，可降解并可诱导或引导骨再生的材料垫于穿孔下层，在其上充填机械性能好的材料。垫底材料有良好的生物相容性，在组织修复中可降解，即使超填也不会有明显不利的影响。而且为其他材料的充填提供了良好的操作环境。最早曾使用过铟油垫底，但由于其引起严重的炎症而被淘汰。目前有人使用硫酸钙和冻干脱矿骨垫底，并用酸蚀解决了垫底材料引起的闭合性不好的缺点，这样既利用了垫底材料的生物活性，又利用其他材料的机械性能，为充填开拓了新的途径。

6. 研究中出现的问题

（1）炎症：穿孔区组织的炎症反应主要取决于机械创伤程度和修复材料的生物相容性，炎症是修复成败的关键。生物相容性又是主要因素，银汞、铟油、复合树脂生物相容性差，炎症反应重，愈合不好。而硫酸钙、hA 和冻干脱矿骨的生物相容性好，炎症反应轻，有较好的效果。炎症程度和创伤有关，故修复时应尽可能减少对穿孔区的刺激，避免超填。

（2）上皮层问题：在髓室底穿通和颈 1/3 根旁穿的组织学研究发现，常有上皮层出现于穿孔与牙周组织之间，阻碍了牙周组织的再附着，而一些生物相容性好的材料，如氢氧化钙或结合上皮水平以下的穿孔病例中部分组织中未发现上皮层。上皮细胞的来源有两种：一种是龈沟上皮来源；一种是 Malassez 上皮来源，炎症刺激可引起上皮组织增生，故减少炎症，阻止结合上皮下侵，加快牙周组织再生速度，减少上皮层的出现。目前也有学者使用 gTR 技术，阻止上皮向下生长。

（3）牙骨质、牙槽骨再生和牙周膜再附着：穿孔最理想的修复是生物性修复，即牙骨质封闭穿孔，牙周膜再附着。研究发现，只要有炎症就会引起牙周组织的破坏。而修复材料中没有生物活性不被降解的材料，组织修复很难。无生物活性但可被降解的材料可表现出良好的硬组织修复，因为材料降解为组织修复提供了空间。既有生物相容性又可以被降解的材料则有良好的临床表现。牙骨质封闭穿孔是生物愈合的基础。

（4）封闭性。严密的隔绝髓腔和根周组织是减少炎症的先决条件。与牙本质没有黏结性的材料，如银汞合金可以辅以护洞漆提高封闭性，而可以与牙本质结合的材料则有更好的表现。实验中发现，光固化材料明显好于化学固化的同类材料。

总之，应该尽可能减少意外穿孔的发生。事故发生后应视情况予以修复，尽量保存患牙。随着材料和生长因子的发展和牙周组织再生技术的成熟，将会为更多穿孔牙的保存提供可能。

第七章 口腔颌面部感染

第一节 概论

感染（infection）是指由各种生物性因子在宿主体内繁殖及侵袭，在生物因子与宿主相互作用下，导致机体产生以防御为主的一系列全身及局部组织反应的疾患。

一、感染途径及病原菌

1. 感染途径

（1）牙源性：病原菌通过病变牙或牙周组织进入体内发生感染者，称为牙源性感染。由于龋病、牙周病、智牙冠周炎均为临床常见病，故牙源性途径是口腔颌面部感染的主要来源。

（2）腺源性：面颈部淋巴结既可继发于口腔、上呼吸道感染，引起炎症改变；淋巴结感染又可穿过淋巴结被膜向周围扩散，引起筋膜间隙的蜂窝织炎。

（3）损伤性：继发于损伤后发生的感染。

（4）血源性：机体其他部位的化脓性病灶通过血液循环引起的口腔颌面部化脓性病变。

（5）医源性：医务人员行局部麻醉、手术、穿刺等操作未严格遵守无菌技术造成的继发性感染称为医源性感染。

2. 病原菌

导致口腔颌面部感染的病原菌主要为口腔内的正常菌群，通常为金黄色葡萄球菌、溶血性链球菌、大肠埃希菌等，它们多存在于菌斑、口腔黏膜和龈沟内，可以是需氧的革兰阳性或阴性的球菌，厌氧的革兰阳性球菌或革兰阴性杆菌。这些细菌可以导致龋齿、牙龈炎和牙周炎等疾病。当它们通过病变的牙髓或者牙周组织进一步侵入深层时，就导致了牙源性的颌面部感染。几乎所有的口腔颌面部感染均是由多种细菌引起的，曾有研究报道，在牙源性感染中，最多可有8种细菌同时出现。此外，牙源性感染大多由需氧和厌氧菌混合感染造成。由单纯需氧菌引起的颌面部感染约为5%，由单纯厌氧菌引起的感染约为30%，而由混合性需氧和厌氧菌引起的感染可达60%。绝大多数头颈部感染起初是由链球菌引起的，随着厌氧菌的加入，感染变得持续并且复杂化。

二、临床表现

1. 局部症状

化脓性炎症的急性期，局部表现为红、肿、热、痛和功能障碍，引流区淋巴结肿痛等典型症状，但其程度因发生的部位、深浅、范围大小和病程早晚而有差异。

2. 全身症状

全身症状因细菌的毒力及机体的抵抗力不同而有差异，其表现也有轻重之分。局部反应轻微的炎症可无全身症状；反之，局部炎症反应较重的，全身症状也较明显，全身症状包括畏寒、发热、头痛、全身不适、乏力、食欲减退、尿量减少、舌质红、苔黄及脉数等。实验室检查白细胞总数增高，中性粒细胞比例上升，核左移。病情较重而时间长者，由于代谢紊乱，可导致水与电解质平衡失调、酸中毒，甚或伴肝、肾功能障碍。

三、诊断

根据发病因素、临床表现，大多能做出正确诊断。如诊断及时，治疗得当，对缩短病程、防止感染扩散和恶化均有重要意义。

炎症初期，感染区的红、肿、热、痛等是主要表现，也是诊断局部感染的基本依据。在炎症局限形成脓肿后，波动感又是诊断脓肿的重要特征。脓肿波动感的检查方法——波动试验，是临床上诊断浅部脓肿的主要方法。深部脓肿，尤其是位于筋膜下层的脓肿，一般很难查到波动感，但压痛点比较清楚，按压脓肿区的表面皮肤常出现不能很快恢复的凹陷性水肿。

对深部脓肿，为了确定有无脓肿或脓肿的部位，可用穿刺法以协助诊断；必要时还可借B型超声或CT等行辅助检查，明确脓肿的部位及大小；而且可以在B超或者CT的引导下进行深部脓肿的穿刺或者局部的药物注入，进行辅助诊断和治疗；进行脓液的涂片及细菌培养可确定细菌种类，必要时可做细菌敏感试验，以选择合适的抗菌药物。

四、治疗

口腔颌面部感染的治疗要从全身和局部两个方面考虑，但对轻度感染，仅用局部疗法即能治愈。

对于严重的口腔颌面部感染，治疗应遵循以下原则：①务必仔细检查并判断感染的严重程度；②评估宿主的全身状况，了解其免疫及抗御感染的能力；③局部和外科处理是治疗口腔颌面部感染的关键；④患者全身支持治疗；⑤抗生素的合理使用；⑥及时评估患者的全身、局部情况和治疗效果，根据评估不断调整治疗方案。

（一）局部治疗

注意保持局部清洁，减少局部活动度，避免不良刺激，特别对面部疖、痈应严禁挤压，以防感染扩散。急性期局部外敷中草药可起到散瘀、消肿、止痛或促进炎症局限的作用；已有局限倾向时，可促使炎症消散或加速形成脓肿及排脓。外敷药可选用中成药六合丹、抑阳散和金黄散等。

（二）手术治疗

1. 脓肿引流术

脓肿切开引流术炎性病灶已化脓并形成脓肿，或脓肿已自溃而引流不畅时，都应进行切开引流或扩大引流术。

（1）切开引流的目的：①使脓液和腐败坏死物迅速排出体外，以达消炎解毒的目的；②解除局部疼痛、肿胀及张力，以防发生窒息（如舌根部、口底间隙脓肿）；③颌周间隙脓肿引流，以免并发边缘性骨髓炎；④预防感染向颅内和胸腔扩散或侵入血循环，并发海绵窦血栓性静脉炎、脑脓肿、纵隔炎、菌血症等严重并发症。

（2）切开引流的指征：①局部疼痛加重，并呈搏动性跳痛；炎性肿胀明显，皮肤表面紧张、发红、光亮；触诊时有明显压痛点、波动感，呈凹陷性水肿；深部脓肿经穿刺有脓液抽出者。②口腔颌面部急性化脓性炎症，经抗生素控制感染无效，同时出现明显的全身中毒症状者。③颌周蜂窝织炎（包括腐败坏死性），如炎症已累及多间隙，出现呼吸困难及吞咽困难者，可以早期切开减压，能迅速缓解呼吸困难及防止炎症继续扩散。④结核性淋巴结炎经局部及全身抗结核治疗无效，皮肤发红已近自溃的寒性脓肿，必要时也可行切开引流术。

（3）切开引流的要求：①为达到体位自然引流的目的，切口位置应在脓腔的低位，以使引流道短、通畅、容易维持。②切口应尽力选择在愈合后瘢痕隐蔽的位置，切口长度取决于脓肿部位的深浅与脓腔的大小，以能保证引流通畅为准则，一般应首选经口内引流。颜面脓肿应顺皮纹方向切开，勿损伤重要解剖结构,如面神经、血管和唾液腺导管等。③一般切开至黏膜下或皮下即可,按脓肿位置用血管钳直达脓腔后再用钝分离扩大创口,应避免在不同组织层次中形成多处腔隙或通道,以减少感染扩散,保证引流通畅。④手术操作应准确轻柔;颜面危险三角区的脓肿切开后,严禁挤压,以防感染向颅内扩散。

(4) 引流的建立。

2. 清除病灶

口腔颌面部由牙源性感染引起的炎症治疗好转后,去除病灶牙是一个重要问题,但临床上有时在炎症治愈后,却往往忽略清除病灶。

(三) 全身治疗

口腔颌面部感染的全身治疗包括全身支持治疗和抗菌药物的合理使用两个方面。口腔颌面部感染并发全身中毒症状如发热、寒战、白细胞计数明显升高或出现中毒颗粒时,都应在局部处理的同时,全身给予支持治疗,维持水电解质平衡,以减轻中毒症状,并及时有针对性地给予抗菌药物。对已发生菌血症、海绵窦血栓性静脉炎、全身其他脏器继发性脓肿形成、中毒性休克等严重并发症时,更应早期及时进行全身治疗。

第二节 智牙冠周炎

智牙冠周炎(pericoronitis of the wisdom tooth)是指智牙(第三磨牙)萌出不全或阻生时,牙冠周围软组织发生的炎症。临床上以下颌智牙冠周炎多见(图 7-1)。

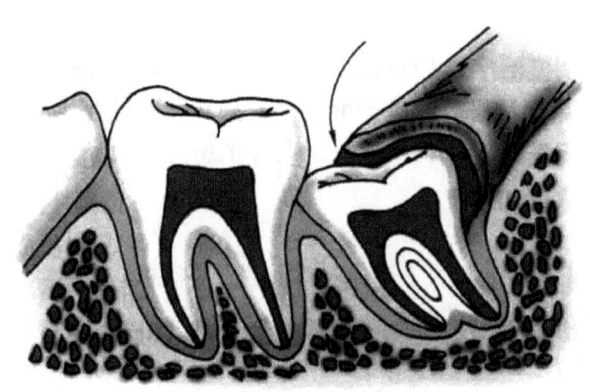

图 7-1 阻生牙引起的盲袋

一、临床表现

全身症状可有不同程度的畏寒、发热、头痛、全身不适、食欲减退及大便秘结,白细胞总数稍有增高,中性粒细胞比例上升。

慢性冠周炎在临床上多无明显症状,仅局部有轻度压痛,不适。

冠周炎症可直接蔓延或由淋巴管扩散,引起邻近组织器官或筋膜间隙的感染:①智牙冠周炎常向磨牙后区扩散,形成骨膜下脓肿,脓肿向外穿破,在咬肌前缘与颊肌后缘间的薄弱处发生皮下脓肿,当穿破皮肤后可形成经久不愈的面颊瘘;②炎症沿下颌骨外斜线向前,可在相当于下颌第一磨牙颊侧黏膜转折处的骨膜下或黏膜下形成脓肿或破溃成瘘;③炎症沿下颌支外侧或内侧向后扩散,可分别引起咬肌间隙、翼下颌间隙感染。此外,亦可导致颊间隙、下颌下间隙、口底间隙、咽旁间隙感染或扁桃体周围脓肿的发生。

二、诊断

根据病史、临床症状和检查所见,一般不难做出正确诊断。用探针检查可触及未萌出或阻生的智牙牙冠存在。X 线摄片检查,可帮助了解未全萌出或阻生牙的生长方向、位置、牙根的形态及牙周情况;

在慢性冠周炎的 X 线片上，有时可发现牙周骨质阴影（病理性骨袋）的存在。

三、治疗

智牙冠周炎的治疗原则：在急性期应以消炎、镇痛、切开引流、增强全身抵抗力的治疗为主。当炎症转入慢性期后，若为不可能萌出的阻生牙，则应尽早拔除，以防感染再发。

（1）局部冲洗：智牙冠周炎的治疗以局部处理为重点。

（2）根据局部炎症及全身反应程度和有无其他并发症，选择抗菌药物及全身支持疗法。

（3）切开引流术：如龈瓣附近形成脓肿，应及时切开并置引流条。

（4）冠周龈瓣切除术：当急性炎症消退，对有足够萌出位置且牙位正常的智牙，可在局麻下切除智牙冠周龈瓣，以消除盲袋。

（5）下颌智牙拔除术：下颌智牙牙位不正，无足够萌出位置，相对的上颌第三磨牙位置不正或已拔除者，以及为避免冠周炎的复发，均应尽早予以拔除。伴有颊瘘者，在拔牙的同时应切除瘘管，刮尽肉芽，缝合面部皮肤瘘口。

第三节 口腔颌面部间隙感染

一、眶下间隙感染

（一）感染来源

眶下间隙感染（infraorbital space infection）多来自上颌尖牙、第一前磨牙和上颌切牙的根尖化脓性炎症和牙槽脓肿；此外，可因上颌骨骨髓炎的脓液穿破骨膜，或上唇底部与鼻侧的化脓性炎症扩散至眶下间隙引起。

（二）临床表现

眶下区肿胀范围常波及内眦、眼睑、颧部皮肤。肿胀区皮肤发红、张力增大，眼睑水肿、睑裂变窄、鼻唇沟消失。脓肿形成后，眶下区可触及波动感，口腔前庭龈颊沟处常有明显肿胀、压痛，极易扪得波动；少数可由此自行穿破，有脓液溢出。感染期由于肿胀及炎症激惹眶下神经，可引起不同程度的疼痛。

（三）治疗

眶下间隙蜂窝织炎阶段可从局部外敷中药及针对感染病灶牙的处理着手，一旦脓肿形成应及时做切开引流术。按低位引流原则常在口内上颌尖牙及前磨牙唇侧口腔前庭黏膜转折处做切口（图 7-2），横行切开黏骨膜达骨面，用血管钳向尖牙窝方向分离脓肿，使脓液充分引流，生理盐水冲洗脓腔，留置橡皮引流条。待炎症控制后应立即处理病灶牙。

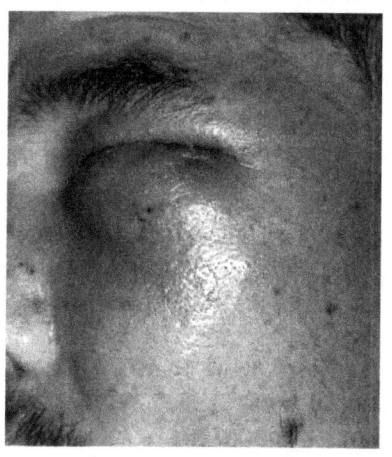

图 7-2 眶下间隙感染

二、颊间隙感染

(一)感染来源

颊间隙感染(buccal space infection)常见源于上、下颌磨牙的根尖脓肿或牙槽脓肿穿破骨膜,侵入颊间隙;也可因颊部皮肤损伤、颊黏膜溃疡继发感染,或颊、颌上淋巴结的炎症扩散所致。

(二)临床表现

颊间隙感染的临床特点取决于脓肿形成的部位,在颊部皮下或黏膜下的脓肿,病程进展缓慢,肿胀及脓肿的范围较为局限。但感染波及颊脂垫时,则炎症发展迅速,肿胀范围波及整个颊部,并可向相通间隙扩散,形成多间隙感染。

(三)治疗

脓肿形成后,应按脓肿部位决定由口内或从面部做切开引流。口内切口应在脓肿低位,即口腔前庭、下颌龈颊沟之上切开。颊部皮下脓肿可在脓肿浅表皮肤沿皮肤皱褶线切开。广泛颊间隙感染则应该从下颌骨下缘以下1~2 cm处做平行于下颌骨下缘的切口,从切开的皮下向上潜行钝分离进入颊部脓腔。但应注意避免损伤面神经的下颌缘支及面动脉、面静脉等(图7-3)。

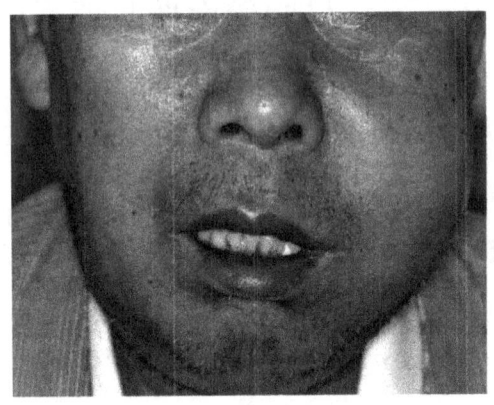

图7-3 颊间隙脓肿

三、颞间隙感染

(一)感染来源

颞间隙感染(temporal space infection)常由咬肌间隙、翼下颌间隙、颞下间隙、颊间隙感染扩散引起,耳源性感染(化脓性中耳炎、颞乳突炎)、颞部疖痈以及颞部损伤继发感染也可波及颞间隙。

(二)临床表现

取决于是单纯颞间隙感染或伴有相邻多间隙感染,肿胀范围可仅局限于颞部或同时有腮腺咬肌区、颊部、眶部、颧部等区广泛肿胀。病变区表现有凹陷性水肿。压痛、咀嚼痛和不同程度的开口受限。脓肿形成后,颞浅间隙脓肿可触及波动感,颞深间隙脓肿则需借助穿刺抽出脓液才能明确诊断。

(三)治疗

根据脓肿的深浅、脓腔的大小而采用不同形式的切口:浅部脓肿可在颞部发际内做单个皮肤切口即可;深部脓肿可做两个以上与颞肌纤维方向一致的直切口;当疑有颞骨骨髓炎时,可沿颞肌附着做弧形皮肤切口,切开颞肌附着,由骨面翻起颞肌,使颞鳞部完全敞开引流。注意行弧形切口时,切忌在颞肌上做与肌纤维相交的横行切口,因为切断颞肌的同时可损伤颞肌的神经、血管,破坏颞肌的功能(图7-4)。

颞间隙脓肿切开引流后,如肿胀不消,脓液不减,探得骨面粗糙,经X线摄片确定已发生骨髓炎时,应积极行死骨及病灶清除术,以免进一步发生颅内感染。

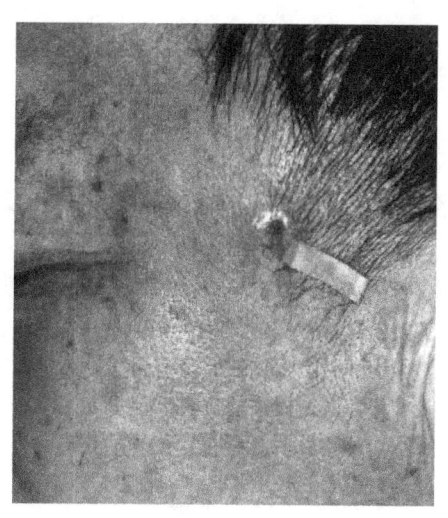

图 7-4 颞间隙脓肿切开引流术切口

四、颞下间隙感染

（一）感染来源

颞下间隙感染（infratemporal space infection）可从相邻间隙，如翼下颌间隙等感染扩散而来，也可因上颌结节、卵圆孔、圆孔阻滞麻醉时带入感染，或由上颌磨牙的根尖周感染或拔牙后感染引起。

（二）临床表现

颞下间隙位置深在、隐蔽，故感染发生时外观表现常不明显，仔细检查可发现颧弓上、下及下颌支后方微肿，有深压痛，伴有不同程度的开口受限。但颞下间隙感染时常存在相邻间隙的感染，因此可伴有颞部、腮腺咬肌区、颊部和口内上颌结节区的肿胀，以及出现该合并间隙感染的相应症状。临床表现有同侧眼球突出、眼球运动障碍、眼睑水肿、头痛、恶心等症状时，应警惕海绵窦静脉炎的可能性。

（三）治疗

应积极应用大剂量抗生素治疗。若症状缓解不明显，经口内（上颌结节外侧）或口外（颧弓与下颌切迹之间）途径穿刺有脓时，应及时切开引流。

切开引流途径可由口内或口外进行。口内在上颌结节外侧前庭黏膜转折处切开，以血管钳沿下颌支冠突内侧向后上分离至脓腔。口外切开多沿下颌角下做弧形切口，切断颈阔肌后，通过下颌支后缘与翼内肌之间进入脓腔（图 7-5）。若伴有相邻间隙感染，则原则应与相应间隙贯通一并引流。

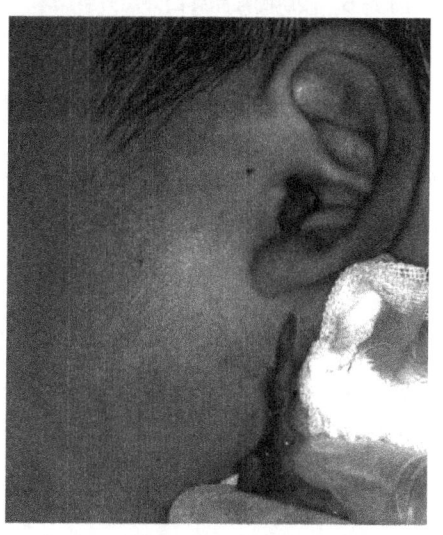

图 7-5 颞下间隙感染口腔下颌角区切开引流术

五、咬肌间隙感染

（一）感染来源

咬肌间隙感染（masseteric space infection）主要来自下颌智牙冠周炎，下颌磨牙的根尖周炎、牙槽脓肿，亦可因相邻间隙如颞下间隙感染的扩散，偶有因化脓性腮腺炎波及者。

（二）临床表现

咬肌间隙感染的典型症状是以下颌支及下颌角为中心的咬肌区肿胀、变硬、压痛伴明显开口受限。由于咬肌肥厚坚实，脓肿难以自行溃破，也不易触到波动感。若炎症在1周以上，压痛点局限或有凹陷性水肿，经穿刺有脓液时，应积极行切开引流，否则由于长期脓液蓄积，易形成下颌支的边缘性骨髓炎。

（三）治疗

咬肌间隙蜂窝织炎时除全身应用抗生素外，局部可用物理疗法或外敷中药，一旦脓肿形成应及时引流。咬肌间隙脓肿切开引流的途径，虽可从口内翼下颌皱襞稍外侧切开，分离进入脓腔引流，但因引流口常在脓腔之前上份，体位引流不畅，炎症不易控制，发生边缘性骨髓炎的机会也相应增加。因此，临床常用口外途径切开引流。口外切口从下颌支后缘绕过下颌角，距下颌下缘2 cm处切开，切口长3～5 cm。逐层切开皮下组织，颈阔肌以及咬肌在下颌角区的部分附着，用骨膜剥离器，由骨面推起咬肌进入脓腔，引出脓液。冲洗脓腔后填入盐水纱条（图7-6）。次日换敷料时抽去纱条，换置橡皮管或橡皮条引流。如有边缘性骨髓炎形成，在脓液减少后应早期施行病灶刮除术，术中除重点清除骨面死骨外，不应忽略咬肌下骨膜面附着的病灶小碎片及坏死组织，以利创口早期愈合。

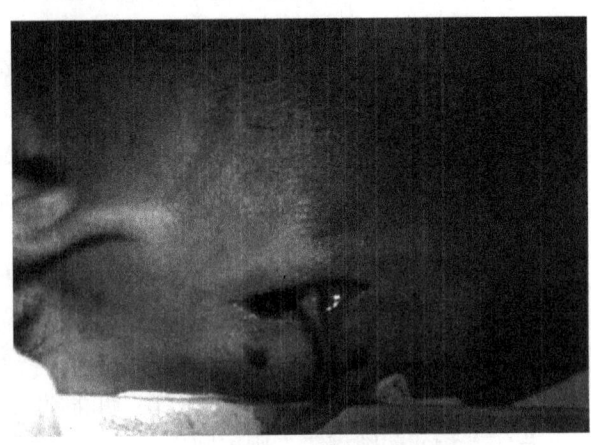

图7-6 咬肌间隙脓肿口外切开引流术

六、翼下颌间隙感染

（一）感染来源

翼下颌间隙感染（pterygomandibular space infection）常见为下颌智牙冠周炎及下颌磨牙根尖周炎症扩散所致；下牙槽神经阻滞麻醉时消毒不严或拔下颌智牙时创伤过大，也可引起翼下颌间隙感染；此外，相邻间隙，如颞下间隙、咽旁间隙炎症也可波及。

（二）临床表现

常是先有牙痛史，继而出现开口受限，咀嚼食物及吞咽疼痛；口腔检查可见翼下颌皱襞处黏膜水肿，下颌支后缘稍内侧可有轻度肿胀、深压痛。由于翼下颌间隙位置深在，即使脓肿已形成，亦难由临床直接触及波动，多需穿刺才可确定，因而容易延误诊断，致使炎症向邻近间隙扩散，可形成颞下、咽旁、下颌下、颌后等多间隙感染，导致病情复杂化。

（三）治疗

感染的初期应全身应用足量抗生素，以控制炎症的发展和扩散。脓肿的切开引流可从口内或口外进行。口内切开因受开口度的限制，较少采用；口外途径具有易于暴露间隙及有利于姿势引流的优点。口内切口在下颌支前缘稍内侧,即翼下颌皱襞稍外侧,纵行切开 2～3 cm,血管钳钝性分开颊肌后,即可沿下颌支内侧进入翼下颌间隙。

口外切口与咬肌间隙切口相类似,在分离暴露下颌角下缘时,在其内侧切开部分翼内肌附着及骨膜,用骨膜分离器剥开翼内肌后,进入间隙放出脓液,用盐水或 1%～3% 过氧化氢溶液冲洗脓腔以盐水纱条填塞,次日交换敷料以橡皮管或橡皮条引流。

七、舌下间隙感染

(一)感染来源

舌下间隙感染(sublingual space infection)下颌牙的牙源性感染、口底黏膜损伤、溃疡以及舌下腺、下颌下腺导管的炎症均可引起舌下间隙感染。

(二)临床表现

舌下间隙感染不多见,临床表现为一侧或双侧的舌下肉阜或颌舌沟区口底肿胀,黏膜充血,舌体被挤压抬高、推向健侧、运动受限,言语、进食、吞咽出现不同程度的困难和疼痛。感染向口底后份扩散时,可出现开口受限和呼吸不畅。脓肿形成后在口底可扪及波动,如自发穿破则有脓液溢出。

(三)治疗

脓肿形成后,一般在口底肿胀最明显或波动区,与下颌体平行切开黏膜,钝分离进入脓腔引流。注意勿损伤舌神经、舌动脉、下颌下腺导管。对已溃破者,沿溃破口稍扩大置入引流条即可(图 7-7)。

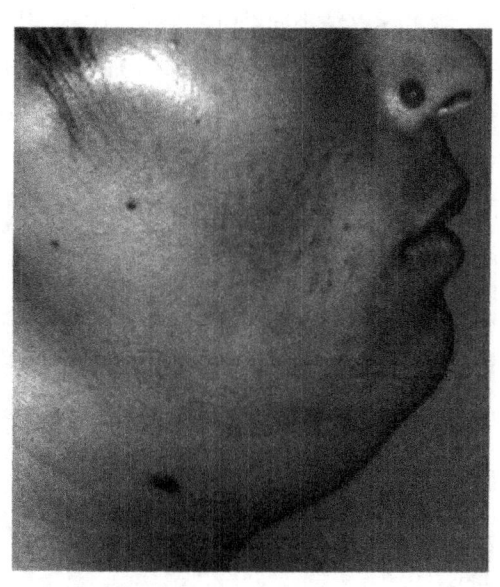

图 7-7　舌下间隙脓肿

八、咽旁间隙感染

(一)感染来源

咽旁间隙感染(parapharyngeal space infection)多为牙源性,特别是下颌智牙冠周炎,以及腭扁桃体炎和相邻间隙感染的扩散,偶继发腮腺炎、耳源性炎症和颈深上淋巴结炎。

(二)临床表现

局部症状主要表现为咽侧壁红肿、腭扁桃体突出,肿胀可波及同侧软腭、腭舌弓和腭咽弓,腭垂被推向健侧;如伴有翼下颌间隙、下颌下间隙炎症时,则咽侧及颈上部肿胀更为广泛明显。

患者自觉吞咽疼痛、进食困难、开口受限;若伴有喉水肿,可出现声音嘶哑,以及不同程度的呼吸困难和进食呛咳。咽旁间隙感染如处理不及时,可导致严重的肺部感染、菌血症和颈内静脉血栓性静脉炎等并发症。

（三）治疗

咽旁间隙位置深在，脓肿形成与否一般采用穿刺方法确诊。穿刺系经口内翼下颌皱襞内侧进入咽上缩肌与翼内肌之间，抽出脓液后立即行切开引流。

口内途径切开引流术：开口无明显受限的患者，可在翼下颌皱襞稍内侧，纵行切开黏膜层，黏膜下用血管钳顺翼内肌内侧钝性分离进入脓腔。黏膜切口不宜过深，以防误伤大血管和神经。

口外途径切开引流术：以患侧下颌角为中心，距下颌骨下缘 2 cm 做约 5 cm 长的弧形切口；分层切开皮肤、皮下、颈阔肌后，顺翼内肌之内侧，用血管钳向前、上、内方向钝性分离进入咽旁间隙；放出脓液后以盐水冲洗创口，用盐水纱条或橡皮条引流。

口外途径远不如口内途径易于接近脓腔，操作要求较高，除非严重牙关紧闭，一般均选用口内途径。

九、下颌下间隙感染

（一）感染来源

下颌下间隙感染（submandibular space infection）多见于下颌智牙冠周炎、下颌后牙根尖周炎、牙槽脓肿等牙源性感染或下颌下淋巴结炎的扩散。化脓性下颌下腺炎有时亦可继发下颌下间隙感染。

（二）临床表现

多数下颌下间隙感染是以下颌下淋巴结炎为其早期表现。临床表现为下颌下区丰满，检查有明确边界的淋巴结肿大、压痛。化脓性下颌下淋巴结炎向结外扩散形成蜂窝织炎。下颌下间隙蜂窝织炎临床表现为下颌下三角区肿胀，下颌骨下缘轮廓消失，皮肤紧张、压痛，按压有凹陷性水肿。脓肿形成后，中心区皮肤充血，可触及明显波动。下颌下间隙因与舌下间隙相续，感染极易向舌下间隙扩散，此时可伴有口底后份肿胀、舌运动疼痛、吞咽不适等症状（图 7-8）。

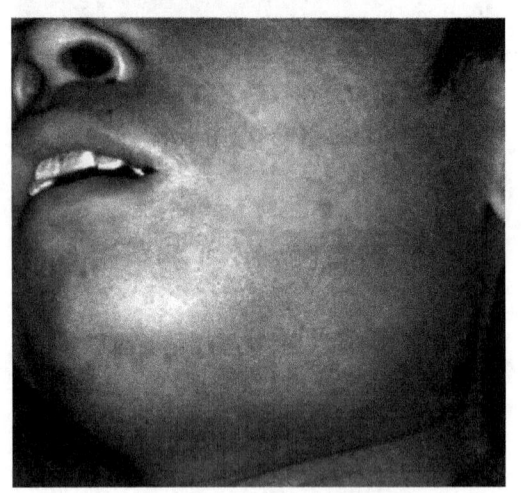

图 7-8　下颌下间隙脓肿

（三）治疗

下颌下间隙形成脓肿时范围较广，脓腔较大，但若为淋巴结炎引起的蜂窝织炎，脓肿可局限于一个或数个淋巴结内，则切开引流时必须分开形成脓肿的淋巴结包膜始能达到引流的目的。

十、颏下间隙感染

（一）感染来源

颏下间隙感染（submental space infection）多来自淋巴结炎症。下唇、颏部、舌尖、口底舌下肉阜、下颌前牙及牙周组织的淋巴回流可直接汇于颏下淋巴结，故以上区域的各种炎症、溃疡、损伤等均可引起颏下淋巴结炎，然后继发颏下间隙蜂窝织炎。

（二）临床表现

由于颏下间隙感染多为淋巴结炎扩散引起，故病情一般进展缓慢，早期仅局限于淋巴结的肿大，临床症状不明显。当淋巴结炎症扩散至结外后，才引起间隙蜂窝织炎，此时肿胀范围扩展至整个颏下三角区，皮肤充血、发红，有压痛。脓肿形成后局部皮肤呈紫红，扪压有凹陷性水肿及波动感。感染向后波及下颌下间隙时，可表现出相应的症状。

（三）治疗

脓肿形成后，可在颏下肿胀最突出处做横行皮肤切口，分开颈阔肌达颏下间隙，建立引流。

十一、口底多间隙感染

口底多间隙感染（multiple space infection of the floor of mouth）又称为口底蜂窝织炎（cellulitis of the floor of mouth），被认为是颌面部最严重而治疗最困难的感染之一。

（一）感染来源

口底多间隙感染可来自下颌牙的根尖周炎、牙周脓肿、骨膜下脓肿、冠周炎、颌骨骨髓炎的感染扩散，或下颌下腺炎、淋巴结炎、急性扁桃体炎、口底软组织和颌骨的损伤等。

（二）临床表现

化脓性病原菌引起的口底蜂窝织炎，病变初期肿胀多在一侧下颌下间隙或舌下间隙。因此，局部特征与下颌下间隙或舌下间隙蜂窝织炎相似。如炎症继续发展扩散至整个口底间隙时，则双侧下颌下、舌下口底及颏部均有弥漫性肿胀（图7-9）。

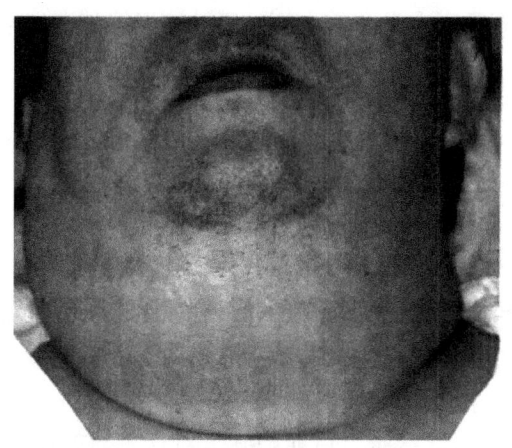

图 7-9　口底间隙蜂窝织炎及脓肿形成部位

（三）治疗

口底蜂窝织炎的治疗宜遵守以下原则：

（1）做好呼吸道管理。

（2）早期积极使用抗菌药物治疗。

（3）早期行广泛切开引流。副性水肿，而且脓肿在深层组织内很难确定脓肿形成的部位时，也可先行穿刺，确定脓肿部位后，再行切开。如肿胀范围广泛，或已有呼吸困难现象时，则应做广泛性切开。其切口可在双侧下颌下、颏下做与下颌骨相平行的衣领形或倒"T"形切口。

（4）积极进行全身支持治疗。

第八章 口腔颌面部肿瘤

第一节 口腔颌面部囊肿

囊肿是一种非脓肿性病理性囊腔，内含囊液或半流体物质，通常由纤维结缔组织囊壁包绕，绝大多数囊壁有上皮衬里，少数无上皮衬里者又称假性囊肿。由于特殊的解剖学结构和复杂的胚胎发育特点，口腔颌面部好发囊肿，其中颌骨为人类骨骼中最好发囊肿的部位。根据发生部位不同，口腔颌面部囊肿一般可分为颌骨囊肿和软组织囊肿两大类，其中颌骨囊肿又根据其组织来源不同而分为牙源性和非牙源性囊肿。

一、颌骨囊肿

囊肿发生于颌骨内者称颌骨囊肿。

（一）病因和病理

1. 牙源性角化囊肿（OKC）

由 Philipsen 在 1956 年最先报道，是一种好发于下颌磨牙升支部的颌骨囊肿。与其他类型的牙源性囊肿不同，OKC 缺乏自限性，具有某些肿瘤的特征，术后有较高的复发倾向，且其内衬上皮可发生瘤变甚至癌变，因此一直广受关注。在 2005 年 WHO 对头颈部肿瘤的新分类中，已将其归属为牙源性良性肿瘤，并命名为牙源性角化囊性瘤。然而，目前国际上对这一新的命名存在诸多争议，支持方与反对方各执一词，很难达成共识。OKC 的组织病理发生和原因尚未确定，大多认为发生自牙源上皮发育异常的早期阶段——牙板及其剩余，因此不少学者认为 OKC 就是始基囊肿。

根据其组织病理表现及生物学行为，OKC 曾被分为两个亚型：不全角化型和正角化型。

典型的 OKC 为不全角化型，囊壁由薄层、均匀一致的复层鳞状上皮组成。不全角化的上皮呈波纹状，极少或没有钉突形成。基底层界限很清楚，由立方状或柱状细胞排列成栅栏状。不全角化型角化囊肿有潜在的侵袭生长特性，可以侵入邻近的骨和软组织，摘除以后易于复发，合并发生痣样基底细胞癌综合征的比例较高。也有合并发生鳞状细胞癌者，但极少见。不少报告此型有成釉细胞转化者。

正角化型上皮表层正角化，粒细胞明显，基底细胞扁平，不表现典型 OKC 上皮基底细胞层的栅栏状排列。正角化型很少具侵袭性，摘除术后的复发率很低，无伴发痣样基底细胞癌综合征的病例。正角化型在生物学行为上的差异可能是由于其衬里上皮的细胞增殖和分化特点有别于典型 OKC 所致，因此，在笼统归类为 OKC 的病例中，区分这种组织学类型的颌骨囊肿具有临床意义。李铁军等建议使用"正角化牙源性囊肿"这一名称来描述该类颌骨囊肿。在 2005 年 WHO 新分类中，典型 OKC 被归类为牙源性良性上皮性肿瘤，该分类同时指出：有正角化上皮衬里的颌骨囊肿不属于同一类病变。

痣样基底细胞癌综合征是指颌骨角化囊肿伴其他异常的一组症状，包括：①多发性痣样基底细胞癌和手掌、脚底凹痕；②多发性颌骨角化囊肿，约80%是不全角化型；③颅面骨、脊椎和肋骨异常；④颅内钙化等。此组综合征是常染色体显性遗传性疾病。

2. 含牙囊肿

含牙囊肿发生于牙冠完全形成之后，缩余釉上皮和牙冠面间出现液体积聚，不断增长发展而成。因牙冠包含于囊腔内，故称含牙囊肿。组织病理表现为纤维囊壁内衬复层鳞状上皮，有的衬里上皮可含黏液细胞或纤维柱状细胞。囊液呈琥珀色，含胆固醇结晶及脱落上皮细胞。萌出囊肿的发生与病理表现和含牙囊肿相似，所不同者是萌出囊肿发生在软组织内而使牙齿萌出受阻。

3. 根尖周囊肿

根尖周囊肿是根尖肉芽肿中央坏死液化形成囊腔，上皮组织覆盖腔壁而成；或是含上皮的肉芽肿，上皮团中央变性坏死而形成。上皮来自牙周膜中的上皮剩余。镜检囊壁衬里为复层鳞状上皮，外周为纤维组织。炎症细胞浸润显著，可使衬里上皮发生中断。囊腔内含棕黄色透明囊液，常含胆固醇晶体。根尖周囊肿在病源牙拔除后若搔刮不彻底，残留组织可继续发展，此时称之为残余囊肿。

4. 面裂囊肿

面裂囊肿是由面突融合线的上皮残余衍化而来，根据囊肿所在部位及相关面突而命名。鼻腭（切牙管）囊肿发生自切牙管内上皮，如发生在切牙孔而不涉及管内者称腭乳头囊肿。球状上颌囊肿发生自球状突和上颌突的融合处，正位于侧切牙和单尖牙间的骨质内。鼻唇囊肿发生自球状突、侧鼻突、上颌突三者融合处，位于上颌单尖牙和前磨牙的唇侧，前庭穹隆的软组织内。腭正中囊肿发生自双侧上颌腭突融合处（图8-1）。下颌正中囊肿极其少见，位于下颌中线骨组织内。这些囊肿的囊壁衬里为复层鳞状上皮，有些尚含有纤毛柱状上皮，囊液也常呈棕黄色并含胆固醇结晶。

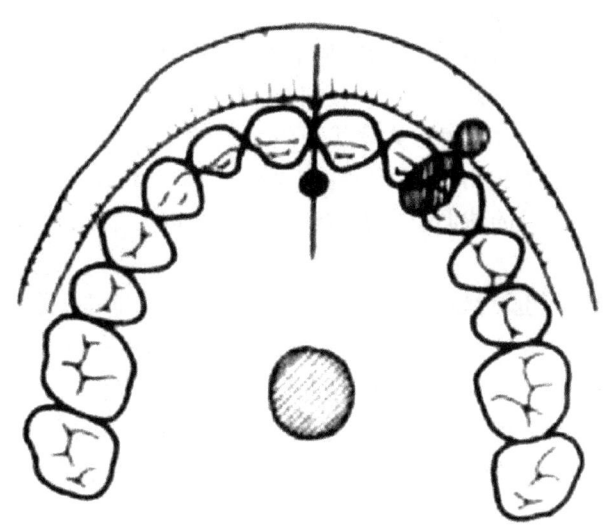

图8-1 面裂囊肿部位发生示意图

（二）临床表现

囊肿在骨内呈膨胀性、缓慢生长，早期无任何症状，不少病例是在常规X线检查时发现的。囊肿逐渐发展而压迫周围骨质使之膨隆并吸收变薄，触诊有乒乓球样感；骨质完全吸收，囊肿突入软组织，软而有弹性并有波动感。囊肿多向口腔前庭膨出致颌骨及面颊部变形，此时常被他人发现面颊不对称而成为患者就诊时的主诉。囊肿较大时常波及邻近器官，如上颌囊肿可突入鼻腔或上颌窦，甚至占据整个上颌窦（图8-2）；下颌囊肿可压迫下颌管移位。邻近囊肿的牙齿因牙槽骨受压吸收而松动、移位。囊肿继发感染后呈急性炎症过程，自发破溃或切开引流后形成瘘管。

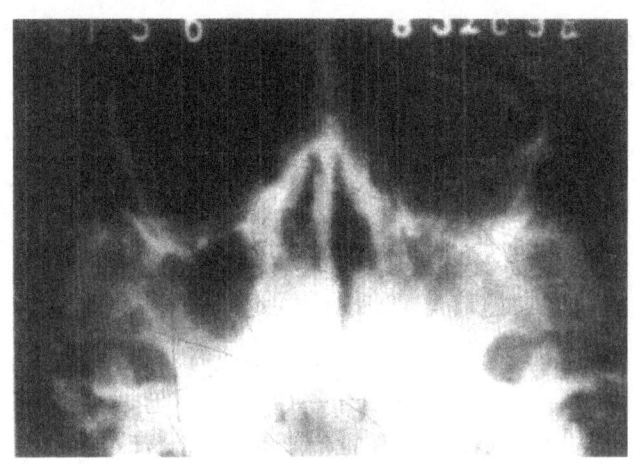

图 8-2 上颌囊肿，囊肿占据上颌窦

OKC 在颌骨囊肿中所占的比例各家报告不同，为 5%~20%。患者年龄多在 20 岁左右，男女无大差别。下颌较上颌多，为（2~3）：1。10%~15% 的病例系多发。下颌以下颌支或下颌支与下颌体交界部，上颌则以上颌后部为最常见的发生部位，可以多发。临床上一般无症状，偶诉有疼痛或颌骨膨隆，不少病例是在作 X 线检查时发现的，也有很多是在拔牙时被发现。正如前面提到，不全角化型的复发率为 12%~60%，而正角化型及其他各型囊肿的复发率不及 1%。不全角化型角化囊肿复发率高的原因是由于囊壁薄而易碎、侵袭性生长穿入骨内或穿破骨质而累及软组织以及有卫星囊肿或多发表现而不能彻底刮除。上皮性囊壁较其他囊肿囊壁增生活跃也是因素之一。

（三）X 线表现

颌骨囊肿普通 X 线片的典型表现是呈圆形或椭圆形的密度减低区，边缘围绕一细而致密的白线，此系骨组织反应性增生变化。若继发感染日久，则此白线消失或呈间断性而不连续。含牙囊肿为单囊型密度降低区，内含 1~2 个牙齿，所含牙齿常为埋伏阻生牙或额外牙。根尖周囊肿则显示为围绕该病源牙根尖的圆或椭圆形密度降低区，包绕牙根尖的硬骨板消失。面裂囊肿则呈典型囊肿的 X 线表现而与牙齿无关，但常致牙齿移位，如常见的球上颌囊肿位于侧切牙和单尖牙间，牙根向两侧偏移，临床上牙齿不一定松动。

OKC 可以是单囊型透影区，也可呈现为多囊性。上下颌多发并非少见，因此，常规全口牙位曲面体层片检查是必要的（图 8-3）。多发性角化囊肿囊形透影区大小相差不大，常沿颌骨长轴发展而较少出现颌骨膨胀。有时透影区密度极低，表明囊肿穿破骨皮质而侵入软组织。牙齿移位不常见，偶见根尖吸收。有时囊形阴影内可见有牙齿，但手术证实牙齿并非在囊腔内，而是在其生长发育过程中受压移位阻生所致。文献报道，正角化型 80% 为单囊型密度降低区，非常类似含牙囊肿的 X 线表现。

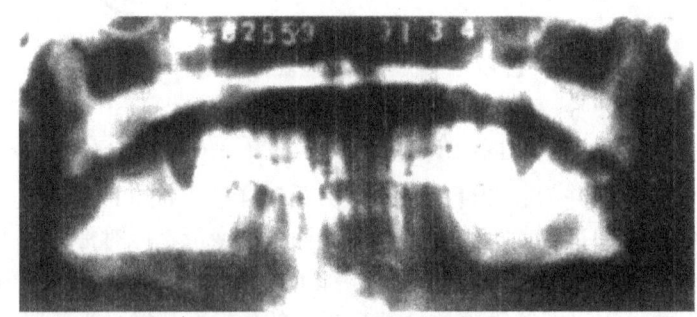

图 8-3 牙源性角化囊肿（多发）

（四）诊断

90% 以上的颌骨囊肿为牙源性，最常见者为根尖及含牙囊肿。囊肿的部位对发育性囊肿最具诊断意义。根尖周囊肿最常见于上颌前牙区，含牙囊肿常见于上颌尖牙、前磨牙区以及阻生牙区。无牙颌患者骨内的囊肿可能系残余囊肿（根尖周囊肿拔牙时未予刮除完全），但也不除外 OKC 的可能性。

多囊性透影区病变从临床及X线表现常难以确定病变性质，但骨质破坏范围对治疗设计有重要意义。

（五）治疗

颌骨囊肿的治疗主要是手术刮治。未感染的囊壁一般均很容易将其全部、完整刮除。感染的囊肿壁易碎，有时完整刮除不易。除去解剖因素（如下牙槽血管、翼腭窝部血管等出血）外，哪里有出血灶，哪里就有囊壁残存，应仔细刮除。囊壁刮尽后除少量渗血外一般均无显著出血，此时应再探查骨面是否光滑及刮出囊壁组织的完整性。

涉及牙齿处理的原则：埋伏移位的牙齿或额外牙可予拔除。萌出囊肿内的牙齿可将冠部囊壁去除，切勿伤及牙胚，然后在釉质面粘接挂钩，引导其萌出至正常牙位。牙根尖位于囊腔内者，若牙槽骨存留量在1/2以上，牙齿虽有些许松动，也可在术前或术中做根管治疗保存并切除部分根尖。

上颌囊肿刮治时涉及上颌窦或鼻腔的处理原则：上颌窦无慢性炎症，囊肿也非感染性，刮治时和窦腔相通但穿孔孔径在1 cm左右，无须处置上颌窦而可严密缝合；若穿通孔较大则宜在下鼻道做对孔引流。若上颌窦有慢性炎症或系感染性囊肿，不论穿通孔大小均宜做上颌窦根治术。

囊肿刮治术后的残余骨腔，直径在5 cm左右时可直接缝合待血块机化。若继发感染可改成开放填塞，7～10 d换碘仿纱布一次，每次换药切忌过紧，以免妨碍肉芽组织生长。下颌巨大囊肿刮治术后骨腔过大者，一般采取将颊侧膨胀骨折裂并压向骨腔，可使之缩小；也可向腔内植入羟磷灰石或松质骨以促使其愈合，若囊肿有化脓感染者则不宜采取此法。

下颌囊肿单囊型者无疑应采取刮治术。多囊型者囊腔较大且大小类似、皮质完整者也可采取刮治术。临床常见喙突受病变累及而扩张变形，手术时宜将其截除而切忌刮治。手术时宜先离断附着于喙突的肌肉以期将其完整截除。我们曾看到一些病例，甚至是做下颌骨切除者，由于喙突受病变所累常变脆变薄，手术时强行撕裂残存部分，以后病变复发常累及颞下凹，处置时很棘手。囊肿突破骨组织、穿透入软组织者，宜将受累组织一并切除。多囊性病变囊腔相差悬殊或下颌骨皮质骨膨胀变薄以至消失者，不宜做刮治术而宜做颌骨截除，同期或二期植骨。

对于巨大颌骨囊肿也可行开窗减压术或袋形术治疗。开窗减压术或袋形术由美国医师Wine于1971年最早报道，是在囊性病变表面开窗，局部打开骨质及囊壁，引流出囊液并保持引流口通畅，使囊腔内外压力保持平衡，术后病灶区骨质再生，从而使囊腔逐渐减小，颌骨形态逐渐恢复。待囊腔明显缩小后再行刮除术或小范围方块切除术。开窗减压术或袋形术的优点是可以保留颌骨连续性，尽最大可能保留牙齿，术后病理性骨折的发生率降低，对美观、功能的影响较小。但其缺点是换药时间较长，给患者生活带来不便。

二、甲状舌管囊肿

（一）病因和病理

胚胎第4周时，甲状腺始基发生自奇结节和联合突间的上皮向深部凹陷形成的盲管，称甲状舌管。其盲端向下延伸，在达到甲状软骨下时迅速发育而形成甲状腺。甲状舌管和舌骨关系密切，舌骨始基在中线联合，甲状舌管可以被卷入舌骨骨膜内甚至在舌骨内。甲状舌管一般在胚胎期5～10周内萎缩。一般认为沿甲状舌管的淋巴样组织的炎症反应，刺激残余上皮增生而发展成囊肿。甲状舌管囊肿可继发感染，破溃后形成甲状舌管瘘，也可无炎症史而形成瘘称为原发瘘。

甲状舌管囊肿的囊液呈黏性胶样，色泽淡黄或棕褐。衬里上皮为鳞状和假复层纤毛柱状上皮。纤维性囊壁组织内有淋巴样组织，并可见到黏液腺或浆液黏液腺组织及甲状腺组织。瘘道时间短者衬里为肉芽样组织，长期慢性的瘘道则纤维化并有上皮衬里。

（二）临床表现

甲状舌管囊肿是一种先天发育畸形，常并发感染，因此常在儿童少年时期即可出现症状，为患者就诊的高峰年龄段，男女发病无明显差别。典型表现是在颈前正中部、舌骨和甲状软骨之间有柔软或稍韧、界限清楚的肿块，其基底部和底面组织粘连而可随吞咽上下活动（图8-4）。少数病例稍偏正中而居一侧，以偏左者居多。甲状舌管瘘是可扪及到的一条坚韧索条。当咀嚼或吞咽活动时，可以从瘘道溢出大量黏液或脓性分泌物。

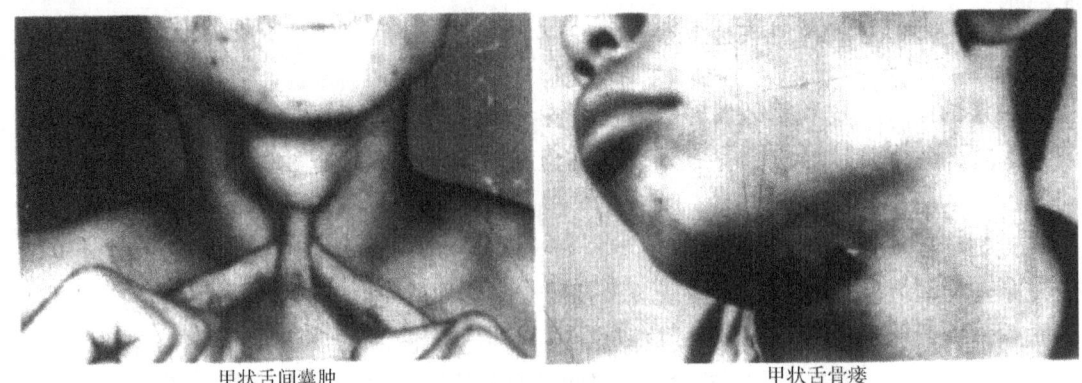

甲状舌间囊肿　　　　　　　　　　　　　　　甲状舌骨瘘

图 8-4　甲状舌管囊肿及瘘

（三）诊断

根据病史和临床表现诊断并不困难，有时需和口底皮样囊肿区别。口底皮样囊肿位于颏下区，肿块不随吞咽活动。如有瘘道存在，可用碘化油作瘘道造影，有助于确定病变范围。

（四）治疗

手术切除。由于甲状腺舌管囊肿和舌骨的密切关系，应切除囊肿、中段舌骨及甲状舌管直至舌盲孔区域。如有瘘道存在，可用1%亚甲蓝染色指示病变范围。文献报告，甲状腺舌管囊肿术后的复发率在4%左右，如不切除部分舌骨则可高达25%。

三、鳃裂囊肿

（一）病因和病理

人胚约10天，鳃器中胚层细胞增殖较快，在头部两侧有五对背腹向生长的柱状突起，称鳃弓。各个鳃弓由鳃沟所分开。鳃弓及鳃沟外覆外胚层扁平上皮。和鳃沟相对应且向外的内胚层突起称咽囊，内覆内胚层柱状上皮。鳃沟与咽囊间仅隔以含有薄层中胚叶组织或仅由这两层上皮所形成的膜，称闭锁膜。鳃沟咽囊结构称为鳃裂。由于第二鳃弓发育迅速，尾向生长覆盖第Ⅲ、Ⅳ、Ⅴ鳃弓及鳃裂，形成封闭的外胚叶腔隙，称颈窦（图8-5）。这些结构在胚胎45 d左右逐渐消失，在生长发育过程中衍化为面颈部各种组织。

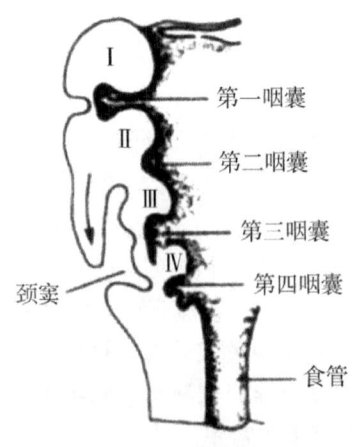

图 8-5　鳃弓（Ⅰ~Ⅳ）、咽囊与颈窦（胚胎5~8周）

对于鳃裂囊肿的组织发生有不同看法。Bhaskar和Bernier认为是发生自包含有唾液腺组织的淋巴结，称之为淋巴上皮囊肿。但很多学者反对这一观点，Little和Rickie从胚胎学及临床研究表明鳃器残余能够埋入发育中的淋巴结内，而后发生囊性变化。鳃裂囊肿的组织发生仍和胚胎鳃器发育异常有关。但侧颈部的窦道或瘘一般认为与胚胎鳃器发育异常有关，称之为鳃裂瘘。

鳃裂瘘的瘘道上皮和鳃裂囊肿的衬里上皮一般为复层鳞状上皮，少数为假复层纤毛柱状上皮或系此两种上皮成分混合存在。纤维性囊壁内有丰富的淋巴样组织并有淋巴滤泡，腔内可见脱落的上皮团。

（二）临床表现

1. 第一鳃裂异常

第一鳃裂瘘或窦道在婴儿时期即能发现，一般在下颌角处或在耳屏前或耳垂后下胸锁乳突肌前缘出现瘘口，或呈小结节破溃后溢出豆腐渣样分泌物（图8-6）。

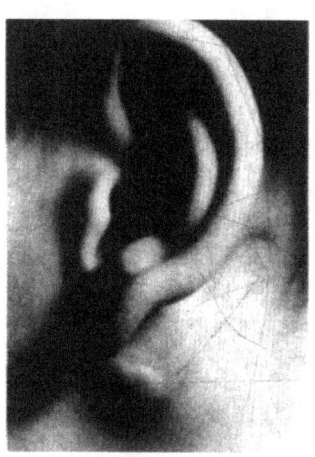

图8-6　第一鳃裂囊肿，耳垂后下肿胀

反复发作炎症，但也有不少病例仅有瘘口而无任何症状。第一鳃裂瘘和外耳道软骨密切相关，因此在外耳道下部形成瘘口溢脓，但鼓膜及鼓室正常。鳃裂囊肿则多见于青壮年，临床表现为腮腺区肿块性病变。

2. 第二鳃裂异常

第二鳃裂异常发生的囊肿远比瘘或窦道多见。典型囊肿的位置是在胸锁乳突肌前缘肩胛舌骨肌水平以上和下颌角下缘间（图8-7）。扪诊囊肿较软、界限清楚，有轻微动度。肿块逐渐增大，有时随上呼吸道感染而大小有所变化。发病年龄多系青壮年，性别无大差别。

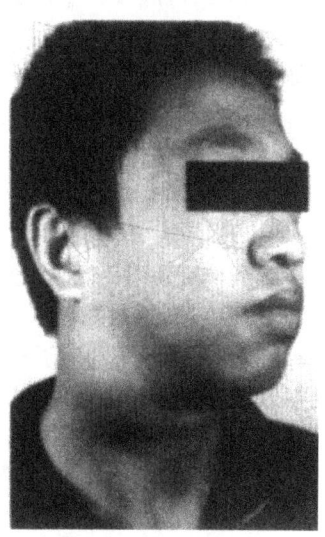

图8-7　右侧鳃裂囊肿

第二鳃裂瘘或窦道在出生后或婴幼儿时期即可发现。典型瘘口位置是从胸骨切迹向上、沿胸锁乳头肌前缘存在，在中1/3及下1/3交界处，少数病例可双侧发生。第二鳃裂瘘或窦道可以有三种类型：①只有外口而无咽部内口：此型最常见；②只有内口而无皮肤外口：此种情况可在颈部出现肿胀，切开引流后遗留瘘口不愈；③既有外口，又有内口：瘘道走行的路径是在颈内、颈外动脉间，越过舌下神经，于二腹肌后腹下方，内侧开口于咽侧扁桃体区域。皮肤外口经常有黏液性分泌物外溢。有时内口很大，液体性食物可经此瘘道向外排出。

3. 第三鳃裂异常

如果发生囊肿，其部位常在喉室外侧。瘘或窦道的开口在胸锁乳突肌前缘下 1/3 处。内外开口的完全性瘘的路径和第二鳃裂瘘相似，和颈动脉鞘关系密切，不过其内开口位置偏下，接近梨状窝区。

4. 第四鳃裂异常

极少见，如发生囊肿常易和胸腺囊肿相混淆。

（三）诊断

主要根据临床症状。鳃裂囊肿位置较深者应注意和神经鞘瘤和颈动脉体瘤区别。细针吸细胞学检查有大量分化好的表皮样细胞时可以确诊。鳃裂瘘或窦道应例行造影检查，以了解瘘道走行方向、数目、分支情况，以及内开口的位置等。

（四）治疗

手术切除。鳃裂囊肿手术一般不困难，可沿囊壁仔细剥离，在无感染后粘连的情况下可完整摘除。鳃裂瘘的手术难易不一，有时很困难，特别是反复炎症发作而有粘连的病例。第一鳃裂瘘手术时要注意面神经的保护，第二、三鳃裂瘘手术时注意保护好颈内动脉、舌下及迷走神经等。为保证手术一次成功，瘘道用亚甲蓝染色非常必要，除切除主瘘道外应将其各个分支完全彻底切除，否则会复发。复发后瘢痕粘连，会使再次手术更加困难。

四、皮样和表皮样囊肿

（一）病因和病理

多数人认为皮样囊肿和表皮样囊肿发生于胚胎发育性上皮剩余，或是外伤植入上皮所致，发生于口底的囊肿可能是由第1、2对鳃弓融合时残留的上皮所发生的。组织病理上囊肿壁衬以复层鳞状上皮，腔内充以角化物或皮脂腺物，结缔组织囊壁内没有皮肤附属器者称为表皮样囊肿；若囊壁内含有皮肤附属器，如毛发、皮脂腺、汗腺和毛囊等结构，则称为皮样囊肿。

（二）临床表现

皮样和表皮样囊肿多见于20岁左右的青年，口底及舌下区为最常见的部位（图8-8）。肿块生长缓慢、无痛，但在青春期可能生长稍快。扪诊肿块柔软，面团样感，无波动，和周围组织界限清楚。肿块一般位于中线，少数病例可偏向一侧。根据囊肿所在部位，临床可分为三种类型：①舌下区、颏舌肌间：口底黏膜受压变薄，透过黏膜可见黄色囊肿壁，囊肿体积较大时可将舌抬起并推向后份；②在颌舌骨肌及颏舌肌下的颏下三角区内，舌下区无异常表现；③哑铃型：即在颏下区和舌下区均可触及肿块。舌体部偶见发生皮样囊肿。

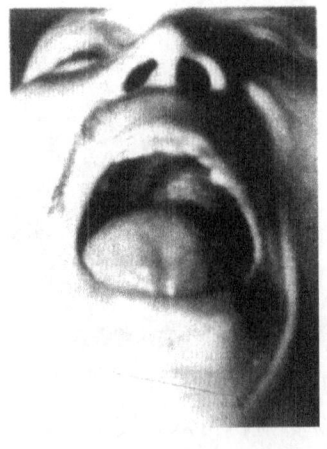

图 8-8　口底皮样囊肿，主要位于舌下区，舌被推向后

（三）诊断

颏下区皮样及表皮样囊肿应注意和甲状舌管囊肿区别。明确囊肿所在的解剖部位是很重要的。颏下区囊肿不随吞咽上下活动，和舌骨并无明显附着关系。

（四）治疗

外科手术摘除。皮样和表皮样囊肿囊壁较厚，一般易于完整摘除。

五、单纯性骨囊肿

单纯性骨囊肿或称创伤性或出血性骨囊肿，是一种原因和组织病理发生尚不明了的骨囊肿性病变。提出的理论很多但均属推论性，广泛公认的发生理论是骨内创伤出血的结果。这一理论首先由 Pommer 提出，即囊肿的形成是由于轻微的创伤造成骨髓内出血，正常发展的血块机化愈合受碍而血块液化，邻近区域的骨由于酶的活性而被破坏，于是形成骨的腔隙。其增长发展则是由于囊腔内的压力增加致静脉回流障碍。尽管这一组织发生观点被很多学者接受，但也有很多难以解释的现象，如不少病例并无创伤史；也有人研究有无创伤史和单纯性骨囊肿发生率的比较，两者也无显著不同。又如一般下颌骨后部受创伤的机会较前部多，但单纯性骨囊肿在下颌后部的发生率并不多于下颌前部。

单纯性骨囊肿的组织病理特点是薄层纤维结缔组织构成囊壁但无上皮衬里，而是肉芽组织。从囊肿的定义说并非是真性囊肿。腔内可以是空的，或含有外渗的红细胞或血红蛋白，也可能含有淡黄血样液体。Kuroi 复习文献报告 255 例，发生于下颌的占 89%，前磨牙区是最常见的部位，占下颌的 75%。而上颌以前牙区常见。临床并无明显症状，可能出现轻微的颌骨膨胀或病变区牙齿不适感，一般是例行 X 线检查时发现。X 线片上所示范围可为直径 1 cm 或更大范围，主要表现为界限清楚的密度减低区，但周界不如一般囊肿所见的那样明确。其特点是围绕根尖呈曲线伸展，牙齿可以移位或有根吸收，但活力正常。有报告单纯性骨囊肿有自愈倾向。由于其无特征性表现，外科手术显露刮除以明确诊断仍是必要的。

六、动脉瘤性骨囊肿

动脉瘤性骨囊肿既非动脉瘤，也不是真性囊肿，确切些说是一种良性、非肿瘤性的骨病变，是一种充满血性液体、无血管内皮细胞构成的腔。关于本病发生的原因不清楚，归纳起来有两种：一种是认为骨内某些肿瘤，主要是良性肿瘤（如巨细胞瘤、巨细胞肉芽肿、非骨化纤维瘤等）发生变异或内出血，原有病变消失或不显著。这种表现在不少病例中确实存在，但不是所有良性病变都伴有动脉瘤性骨囊肿。因此，另一种意见认为动脉瘤性骨囊肿是独立性病变。对其发生机制，Biesecker 等的看法得到较多支持。他们发现病变腔血液压力很高，几乎和动脉压相似。根据这一表现他们提出最初病变发生于骨内，因此发生动静脉循环异常，由于血流动力学的力量，骨内发生继发性反应改变，于是形成了动脉瘤性骨囊肿。

据 ElDeeb 分析文献报告发生于颌骨的 38 例，平均年龄 18 岁（6~59 岁），以 20 岁左右的青年女性稍多。下颌骨是最常见的病变部位。病变生长缓慢，有时生长迅速，颌骨膨胀，牙齿疼痛但不松动。发展迅速者可能会被误诊为肉瘤。X 线片示颌骨呈膨胀性的单囊或多囊透影区（肥皂泡样或蜂窝状），边界并不十分清楚而呈薄壳状新骨。病变区牙齿移位、牙根吸收也是常见的。因此 X 线表现并非特异性的。组织病理表现的特点是大体切面呈红棕色，似海绵吸血样。镜下见大小不等充满血液或血清样液体的腔隙，衬里为纤维性组织，偶见平滑的内皮样细胞、多核巨细胞及肉芽组织。腔内血液无凝结。囊壁是纤维性的，包含有骨样细胞、巨细胞、外渗红细胞及血红蛋白和炎性细胞等。外科手术切除或刮治是最主要的治疗手段。术中出血现象可能很显著，但当病变刮除以后出血即明显减少并停止。文献报告，颌骨动脉瘤性骨囊肿刮治术后的复发率在 20% 左右，如刮治术配合冷冻治疗可减少复发。

第二节 颌骨良性肿瘤

颌骨良性肿瘤可分为两大类：牙源性和骨源性。牙源性良性肿瘤有成釉细胞瘤、牙源性腺样瘤、牙源性钙化上皮瘤、牙源性钙化囊肿、成釉细胞纤维瘤、牙瘤等，骨源性者有骨瘤、骨化纤维瘤及巨细胞瘤等。

一、成釉细胞瘤

（一）病因和病理

成釉细胞瘤是最常见的牙源性肿瘤，占63%。其组织发生来源一般认为是牙源性上皮，即残余的牙板、成釉器及Malassez上皮剩余。自从Chan（1933）报告成釉细胞瘤可从含牙囊肿转化发生以来，得到众多学者的注意并陆续有报告。Stanley和Diehl分析641例成釉细胞瘤，发现17%（108例）合并发生含牙囊肿。虽然有不少学者认为，成釉细胞瘤可以从口腔黏膜基底层发生，连续组织病理切片表明肿瘤成分和覆盖的表面上皮完全融合，但近年很多学者认为是骨内病变向黏膜扩展的现象。周缘性成釉细胞瘤和骨组织无关，其组织发生来源仍是牙板残余。

成釉细胞瘤大体剖面呈囊腔或实性，腔内有黄或黄褐色液体，有时可见闪闪发光的胆固醇结晶。肿物有包膜，但常不完整。镜下所见有两个基本类型：滤泡型和丛状型。滤泡型是最常见的，上皮细胞巢类似成釉器，中心疏松排列细胞也很像星网状层。上皮巢周边排列的是单层柱状细胞，细胞核的极性远离基底膜。上皮细胞巢周围常见玻璃样变物质。丛状型的上皮成分构成长的、分枝状的、相互吻合的条索或团块，周边也是高柱状细胞。中心是网状层但不如滤泡型明显。这两型中的间质都是成熟的纤维结缔组织。值得注意的是，若纤维组织成分占主要地位，则应当和成釉细胞纤维瘤区别。因为成釉细胞纤维瘤在临床表现上类似成釉细胞瘤，但它具有完整的包膜，不具侵袭性，复发也极其少见。

成釉细胞瘤的组织病理图像是多样的，除去上述两种基本类型外，尚可分为基底细胞、棘细胞、颗粒细胞等亚型。基底细胞型极其类似皮肤的基底细胞癌的组织相，肿瘤细胞较原始，周边细胞呈明显柱状而中心常为实性细胞团。棘细胞型主要是中心星网状细胞鳞状化生，甚至有角化珠形成。如果这种现象广泛而显著，有时可误诊为鳞状细胞癌。颗粒细胞型成釉细胞瘤的特点是在滤泡内有大而圆或多边形的细胞，细胞质内有密集的嗜伊红颗粒，细胞界限清楚，细胞核固缩呈偏心位。这种细胞常常部分或全部置换了星网状层。成釉细胞瘤的囊性变是很常见的，囊变部分不仅限于滤泡，间质中也可见囊样间隙。囊腔大小不等，有时可以大到整个瘤体几乎全部为囊腔。上面这些亚型在同一肿瘤中的不同部位均可见到，只是所占比例有所不同。

成釉细胞瘤虽然分成很多亚型，但很多研究表明组织病理类型和临床生物学行为并无直接联系。成釉细胞瘤组织病理呈良性表现，生长缓慢，但可以引起广泛破坏以致累及重要生命器官，如累及颅底甚至侵入颅内而使外科手术不能彻底切除。

（二）临床表现

成釉细胞瘤最多见于青壮年患者，男性稍多，约为1.5∶1。由于本病起始于骨内，开始无任何症状，不少病例是在例行X线检查时才发现，因此病期短者仅1d，长者可达30余年。从初发症状到就诊，平均病期5年。下颌好发，下颌与上颌发生比例为10∶1。下颌又以发生于下颌支与下颌体交界部位最多，其次为下颌体，两者约占下颌的80%。

病变逐渐生长发展而致颌骨膨大，出现颜面不对称畸形，常为患者就诊的主诉。颌骨多向唇颊侧膨胀，舌侧膨胀较少，可能系受舌制约的关系。大的病变可累及一侧下颌骨甚至整个下颌骨，包括喙突均为膨胀性病变。罕见侵入颞下颌关节者，故很少引起开口困难。上颌骨病变可以侵入上颌窦及鼻腔，导致呼吸不畅。少数病例可扩展入颞下窝、颅底。肿物持续增长压迫骨质变薄，变薄区如正是囊变部分则可扪及乒乓球样感甚至波动感。一旦骨皮质完全吸收而失去阻力，囊变部分液体可循阻力小的软组织处突入，给人以肿物生长加快的错觉。肿物巨大者可以压迫皮肤变薄；口腔内可在肿物表面有对牙的咬痕，牙齿可缺失或移位。继发感染破溃后可在口内或面部皮肤出现瘘口，罕见发生病理性骨折者。

（三）X线表现

颌骨成釉细胞瘤在普通X线平片上主要表现为边界清楚的密度减低区，周边为密度增高的白色线条，无骨膜反应。成釉细胞瘤的X线表现可分为三个类型：①单囊型：如含有牙齿则和含牙囊肿无法区分，稍大者边缘可出现切迹；②多囊型：最常见，约占60%，多囊型者囊形密度减低区大小相差悬殊，大如核桃，小如黄豆或绿豆，也有的大小相差不显著，颇似牙源性角化囊肿；③蜂窝型：为小如绿豆或黄豆粒大小的密度减低区所组成。邻近病变区的牙齿常移位或缺失，也可呈现牙根吸收。如果病变继发感染，周围边界常不清楚或囊腔间的分隔消失，不宜将其确认为恶性倾向。

（四）诊断

根据临床及X线表现确诊成釉细胞瘤是很困难的，因为不少颌骨良性肿瘤或瘤样病变均有类似征象。临床诊断中有两点必须要肯定，一是病变确属良性，如必要可在术前做活检或术中做冷冻切片；二是要确定病变所累及的范围，可根据X线片确认，据此决定手术术式和切除范围。正确的定性诊断依赖手术后的组织病理检查。

（五）治疗

颌骨成釉细胞瘤的治疗只有外科手术，其术式主要有肿物摘除或刮治术、矩形或部分骨切除术和颌骨切除术。

1. 肿物摘除或刮治术

此术式适用于局限性、X线表现呈单个囊形透影区的病变，特别是病变位于上颌骨的青少年患者。多个大的、界限明确的多囊性病变，患者拒绝颌骨切除者也可考虑刮治，术后需每1~2年进行X线复查。一旦确认复发，应据具体情况采取治疗措施。

2. 矩形或部分骨切除术

下颌骨病变仅限于喙突及牙槽突而下颌支后缘及下颌体下缘皮质骨完好者，可在正常骨组织内将肿瘤及该区骨切除，保存下颌骨的连续性，可以获得良好的美容和功能效果。

3. 颌骨切除术

巨大的颌骨良性肿瘤或体积不大、X线显示颌骨骨质全部被肿瘤所替换或多囊形透影区呈蜂窝状，都应做颌骨切除术。上颌骨切除后可用赝复体或血管化组织瓣修复。下颌骨缺损则应做骨移植或其他代用材料修复。修复时机可选择在同期，也可二期进行。

理想的下颌骨移植材料应当是：①材料易得；②促进血管重建和刺激受区细胞诱导成骨，加速骨成长；③有良好的生物物理性能，如能提供良好的支持和固定，组织相容性好而不引起宿主的排斥反应等；④能尽快完全地为宿主体所替代，质量要和宿主骨相似或优于宿主骨。根据这些条件，理想的移植材料仍然是自体骨。但自体骨要从身体其他部位取材（髂骨和腓骨），患者要多受手术痛苦并有供骨区因手术而产生的并发症。有时所取骨达不到修复缺损所需要的量，塑形和功能修复也有一定困难。鉴于此，很多学者研究寻求各种植骨材料代用品，常用的有医用聚合物（如塑料、尼龙、聚四氟乙烯等），金属和生物陶瓷、同种异体骨或异种骨等。目前以生物陶瓷为较有前途的骨代用品移植材料。

自体骨移植分游离骨和血管化骨移植，后者是指带有供血血管的移植骨块。游离骨移植的成活过程是移植骨坏死、吸收、产生孔隙，受区血管长入孔隙。沿血管长入的间充质细胞分化成成骨细胞附着在坏死骨架上，新生骨沉积于其表面，一年左右整个移植骨为新生骨所取代。坏死骨细胞壁释放一种糖蛋白，刺激周围由受区骨来的间充质细胞分化成成骨细胞形成新骨。这种由坏死骨细胞壁释放的糖蛋白称骨形成蛋白。自体松质骨较皮质骨有较多的成活细胞，包括造血细胞、网状细胞（原始的成骨细胞）和未分化血管周围细胞（间充质样细胞）。为了确保这些细胞的成活，取骨和植入之间的间隔时间越短越好，不宜超过2 h并要保持骨块湿润度。但手术创伤使造血细胞变性，对成骨不起作用。网状细胞的成骨作用很小，只有未分化的血管周围结缔组织细胞分化成成骨细胞，对骨生长具有长时间的持续作用。

血管化骨移植常选用腓骨瓣或髂骨瓣。腓骨瓣的供血动脉是腓动脉，髂骨瓣的供血动脉为旋髂深动脉。血管化骨移植不发生坏死吸收而保持原来的形态结构，移植骨内的骨细胞和成骨细胞成活，加速了与受区骨的愈合。但血管化骨移植技术条件要求高，必须进行血管吻合。

最佳的生物陶瓷类的移植材料是羟磷灰石，多应用于下颌骨作矩形骨切除的病例，它可以恢复牙槽嵴高度以利于义齿修复。

对于下颌骨区段缺损的病例，若无植骨条件，可行重建钛板植入桥接修复，以维持下颌骨的正常连续性。但重建钛板植入为非永久性修复方法，常在远期出现排斥反应，因钛板折断、松脱、外露等导致修复失败。

二、牙源性腺样瘤

牙源性腺样瘤或称腺样成釉细胞瘤，以往将此瘤作为成釉细胞瘤的一个组织亚型，经多年观察发现其具有临床病理特点。牙源性腺样瘤有较厚而完整的包膜，镜下见不同大小的上皮团呈结节状，间质很少。实性上皮团中的瘤细胞呈梭形或多边形，排列呈玫瑰花样结构，其间杂以点滴状嗜伊红物质，或者由立方状或柱状上皮构成腺腔样结构，腔内含有不同量均质性的嗜伊红物质。细胞分裂象极其罕见。临床上牙源性腺样瘤主要见于20岁左右的年轻人，女性较男性多。最常发生的部位是前牙部，上颌多于下颌。临床表现为缓慢生长的无痛性肿胀，与颌骨囊肿表现相似。X线片也和含牙囊肿表现一样，但腔内有时可见密度较高的钙化物。外科手术刮治是最佳的治疗方法，术后复发极罕见。

三、牙源性钙化上皮瘤

牙源性钙化上皮瘤是 Pindborg 于1956年首先描述，有的文献称之为 Pindborg 瘤。组织病理特点是肿瘤无完整包膜，瘤细胞呈梭形或多边形成片状排列，界限很清楚，细胞间可见细胞间桥。细胞质微嗜伊红，胞核较大，可见显著核仁，但分裂象极其罕见。另一特点是在淀粉样变性的细胞内或其周围有钙化物，钙化呈同心圆沉积排列。一般认为淀粉样物质是肿瘤上皮细胞变性产物。临床表现类似成釉细胞瘤，下颌多于上颌，并多发生在前磨牙区域。其X线表现特点是病变常呈多囊形密度减低区，虽有一定界限但常常并不十分明确。其原因是牙源性钙化上皮瘤无包膜或包膜不完整。最重要的特点是在密度减低区有钙化点，呈散在不规则团块。牙源性钙化上皮瘤也可发生于骨外软组织。治疗方式决定于病变大小，小的病变可以刮治，而大的病变有时需做部分骨切除。手术不彻底可以复发，但迄今未见有转移发生的报告。

四、牙源性钙化囊性瘤

牙源性钙化囊性瘤（calcifying cystic odontogenic tumor）是一种囊性的牙源性良性肿瘤，含类似成釉细胞瘤的上皮成分和影细胞，后者可以钙化。这型肿瘤以往称为"牙源性钙化囊肿"，最早有 Gorlin 等于1962年作为一种独立的颌骨囊肿进行描述，但大量的临床病理观察表明：所谓"牙源性钙化囊肿"除大多数以囊性改变为主外，部分病例表现为实性病变或伴发其他牙源性肿瘤，其中少部分病例还可表现恶性特征。因此，2005年WHO新分类中，将这几种变异型分别进行命名，将原先的囊肿型牙源性钙化囊肿命名为"牙源性钙化囊性瘤"，原先的肿瘤型牙源性钙化囊肿命名为"牙本质生成性影细胞瘤"，原先的恶性牙源性钙化囊肿命名为"牙源性影细胞癌"。本节所描述的牙源性钙化囊性瘤实际是指以往的囊肿型牙源性钙化囊肿。病变呈囊性，典型的组织病理表现囊壁上皮衬里为复层鳞状上皮，厚薄不一，由立方状或柱状细胞组成明确的基底细胞层，极其类似釉上皮。柱状细胞中细胞核的极性远离基底膜，基底层以上的上皮常类似星网状层。其主要特点是有成巢或成片的影细胞（ghost cells）。形细胞体积较大、细胞质显著嗜伊红，呈颗粒状，固缩的细胞核移位至细胞的边缘。这种细胞对钙质有亲和力，细胞内常有钙化。影细胞可以穿透基底膜，伸入到其下的结缔组织，并常引起异物性反应。影细胞形成的机制尚不清楚，有认为是上皮不完全或异常角化；亦有认为是变性的鳞状上皮。患者高峰年龄为10～19岁，男女性别差异不大；好发于上颌前磨牙区，病变多较为局限，有时也可发生于颌骨外的软组织内。X线片表现为界限清楚的放射透光区，单房或多房，有时可伴发牙瘤发生。牙源性钙化囊性瘤手术摘除术后较少复发。

五、牙骨质瘤

根据WHO的分类，牙骨质瘤有四种病变含有牙骨质成分，即牙骨质化纤维瘤、良性成牙骨质细胞瘤或真性牙骨质瘤、根周牙骨质结构不良、巨大型牙骨质瘤或称家族性多发性牙骨质瘤。

关于牙骨质瘤组织发生的理论很多，但现今一般认为本病发生自牙周韧带。这是一层附着于牙根和牙槽骨的纤维组织，具有形成牙骨质、骨及纤维组织的能力。在病理情况下，这些细胞可以产生骨或反应性增生性病变。根周牙骨质结构不良和巨大性牙骨质瘤属反应性增生改变，临床很少见并具自限性（self limiting）特点，不拟详细讨论。

（一）牙骨质化纤维瘤

牙骨质骨化纤维瘤和骨化纤维瘤均属同一病变，病变特点是在富于细胞的结缔组织中散布着圆、椭圆或不规则形的牙骨质。结缔组织细胞呈长梭形，类似牙周膜的纤维组织。牙骨质大小不同，是一种周界明确、边缘染色深的无细胞结构物质，可以互相融合构成大的团块，可见到成牙骨质细胞。骨化纤维瘤结构基本与此相同，只是替代牙骨质的是成层状的骨小梁。若有骨小梁结构，又有牙骨质小体，则称之为牙骨质骨化纤维瘤。临床上牙骨质化纤维瘤无明显症状，多是X线常规检查时发现，一般是硬性、无痛性肿块，上颌及下颌前牙部是最常见的发生部位。这三种病变在X线片的表现基本类似，即在周界清晰的密度减低区内有大小不一成团的钙化物。采取保守的刮治术效果良好，无复发。

（二）良性成牙骨质细胞瘤

其不常见，前磨牙及磨牙区是常见的发生部位，主要表现为颌骨膨胀而有畸形。X线表现为界限清楚、密度增高不匀的团块，周围绕以一圈密度减低透影区，可见牙根吸收或牙齿移位。镜检病变为富含血管的纤维间质，其内包含不同量的成骨、成牙骨质细胞及成片的骨小梁和牙骨质。肿物均有一层纤维包膜，因此在X线片上其周边为密度减低区。保守性的刮除术可以根治。

六、牙瘤

牙瘤是造牙器官中上皮和间叶组织形成的肿瘤，含有釉质、牙本质、牙骨质和牙髓组织。一般将其分为两型：混合性及组合性。前者是由牙组织不规则的组织排列，后者是一些基本发育成牙齿的结构及一些牙齿硬组织组合在一起。严格区分两者是困难的。但在组合性牙瘤中可以有数枚至数十枚发育完好、形状各异、大小不同的牙齿。临床无任何症状，多数病例是因正常牙齿萌出障碍作X线检查时发现。手术摘除后罕见复发。

七、牙源性纤维瘤和牙源性黏液瘤

牙源性纤维瘤和牙源性黏液瘤不常见，其临床及X线表现在很多方面和前面提到的颌骨牙源性良性肿瘤相类似，诊断主要靠手术后的组织病理检查。因此，只对这两型肿瘤的组织病理特点及生物学行为作简略介绍。

（一）牙源性纤维瘤

肿瘤由成熟且密集交织的纤维结缔组织组成，包含大小和形态一致的梭形成纤维细胞。其中可含有牙源性上皮和钙化物。这种牙源性上皮呈小条索或团块，无星网状层结构。钙化物是牙骨质小体。可见呈星形的黏液细胞，因此不少学者认为牙源性纤维瘤和黏液瘤两者有密切关系。如组织病理不见牙源上皮或牙骨质小体，则和原发于骨内的纤维瘤或韧带性纤维瘤不易区别，后者具局部浸润性。牙源性纤维瘤是具有包膜、界限清楚的良性瘤，刮治术或简单摘除术效果良好。但组织病理诊断必须明确有无纤维肉瘤的可能，如是则应采取根治性的颌骨切除术。

（二）牙源性黏液瘤

黏液瘤最常见于软组织，颌骨可以发生。很多肿瘤，不论其属良性或恶性，均可发生黏液变性。Dahlin明确提出，发生于颌骨以外骨组织的黏液样肿瘤可能是软骨肉瘤或纤维肉瘤变性。颌骨黏液瘤的组织发生来源是造牙器官原始间叶组织，如牙滤泡、牙乳头和牙周膜，是稍具侵袭性的良性肿瘤。从肿瘤的大体表现即可初步诊断，切面呈灰白色，黏液胶冻样肿块，被膜不完整。瘤细胞呈星形或梭形并有长的、相互吻合的突起。肿瘤细胞核染色深，稍具多形性，但有丝分裂象极其罕见。瘤组织内可见少量散在的牙源上皮条索，但并非诊断牙源性黏液瘤必备的条件。根据牙源性黏液瘤的这些特点，刮治术是不适宜的，宜在正常组织内做部分或全部颌骨切除。定期随诊，以便在发现复发后及时手术。

第三节 血管瘤与脉管畸形

脉管性疾病——血管瘤和脉管畸形是临床常见病,头颈部为好发部位,约 60% 的脉管疾病发生于头颈部。1982 年,Mulliken 和 Glowachi 按血管内皮生物学行为将传统分类中的血管瘤分为真性血管瘤和血管畸形,这一观点目前已被国内外广泛接受,两者在临床表现、病程和转归上截然不同。1995 年,Waner 和 Suen 又进一步根据细胞和组织病理学研究修改了 Mulliken-Glowachi 分类。表 8-1 将旧分类与新分类进行对照。

表 8-1 新分类与旧分类对照

旧分类名称	新分类名称
毛细血管型血管瘤	浅表(皮肤)血管瘤
	微静脉畸形
毛细血管型血管瘤	深部血管瘤
	静脉畸形
蔓状血管瘤	动静脉畸形
毛细血管型淋巴管瘤	微囊型淋巴管畸形
海绵状淋巴管瘤	微囊型淋巴管畸形
囊肿型淋巴管瘤	大囊型淋巴管畸形
混合型淋巴管瘤	微囊型淋巴管畸形
淋巴血管瘤	混合型淋巴管畸形(包括静脉－淋巴管畸形和静脉－微静脉畸形)

一、血管瘤

婴幼儿血管瘤是婴儿最常见的良性肿瘤,女婴发病率较高,根据不同文献统计发病率约为男婴的 2～5 倍。它有三个明显的发展阶段,快速增生期(8～12 个月)、较长的退化期(1～12 年)和伴有程度不同的纤维脂肪残留的末期。一般患儿在出生时病变不明显,或仅表现为皮肤或黏膜上的点状红斑和(或)白斑,进入增殖期后,以血管内皮细胞的快速增殖为特征,临床表现为两个快速生长期,即出生后 1 月内和 4～6 个月时。此期若不加以干预,有可能发生一些并发症,如溃疡、感染、外耳道阻塞、呼吸道压迫、视力障碍、骨骼变形(约 1%),甚至充血性心力衰竭。增殖期过后,血管瘤进入消退期,在儿童阶段逐渐消退,Bowers 报道约 50% 的血管瘤在 5 岁时可消退,而血管畸形则无自发消退的病史,一生都在缓慢生长变大。

(一)组织学特点

1. 增生期

光镜观察可见内皮细胞增生,聚集成团,血管腔很小,血管壁增厚、肥大,细胞明显增多。

2. 退化期

内皮细胞数目减少,血管间有纤维组织增生和脂肪组织沉积,肥大细胞数逐渐下降到正常水平。

(二)发病机制

目前,关于血管瘤的病因学观点有胎儿性血管母细胞性组织持续存在,血管发生原始阶段的阻断,也有提法称血管瘤的发生是局部异常的血管发生因子的反应的。

(三)临床表现与诊断

血管瘤可累及浅表皮肤或黏膜,也可为深部占位性病变,有时两者同时存在。浅表血管瘤表现与微静脉畸形临床表现有一部分重叠,早期可表现为浅红的斑痣,进入快速生长期则表现为典型的深红斑块,在过去被称为草莓状血管瘤。病变累及深在时,表现为团块伴有皮肤或黏膜表面浅蓝或紫色斑块状,类似静脉畸形。80% 的患儿为单发病变,其他可有两个及以上的多发病变。

对于大多数血管瘤病例，通过临床表现及特征性可以进行诊断，病程在三四个月时经过反复评估，大多能建立准确的诊断，出生后发现红色丘疹样病变是血管瘤重要特征。出生时未看到病变，但有增生期，大多数情况是血管瘤。所以要首先仔细询问家长病变的发展变化，有无快速增长。彩色多普勒超声可观察内部血流，与其他一些不富含血流的包块性疾病相鉴别。因为血管瘤导致骨破坏较少，CT检查仅表现为软组织密度影像，对确定病变范围及周围组织的关系不如MRI显示清晰。在T_1加权像，病变信号与肌肉相似或低于肌肉信号，T_2加权像为高信号。对诊断不明确病例可在隐僻位置手术切取活检。

（四）治疗

血管瘤的治疗可分为保守观察、药物治疗、激光治疗和手术治疗。

对于婴幼儿血管瘤，因其自发消退的特性，任何治疗都基于早期的明确诊断。对于没有临床并发症、病变无过快生长时，可采取保守观察。此时，需要做好对家长的教育及解释工作，消除家长恐惧。但是头颈部大范围的血管瘤病变会留下面部浅瘢痕，适当早期干预有利于改善外形，最后达到较理想的美容效果。

过去激素类药物一直作为血管瘤治疗的一线用药被使用。2008年以来，普萘洛尔被发现对血管瘤有较好的治疗作用，并且对消退期血管瘤有效，近年来逐渐取代激素成为一线用药。

抗肿瘤药物平阳霉素注射血管瘤在国内应用较为广泛，其机制是抑制血管内皮细胞过度增殖，使血管腔发生栓塞，诱导细胞退化、瘤体消失。对具有膨隆表现的血管瘤无论是增殖期或消退期均有治疗作用，用药量有一定的限制，一般总量不超过40 mg。

其他治疗药物还有干扰素等，由于其临床并发症较重，只在其他药物控制不佳时使用。

激光主要用于皮肤或黏膜浅表血管瘤的治疗，适用的主要激光种类为脉冲燃料激光（595 nm、585 nm）和长脉冲1 064 nm Nd：YAG激光。

手术治疗适用于有严重梗阻、溃疡及巨大血管瘤药物控制无效的患儿，在消退期和消退末期病变消退遗留多余组织、瘢痕和产生的继发畸形可以通过手术进行矫正，以获得较好的美容效果。

二、微静脉畸形

微静脉畸形过去被称为毛细血管瘤或鲜红斑痣，在临床和组织学上都属于真性畸形，由乳头丛内毛细血管后微静脉组成，病因不清。微静脉畸形发病率为0.3%，男女比率为1：1。在出生时就存在，也可以不十分明显。临床表现为扁平粉红色，83%在头颈部。微静脉畸形可累及多个感觉神经支配区，如三叉神经支配区，以第Ⅱ支多见。病变的颜色随年龄的增长而逐渐加深，厚度增加，成年后病变可出现隆起或结节样改变，有时可发生巨大赘生物，易出血，常累及口腔黏膜、颌骨、牙龈、上下唇等，引起牙龈增生、颌骨肥大，但多不超越中线，严重者咬合关系紊乱。1989年，Waner根据静脉扩张程度将病变分为四级：Ⅰ型病变较早，血管直径50～80 μm，临床呈现浅或深粉红色斑，在强光6倍透镜下观察可看到血管；Ⅱ型血管直径80～120 μm，临床呈现浅红色斑；Ⅲ型血管直径120～150 μm，病变是深红色斑；Ⅳ型血管直径>150 μm，病变常呈紫红色，扩张血管融合形成鹅卵石样结节。

过去常用核素32p、冷冻、磨皮术、切除加植皮术，效果均不理想。近年对微静脉畸形更多地采用激光治疗方法。目前治疗效果较理想的激光治疗机是脉冲染料激光（595 nm、585 nm）。

三、静脉畸形

静脉畸形过去又称海绵状血管瘤，是胚胎时期血管形成过程中的结构异常。由扩张的静脉组成，伴有静脉数目的增加，扩张的程度随年龄不断发展，大约90%在出生时就存在。早期不易发现，要看临床症状，当头低位时，相应位置皮肤膨隆，穿刺可抽出可凝固的血液。在败血症、创伤、妊娠、激素水平改变时，可使已有血管结构进行性扩张，导致畸形血管膨大；大多数静脉畸形呈海绵状，柔软易压缩，可累及颊、颈、舌、唇，造成面部畸形。静脉畸形的窦腔内血流相对缓慢，可凝固而成血栓，久之可钙化为静脉石。

（一）临床表现

静脉畸形目前在临床上分为四型：Ⅰ型为孤立型，无明显回流静脉；Ⅱ型有正常回流静脉；Ⅲ型回流静脉发育异常；Ⅳ型回流静脉扩张。Ⅰ、Ⅱ型静脉畸形在临床占据大多数。在皮肤和黏膜表面，皮温不高，无波动感，可压缩，体位试验阳性，病变由大小不等的血窦组成，无完整被膜。深层组织内的静脉畸形，为了确定其部位、大小、范围及其吻合支的情况，可以应用静脉造影或磁共振血管成像（MRI或MRA）来协助诊断，并为治疗提供参考。

（二）治疗

静脉畸形的治疗方案选择取决于血管畸形的血管容积（体积）、解剖位置和深度。

1. 药物治疗

静脉畸形的药物治疗主要是硬化剂注射治疗，可作为单一的治疗方法，也可与手术、激光等联合治疗，主要适用于病变内子囊较密集的静脉畸形。平阳霉素是目前临床常用的硬化药物，与国外的博来霉素具有相似的化学结构。注射平阳霉素后的主要组织学变化是血管内皮细胞损伤，管壁不同程度增厚及管腔闭塞。注射平阳霉素的剂量一般是每次 4~8 mg，总量不超过 70 mg，2 周左右注射一次。对于Ⅲ、Ⅳ型静脉畸形，由于血液高回流，病变广泛，所累及解剖位置结构复杂，并且无明显边界，过去采用手术等综合治疗效果不佳。注射平阳霉素后药物进入静脉腔内立即流走，难以发挥作用，所以对于这类的静脉畸形可采用联合治疗方法。北京大学口腔医院使用无水乙醇注射 + 动力泵平阳霉素灌注的方法应用于数十例患者后取得了较好的疗效。

2. 激光治疗

对于舌部及口腔黏膜部位的Ⅰ、Ⅱ型表浅的静脉畸形 Nd：YAG 激光治疗可取得较好的治疗效果。其主要机制是病变内血红蛋白吸收激光热能量后产生凝固效应，组织立即萎缩，伤口愈合时间 10~14 d。治疗需要 2 次或 3 次治疗，每次间隔的时间需 6 周以上。

3. 手术治疗

对于手术治疗需要根据静脉畸形的局部范围、深浅及患者的全身情况等因素综合考虑。大、中型多解剖间隙静脉畸形是手术治疗的适应证，但术中持续出血或渗血是令手术医师很麻烦的事情，所以手术医师应熟练掌握使用电刀、激光等热凝固原理止血的手段。

四、动静脉畸形

动静脉畸形（AVM）属于先天性血管畸形。头颈部是 AVM 的好发部位，以颅内病变居多，颌面部发病率相对较低，可分为软组织 AVM、颌骨中心性 AVM 及混合型 AVM。AVM 的病理实质是动脉与静脉之间缺乏正常毛细血管网的连接，而由含大量微小动静脉瘘的畸形血管团代替，动脉血流经畸形血管团直接汇入静脉。临床表现为病变区着色、皮温增高并伴有搏动及吹风样杂音，可发生溃疡、坏死或出血。目前，AVM 的治疗方法主要包括血管内栓塞和手术治疗。

（一）诊断

典型的 AVM 通过临床检查，诊断一般不难。从病史看，患者常自幼发病，随年龄增长病变逐渐增大。早期病变可见皮肤着色、皮温增高；病变增大可扪及动脉搏动及皮肤震颤感，听诊可闻吹风样杂音；病变进一步发展可于患区出现溃疡及出血。颌骨 AVM 除了上述表现外，常因为牙源性出血就诊。影像学诊断方法包括 B 超、X 线片、CT 及 MRI 检查。B 超可见患区存在动脉血流信号。上颌骨 AVM 的普通 X 线片可见蜂窝状、囊腔状或蜂窝囊腔状透射改变。对于下颌病变，常可见下颌管明显增宽迂曲，颏孔增大。增强 CT 可观察到软硬组织内畸形血管形态及范围，通过三维重现技术可以直观地显示病变的主要血管结构。尽管 CT 及 MRI 技术的发展对于 AVM 血管结构的显示更加精细准确，但数字减影血管造影技术仍然是 AVM 影像诊断的金标准（图 8-9）。

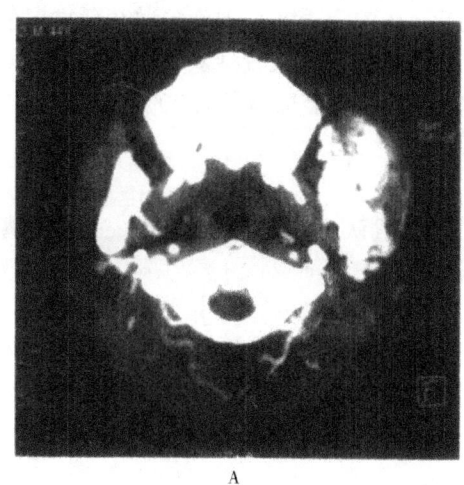
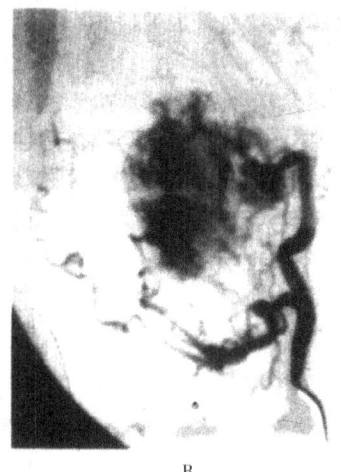

图 8-9 左侧颧颊部 AVM

A. 增强 CT 显示左侧咬肌腮腺及颊部 AVM；B. 颈外动脉造影侧位片显示左侧颧颊部较大范围 AVM

（二）动静脉畸形的栓塞治疗

栓塞治疗是高血流脉管畸形治疗的首选方法。AVM 栓塞治疗的关键是将栓子栓堵在畸形中心的微小动静脉瘘中，而不是仅栓堵近心端供血动脉，同时要尽量避免栓子超流入肺，或经危险吻合支入颅。栓塞剂包括明胶海绵、聚乙烯醇、α-氰基丙烯酸正丁酯（N-butyl-2-cyanoacrylate，NBCA）、弹簧圈、可脱性球囊和无水乙醇等。明胶海绵为可吸收栓塞剂，可用于术前辅助性栓塞，也可用于疑有危险吻合存在时临时阻塞血管。聚乙烯醇为固体栓塞剂，NBCA 为液体栓塞剂，常用于动静脉畸形的栓塞治疗。弹簧圈及可脱性球囊也是永久性栓塞剂，可用于栓堵动静脉瘘和动脉瘤。近年来，有多位研究者采用无水乙醇进行动脉栓塞。无水乙醇可以直接破坏血管内皮，并使血红蛋白变性而形成血栓，故可永久性封闭动静脉畸形中的畸形血管网。

（三）软组织动静脉畸形的治疗

口腔颌面部软组织 AVM 可累及多个解剖区域，引起严重的面部畸形，并可发生大出血，甚至导致心力衰竭。治疗方法包括手术、硬化剂注射及血管内栓塞治疗等。部分病例经治疗达到了较好的效果，但有些病例治疗后多次复发，甚至呈进行性发展趋势，这与病变的部位、范围有关，也取决于病变的血管构筑特点。弥散型 AVM 畸形血管分布较稀疏，缺乏明确的畸形血管团，故栓塞宜采用动脉途径。这类病变有时栓塞短期疗效尚好，但长期疗效不满意，故重复栓塞后采取手术治疗仍是必要的。密集型 AVM 供养动脉及病变区静脉密集分布，呈团块状，这为瘤腔栓塞提供了条件。瘤腔栓塞可采用组织胶或无水乙醇，可达到根治病变或使病变得到长期控制的作用。对于存在明显面部畸形的 AVM 病变，单纯栓塞不能明显改善者，手术治疗仍然是重要的方法。

（四）颌骨 AVM 的栓塞与手术治疗

颌骨 AVM 发病率较低，下颌骨发生率高于上颌，多在 10～20 岁发病。临床表现为局部搏动、杂音、牙齿松动等，其危险性在于可引起致命的大出血。颌骨 AVM 的治疗既要考虑血管结构，也应考虑患区牙齿的情况。若有多个患牙明显松动，提示牙槽骨遭到广泛破坏，单纯栓塞难以使患牙重新获得固位，而栓塞后刮治疗效较确切。颌骨 AVM 的手术治疗一般采用颌骨刮治术，使患者的颌骨连续性得以保持并尽量保留其发育的潜力，避免行颌骨切除术。由于术中出血汹涌，即使对于栓塞治疗后的病例也应该做好充分的准备。病变区松动牙的处理不应过于保守，以避免术后感染或复发。术后定期拍片观察颌骨愈合情况。

五、淋巴管畸形

淋巴管畸形过去称为淋巴管瘤，是淋巴系统的畸形，由淋巴管发育缺陷造成的，常发生在人体含丰富淋巴管组织的部位，可以局限，也可以弥散，可以在面部浅层或深层，常见于儿童及青年。病变由淋巴管组成，管腔大小不等，多扩张成子囊。内含淋巴液，在黏膜表面呈现许多散在孤立白色圆形结节，常与毛细血管畸形并存。按其临床特征及组织结构可分为微囊型、大囊型及混合型三类。所有病变在出生后就可以存在，男女发生率无明显差别。头颈部淋巴管畸形占全身病变的70%以上。淋巴管畸形为发育畸形，属良性病变，很少有自愈的报道。

（一）临床特点与诊断

按囊腔体积大小区分微囊型和大囊型淋巴管畸形，一般认为囊腔直径小于1 cm为微囊型，直径大于2 cm为大囊型。

1. 微囊型（microcystic）

微囊型多见于婴幼儿，好发在舌、颊、唇黏膜，皮肤少见，由衬有内皮细胞的淋巴管扩张而成。淋巴管内充满淋巴液，在皮肤或黏膜上呈现孤立的或多发性散在的小圆形囊性结节状或点状病损，无色、柔软，一般无压缩性，肿瘤边界不清楚。口腔黏膜的淋巴管畸形有时与血管畸形共存，出现黄、红色小疱状突起，称为血管淋巴管畸形。

2. 大囊型

大囊型又称为囊性水瘤，由数个大囊腔组成，是由于颈部胚胎发育时颈囊发育畸形，主要发生于颈侧区。一般为多房性囊腔，彼此间隔，内有透明、淡黄色水样液体，不能压缩，周围有较厚的囊壁，囊壁由较厚纤维组成，衬以单层扁平细胞。囊腔大小不一，表面皮肤色泽正常，呈充盈状态，扪诊柔软，有波动感。与深层血管畸形不同的是透光试验阳性，体位移动试验阴性。囊型淋巴管畸形可在头颈部潜在间隙中延伸，上可至颅底，下可达纵隔和胸腔，囊腔造影可帮助明确其真实波及范围。穿刺检查可抽出淡黄色透明淋巴液。

（二）治疗

淋巴管畸形的治疗，主要是采用外科手术切除，对范围较大的肿瘤可分期切除。囊性水瘤宜争取早期手术。颈部囊性水瘤由于胚胎发育关系（一般认为系来自胚胎期的原始颈淋巴囊）常包绕颈部重要血管和神经，术前应在思想上、技术上做好充分准备。

毛细管型淋巴管瘤对低温或激光治疗有一定的效果，但还不够理想。

发生在舌、颊、唇等部位的淋巴管畸形以及囊性水瘤，过去多以手术切除为主，近年来有对婴幼儿采用局部注射平阳霉素治疗的报道，取得较好的疗效。该疗法尤其适用于不易手术切除的儿童巨大型囊性水瘤，也可作为手术后残留瘤组织的补充治疗。

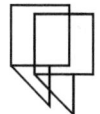
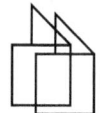

第九章　牙体修复

第一节　牙体缺损修复的设计要领

牙体缺损是指牙体硬组织质和量的破坏，伴随牙体生理外形的局部损坏，表现为牙体形态、咬合及邻接关系的破坏。造成牙体缺损的病因是龋病、牙外伤、磨损、磨耗、楔状缺损和发育畸形，其中龋病是最主要的病因。

一、修复设计的前期工作

（一）了解患者的要求

在牙体缺损修复患者第一次就诊时，患者对修复体的种类一般没有具体和明确的认识，但其对修复的要求一般是相对比较明确的，无外乎要求恢复缺损牙的外形及美观，恢复发音及咀嚼功能，并要求提供的修复体舒适，维护容易，同时对大部分患者来说，修复的价格也是考虑的重要因素。

需要注意的问题：

同样的病例，临床上患者对修复的要求往往是各不相同的。我们必须尽力满足患者的要求，因为修复体效果的最终评价者是使用修复体的患者本人。一个修复体从修复专业角度而言可以称为最佳选择，但对于患者来说，如果其要求没有得以满足，那么设计和制作得再精良，也是一个失败的修复体。而从医师的角度而言，我们往往是对各类牙体缺损修复体的特点和临床适用范围具备专业的知识，有时对患者要求修复的首要要求并不是完全了解。这就产生了医师所推荐的最佳修复治疗方法与患者的实际情况和需求不吻合的问题。在患者的要求和专业便利性两者发生矛盾时，我们应该首先考虑满足患者的需求，然后再为患者采用最可靠、创伤最小、最经济合理的治疗手段。

涉及前牙改形、改色、改善牙齿咬合及排列的美学修复病例，患者的要求一般较高，更要明确患者的最终治疗需求后选择最佳的治疗方案。例如，年轻患者如果只要求关闭前牙散在的间隙，那么非损伤性的正畸治疗可能比修复治疗能获得更持久稳定的效果，即便患者不愿意正畸治疗，那么创伤性小的贴面修复会比全冠修复更好。

（二）评估患者对修复效果的期望值

我们要求修复体恢复缺损的同时能够满足咀嚼、发音、恢复和改善美观、阻止疾病的发生发展，维持口颌系统健康的功能。但由于材料、工艺及临床水平限制，患者口腔条件、经济承受能力等的原因，由于某种特定修复体有其使用的特点和局限性，同时达到以上的治疗目标在操作中实际上是存在困难的，修复所能达到的最终实际效果与患者的想象如果无法达成共识，医患矛盾就产生了。

（三）充分的医患沟通

医师在首次接诊过程中，首先应耐心倾听患者叙述，从而了解就诊的首要目的、对修复的要求（比如有些患者不愿意磨除牙齿）、对修复效果的期望值、顾虑、价格要求等。然后耐心地用通俗的方法予以解答，同时把患者对修复效果的期望值引导到实际的水平。在此过程中可以消除对治疗的疑虑和担心，建立相互的信任感和对治疗的信心，也能更好地参与治疗和配合治疗过程，减少不必要的纠纷。

通过医患沟通，还可以了解患者的心理和性格特征。对于做事非常认真仔细、要求特别高的患者，更应予以特别的关注，仔细解答其每一个问题直至满意，必要时这类患者的治疗过程最好有其亲人陪伴。

有一点需要注意：现代社会人们的生存和工作压力加大，存在心理问题者在人群中的比例也愈来愈高，医师如果对此没有掌控的话，会产生很多非专业因素的医患纠纷甚至法律纠纷，这当然是作为一个专业人员所不希望碰到的。

对于没有明确主诉、只是来咨询及检查的患者，或治疗处理需要超出主诉范围的患者，尤其要在治疗开始之前进行沟通，解释措施的必要性，征得患者同意以后才能进行，正式治疗前可以给其1~2周的犹疑期。情况最好在病历资料中有所体现，必要的时候要求患者签字认可。因为在临床上这类患者出现投诉及纠纷的比例最高，最好是在治疗计划确定的过程中尽量考虑可能发生的情况并向患者解释清楚必要性，如牙体预备量过多可能的牙髓问题、普通烤瓷修复后的牙龈变色问题等。

可以说，修复最终的成败除了专业技术的高低之外，医患的沟通和患者对提供治疗的医师的态度也是极为重要的因素。

（四）做好病例资料采集和记录

在病例资料收集时，除了针对主诉的问题进行病史采集外，对与治疗相关的病史也应该顾及，特别是与治疗相关的系统性疾病史、家族史、药物过敏史、口腔卫生习惯等。口腔病例资料除了缺损牙的状况外，还应重点了解患者对修复治疗的要求。另外，必须询问关于咬合和关节方面的问题，如有否紧咬牙、夜磨牙、不良咬合、饮食习惯、关节区疼痛或弹响等，并结合到修复治疗设计之中。例如，紧咬牙和夜磨牙患者，在修复材料选择和修复体设计上应充分考虑。

因此，治疗前与患者充分交流，掌握患者的个性特点、治疗需求和对修复效果的期望值，对修复体及修复治疗过程、价格和可以达到的效果的了解，以及患者的社会经济状况是必不可少的步骤，这也是心理社会医学模式的集中体现。应充分发挥患者的能动性，将患者纳入到整个治疗过程中作为治疗的参与者，而不仅仅是被治疗的对象。另一方面，医疗行业的特殊性和高风险性也要求我们的治疗措施在考虑专业服务的同时，考虑医患双方权利的保护和风险的规避，保证治疗计划的顺利实施。

（五）实验性的治疗措施

在修复治疗措施的效果无法确定，或难以确定何种治疗措施的情况下，在正式治疗开始之前，可以采用实验性的治疗手段（trial treatment），以评估不同治疗措施的可行性、必要性或治疗的效果和反应。例如，对于前牙间隙、前牙拥挤错位决定修复治疗方案之前，为了直观地了解不同修复方案治疗后的效果，可以制取印模以后，采用模型外科等方法，刮除牙齿或关闭间隙，制作树脂修复体在口内试戴，医患共同评估拟定修复方案的效果和可行性，然后再结合临床的复杂程度、利弊、可行性、治疗成本等由医患共同制订最佳的治疗方案。

先制备患者诊断模型，然后按美学要求进行侧切牙的诊断蜡型制作。硅橡胶制备蜡型的导模。将口内树脂暂冠材料注入硅橡胶导模，然后复位到患者口内。待树脂材料固化后取出导模，诊断蜡型在口内被复制成实体模拟修复体。通过实体模拟修复可以让患者直观感受修复后的大体效果，依据于此可以和患者进行交流和沟通，并获取患者对修复的反馈信息。

二、修复设计要点

牙体缺损修复的效果取决于良好的治疗计划和精良的修复体设计制作，主要包括修复体类型的选择和修复材料的选择。而治疗方法主要包括充填治疗和修复治疗。

（一）充填治疗和修复治疗

牙体缺损修复体按照制作方式的不同可以分为直接充填塑形（plastic）修复体和间接制作粘接／粘固（cemented）修复体，一般前者简称充填型修复体，后者简称粘接型修复体。

直接充填塑形修复体是将可塑性的材料直接填入牙体预备的窝洞内塑形，然后固化而成，并通过机械倒凹或化学粘接力获得修复体的固位。目前属于口腔内科学的范畴，修复体类型主要包括玻璃离子、复合树脂或树脂增强型玻璃离子、银汞合金充填体以及光固化树脂贴面等。因为不涉及印模制取以及技工室制作，涉及消耗的材料较少，省时，所以价格成本较低。若牙体缺损范围不大，剩余牙体具有足够的强度，修复体可以获得良好的固位和抗力，则应该首选充填的方法修复牙体缺损。

分别用牙本质、釉质、表面特殊效果树脂比色片比对牙齿的颜色。

唇侧釉质斜面预备后，磷酸凝胶酸蚀处理30 s，冲洗吹干后涂布粘接剂，吹1～3 s并光照固化20 s。

形态修整，逐级抛光完成。

间接制作粘接／粘固修复体是制备印模以后，在口外采用树脂、合金、陶瓷或金属烤瓷材料，通过不同的工艺制作修复体后，再采用粘接的方法将修复体粘入牙体预备洞型内或牙齿的表面。因为后者对剩余牙体的破坏较大，且需要取模以后间接制作，涉及材料及工艺成倍增加，修复的价格和成本较高。当牙体缺损严重，剩余牙体必须依靠修复体来获得强度和保护的情况下，则必须采用间接制作的粘接性修复体，包括采用金属、陶瓷、树脂等不同材料制作的嵌体、高嵌体，树脂或瓷贴面，部分冠、金属全冠、烤瓷冠，全瓷冠，桩冠等。两类不同的修复体有各自的特点，对特定的病例应选择相应的方法，有时这两种治疗结合才能达到良好的临床效果。

（二）修复体的类型

按照与剩余牙体组织的关系可以分为冠内（intracoronal）和冠外（extracoronal）修复体两类。前者包括各类充填体和嵌体，如前述的玻璃离子、树脂、银汞合金充填体，金属及全瓷嵌体、高嵌体；后者包括树脂及瓷贴面，部分冠，金属、金瓷、金塑、全瓷冠等。高嵌体部分位于冠内，部分位于冠外，一般主张将MOD高嵌体视为冠内修复体。桩冠则单独分类。

（三）修复体类型选择的影响因素

在确定到底选择的是充填修复体还是粘接型修复体，以及考虑修复体的材料时，应考虑哪些问题呢？相关的考虑因素应该包括牙体缺损的程度、美观要求、修复体固位、修复体的成本及患者的口腔卫生习惯等。

1. 牙体缺损的程度

若缺损的牙体具有足够的强度，修复体可以获得良好的固位和抗力，则应该首选充填的方法修复牙体缺损；反之，若剩余牙体不足以满足充填修复的要求，参与的牙体需要修复体来获得强度或用修复体保护残余牙体组织、重建咬合面形态时，应采用粘接型修复体而非充填体。

另外，还要考虑到牙体预备量的大小。为了使治疗对牙体组织的破坏性最小，一般的逻辑是，前牙首选贴面和部分冠，如果牙体缺损范围过大无法使用，才考虑选择全冠修复，牙冠大范围严重缺损，经过根管治疗以后采用桩冠修复；后牙先考虑嵌体或高嵌体，然后才是全冠。全冠中牙体预备量又以金属最少，其次是烤瓷，全瓷冠的牙体预备量则较大。死髓牙及牙体组织大部分缺损的残根行根管治疗后采用桩冠或桩核冠修复。

2. 患者对美观要求

对于前牙美学区域内的修复体，必须考虑修复体的美观性，树脂或全瓷贴面、全瓷冠、烤瓷冠等均可以获得较好的美学效果。树脂由于耐磨性和老化的问题，一般多用作过渡性的修复材料。金属烤瓷由于金属底层的影响，颜色和半透性不足。全瓷材料因其光学性能最接近天然牙，可以获得逼真颜色和半透性，所以前牙的美学修复目前多采用的是树脂粘接型的贴面、全瓷冠等来获得。在两侧非对称修复时，单个修复体要求获得足以乱真的美学效果，临床同样存在很大的难度。

3. 修复体的固位需求

在所有的牙体缺损修复体中，覆盖整个牙冠表面的全冠固位是最好的。但只要经过良好的设计，牙体缺损修复体一般均能获得良好的固位。特别是随着树脂粘接材料的发展和粘接修复技术的进步，牙体缺损修复的固位不再是一个影响修复体类型选择的重要因素。但对于需要作为FPD或RPD基牙的情况下，固位的问题才需要着重考虑。

4. 修复体的制作成本

成本因素是所有治疗均要涉及的问题。牙体缺损修复体因修复体的类型、制作材料、制作工艺的不同，价格存在较大的差异。作为口腔医师我们应该首先从专业的角度给出患者最佳的治疗方案供患者参考，而不能因为认为患者可能无法支付最佳方案的费用而自作主张为患者提供相对不佳的替代方案。同时，不能够因为本身经济效益的原因或片面追求最佳治疗效果而不顾患者的经济承受能力。

5. 其他因素

患者的口腔卫生习惯对修复体的远期效果影响非常重要。不良的口腔卫生习惯可导致继发龋、牙龈炎、牙周炎等问题，从而间接导致修复体的失败。如果修复前临床检查时发现患者口内存在多发性的龋坏、菌斑牙石、牙龈炎或牙周炎，对此类患者进行牙体缺损修复时应格外小心。可能单从缺损牙的角度而言，修复体治疗是完全可行的，但如果考虑整个口腔卫生情况的话，可能任何一种制作良好的修复体其远期效果也是无法得到保证的，因为修复体只能修复缺损，而对造成缺损的病因却是无能为力的。

患者的咬合、饮食习惯也是需要考虑的因素。如果患者喜欢吃较硬的食物（如坚果等），那么在修复材料和修复方式的选择上应有所考虑。

三、各类修复体及制作材料的选择

（一）冠内修复体

1. 玻璃离子充填修复

玻璃离子充填修复适用于不直接承受咬合力的牙颈部楔状缺损或邻面浅龋、根面龋等的充填，不需要进行牙体预备或只需进行少量牙体预备的区域。因为可以释放氟，所以也可以用于易龋患者或猛性龋的过渡性充填材料。

2. 树脂修复

树脂修复用于前牙轻到中度缺损的直接修复，包括切角缺损，其牙色可以获得良好的前牙美观效果。值得注意的是，前牙缺损树脂充填后，因为老化变色和边缘微渗漏的原因，很多情况下最终还将过渡到修复体治疗；后牙区的轻到中度缺损也可以用树脂直接充填修复。但由于耐磨性较低、固化收缩等问题，其在后牙使用的效果仍存在争议。所以，有学者建议其在后牙的使用范围应该局限于小的𬌗面及第一前磨牙的邻𬌗洞。

3. 银汞合金充填

银汞合金充填主要用于美学要求不高的后牙轻到中度缺损的直接修复，可以进行单面、双面和三面洞的充填。牙冠组织缺损低于1/2的病例，修复可以获得良好的效果。缺损大于1/2的病例，如果结合采用自攻钉，也可以作为一种修复的方式，但为了获得良好的修复效果，建议外面采用全冠进行覆盖。

因为银汞合金材料具有较好的机械强度，固化时有轻度的体积膨胀，可以很好地避免微渗漏产生，因此在口内的存留时间是充填修复体里最长的。据估计，目前全世界每年制作的银汞合金修复体有将近100万个，其应用也是最普遍的。但因缺乏与牙体的化学结合，加上修复体会对剩余牙体产生楔力，所以此类修复体会削弱牙体的强度，临床上牙体折裂的情况比较常见。

4. 嵌体

嵌体用于轻度到中度的牙体缺损，特别是涉及牙尖的缺损。如前磨牙的𬌗面及邻𬌗洞，磨牙的𬌗面、邻𬌗、邻𬌗邻洞；一般应用于活髓牙。死髓牙因为剩余牙体机械性能变差，嵌体修复会削弱残余牙体结构的强度，在楔力破坏的作用下可增加牙折发生的可能性，因此一般不采用。

对于影响美学的可见区域，包括前磨牙、磨牙的邻𬌗面，为了避免显露金属，修复体的材料可以采用全瓷来制作。全瓷嵌体属于粘接修复的范畴，应采用树脂粘接材料进行全瓷嵌体的粘接。有研究表明，化学粘接不仅能保证全瓷修复体的强度，同时也能提高剩余牙体的结构强度。

5. 高嵌体

高嵌体用于中重度𬌗面、牙尖缺损，但颊舌面完好的牙。对于𬌗面伴近远中邻面同时缺损的病例，可以采用 MOD 高嵌体。嵌体用 MOD 洞获得固位，同时覆盖整个𬌗面和牙尖。有时也把 MOD 高嵌体归类到冠外修复体中。

高嵌体也可以采用全瓷材料进行制作，从而改善修复体的美学性能。全瓷高嵌体也属于粘接修复的范畴，应采用树脂粘接材料进行粘接，同时由于强度和韧性不足的原因，高嵌体要求殆面的牙体预备量足够（2 mm以上），因此在牙体预备量达不到的病例应慎重采用。

（二）冠外修复体

1. 部分冠

部分冠为保留至少一部分牙面不被覆盖的修复体。以往通常采用金属材料制作，包括半冠、3/4冠、7/8冠等。半冠只覆盖牙冠的冠1/2，3/4冠为覆盖牙冠舌面及两个邻面的修复体，7/8冠为只暴露颊侧近中面的修复体。由于保留了部分牙面不覆盖金属，因此修复体粘固后，对牙体的美学性能影响不大。但因为修复体的边缘线较长，继发龋的概率较高，加上合金部分冠的牙体预备相对较复杂，金属的使用在不同程度上还是达不到很好的美学效果，所以目前金属部分冠的使用已逐渐减少。取而代之的是采用全瓷材料制作的树脂粘接型的部分冠，牙预备体可以不是标准的半冠、3/4冠、7/8冠形态，其基本修复理念是用全瓷材料依赖于粘接技术再造缺损的牙体组织。

2. 贴面

贴面为一种仅覆盖前牙唇面和（或）切端的美学修复体，不需要进行较大量牙体预备，只需进行唇面或切端少量预备（常局限于釉质层之内），使用于前牙间隙、轻到中度的染色及着色、发育性的唇面釉质缺损、切端或切角小范围的缺损病例。

3. 金属全冠

金属为非牙色修复材料，但由于其良好的机械性能，对牙体预备量的要求较低，因此特别适用于咬合力大、不能磨出足够的修复体间隙，并且美观要求不高的大面积牙体严重缺损病例的修复。

全冠的合金种类较多，按照贵金属的含量分为高贵金属（high-precious alloy，如金合金类）、半贵金属（semi-precious alloy，如低金含量合金、钯银合金等）和非贵金属（non-precious alloy，如钴铬、镍铬、铜基合金、钛及钛合金等）三大类。

因为机械性能好，所以牙体预备时，龈边缘可以不预备肩台而采用刃状或凹型，龈缘线之外的完成线要求预备斜面（bevel），可以最大限度保存牙体组织，同时提高修复体边缘的密合程度，减少继发龋的发生。但由于颜色不美观，因此一般用于美学要求不高的后牙。

4. 烤瓷全冠

烤瓷全冠是烤瓷熔附金属（porcelain fused to metal crown）或金属烤瓷（metal ceramic）全冠的简称修复体结合了金属的强度、韧性和烤瓷的美学性能与生物相容性，因此自从20世纪50年代发明并引入临床后，立即风靡全球，迄今仍然是临床上应用得最多的冠修复方式。除后牙区以外，修复体可以用于美学要求较高的前牙大面积严重缺损并获得良好的美学效果。因为要求预备出修复体金属底层和瓷的空间，所以牙体预备量大于金属全冠。

金属烤瓷修复体由于金属底层的引入，导致修复体透光性急剧下降，大部分的入射光线被反射，导致修复体在瓷层厚度不足的区域，如颈部出现缺乏活力的白色，修复体的层次感不足，修复体缺乏活力。如果使用非贵金属作为底层，金属的腐蚀导致离子的释放，可造成诸如牙龈缘灰线、龈缘炎、局部过敏、局部和全身毒性问题。另外，金属的使用会对现代影像学检查造成不良影响，如MRI影像出现不显影的区域，放射治疗的时候会形成二次射线造成损伤。对于存在以上问题的患者，或对美学有极高要求的患者，则最好采用全瓷冠修复的方法。

5. 全瓷冠

对牙体缺损范围大，美学要求很高的患者，或金属过敏的病例多采用全瓷修复体以获得自然美观的修复效果。全瓷修复材料的种类较多，自从1886年Laud制作出第一个瓷甲冠（porcelain jacket crown）以来，已经出现过多种全瓷冠修复材料。但真正用于临床并能够获得高成功率的全瓷冠系统是最近20年才出现的。因为强度和脆性的问题，要求牙体预备时预留适当的瓷层厚度以保证最终修复体的强度，所以牙体预备量在所有冠修复体中也是最大的。但随着高强度材料（如渗透氧化铝、致密氧化铝和氧化锆陶瓷）的出现，底冠的厚度可以只要 0.5 mm，与贵金属烤瓷金属底层厚度非常接近，因此全瓷牙体预备量比烤瓷大的观念也在逐步改变。

目前，常用的高强度全瓷材料按材料组分分类主要有氧化硅基陶瓷和非氧化硅基陶瓷两类。前者代表性的材料包括长石质陶瓷、白榴石晶体增强的铸造陶瓷（IPS Empress）、二硅酸锂晶须增强的铸造陶瓷（IPS Empress 2/e. Max）；后者代表性的材料包括玻璃渗透氧化物陶瓷系列（VilaIn-Ceram Spinell/Aluminia/Zirconia）、致密烧结纯氧化铝陶瓷（Procera Allceram AL，VitaIn-Ceram AL 等），以及致密烧结的氧化钇部分稳定四方氧化锆多晶陶瓷类（Yttrium partially stabilized tetragonal ZrO_2 polycrystalline，Y-TZP）。氧化锆陶瓷的挠曲强度可达 1 000 MPa 以上，是全瓷材料中最高的，也超过大多数牙科合金的强度，因此被誉为"瓷钢"。但断裂韧性值在 10 Mpa·$m^{1/2}$ 以下，合金一般在 40 MPa·$m^{1/2}$ 以上，也就是说，全瓷类材料有较高的弯曲强度，但脆性较大。目前全瓷材料总的规律是强度和韧性越高的材料，其半透性和美学性能则呈降低的趋势。因此，在修复的时候应该权衡强度和美学这两个要素后再决定材料的选用。强度高而透性低的材料目前一般采用分层制作技术以获得良好的美学效果；强度低透性高的材料一般只用于牙体缺损修复体的制作，并且要求采用树脂类粘接剂粘接修复体，因此也被归为树脂粘接类修复体。

全瓷底层按照制作的工艺可以分为耐火模型堆塑烧结技术（layering technique on refractory die，如长石陶瓷）、失蜡法热压铸造全瓷（lost-wax casting，如 Empress 系列）、粉浆涂塑玻璃渗透全瓷（slip-casting and glass-infiltration，如 In-Ceram 系列）、精密机械复制（copy milling，如 Celay 系统）、CAD/CAM 技术（computer aided design and computer aided manufacture，如机械加工渗透陶瓷、致密氧化铝、致密多晶氧化锆材料体系）、电泳瓷沉积技术（electrophoretic deposition，如 Wol-Ceram 和 CeHa WHITE ECS 等）。

全瓷修复体的使用范围从嵌体、贴面、部分冠、全冠一直到前后牙的短桥和长桥。因为材料的机械性能和光学性能不同，每种全瓷材料均有其特定的适用范围，在临床选用的时候一定要了解材料的相关特性和适应证，才能够获得良好的美学效果和修复体的强度。

（三）桩冠

桩核冠（post core crown）是在桩核上制作全冠的一种冠修复体，由桩核和全冠组成。桩核冠固位良好，美观效果良好，操作简便，是一种理想的修复体，用于牙冠严重破坏，冠部残余牙体组织无法提供修复体足够固位和支持的患牙。在修复前必须经过完善的根管治疗，观察无症状后再进行修复。

修复体可以设计为桩冠一体式。在临床牙冠过短，咬合较紧，如果采用桩核再加冠修复，冠固位力不能得到保证，桩冠一体化修复设计是一种很好的选择；在临床牙冠间隙足够的情况下，一般则是采用先做桩核，然后再制作全冠的设计，目前后者是最常采用的技术，冠修复的方法与全冠相同，在此不做论述。

桩可以按照材料分为金属、纤维增强树脂、碳纤维和氧化锆全瓷桩，按照提供方式分预成桩、铸造桩、复合桩，按照桩的形态又可分为柱状、锥桩、螺纹、光滑及不光滑表面桩等。

核部分的材料也可以分为金属、树脂、银汞合金、瓷等。桩的材料直接决定着桩本身的抗折能力。树脂桩的强度最差，加入聚乙烯纤维使其机械性能大为改善。碳纤维桩、氧化锆陶瓷桩、金属桩的抗折性能较理想。由于金属桩随时间延长会发生腐蚀，并影响到桩的强度，在这方面，铜基桩尤为明显，因此应尽量避免选用。

桩的材料与根折存在明确的关系。桩材料的弹性模量与牙本质相同或相近，可将所受力量沿桩和根管的长轴均匀分布。刚性大的材料能抵抗较大的应力而不变形，刚性小的材料则易于形变而缓解应力。

铸造桩核特别适用于需要改正牙冠轴向的病例，对于需要明显改变冠轴向的病例，预成桩核一般是难以达到足够强度的。铸造桩核蜡型的提取可以在口内直接完成，也可以取模后在技工室完成，而预成桩一般在口内直接粘固后作核，因此核的形态、与其他余留牙的关系不容易精确掌握。这也是金属铸造桩核目前在临床上使用较为普遍的原因。

但金属铸造桩核的弹性模量（钛 110 GPa，不锈钢 193 GPa）与牙本质（18 GPa）差别较大，容易引起牙根内部应力集中，导致不可挽救性根折的发生。

金属还具有不透光及颜色方面的缺点，对于全瓷修复病例，有时修复体的颜色和美学性能会受到一定程度的影响，可以采用纤维树脂桩核或全瓷桩核来改善。纤维增强的树脂桩目前使用越来越普遍。其弹性模量与牙本质接近，具有与天然牙相似的半透明性，可以为透明度较好的全瓷修复体提供良好的底色，桩核的半透性和颜色增加了全瓷修复体的美学效果，因此也被称为美学桩核。使用预成桩可以避免铸造的过程，因此可以减少复诊次数，桩核修复后可以立即制作暂时冠恢复一定的美观和功能。如果根尖出现感染问题，预成桩的去除也相对比铸造桩核容易得多。因此，预成桩临床上医师和患者的接受度还是比较高的。

第二节　嵌体修复技术

嵌体（inlay）是一种嵌入牙体内部以恢复缺损牙体的形态和功能的修复体。

一、嵌体的分类

（一）按制作材料
按制作嵌体的材料不同，可分为金属嵌体、瓷嵌体、复合树脂嵌体等类型。

（二）按嵌体覆盖面
根据嵌体所修复牙面情况的不同，可分为单面嵌体、双面嵌体和多面嵌体。

（三）按嵌体的部位
以其修复的部位，可命名为殆面嵌体、近中殆嵌体、远中殆嵌体、近中远中殆嵌体、颊殆嵌体、舌殆嵌体等不同名称。

二、适用范围

严格意义上，所有以充填可修复的牙体缺损均可视为嵌体修复的适应证，嵌体特别适用于各种严重的牙体缺损需要咬合重建而不能使用一般材料充填修复及需恢复邻面接触点的后牙。而对于髓角位置高的年轻恒牙，牙体缺损范围大、残留牙体组织抗力形差（包括死髓牙）、固位不良者则应作为嵌体修复的禁忌证。

三、牙体预备的基本要求

应根据牙体缺损的具体情况做好嵌体修复的设计，牙体预备时除遵照窝洞充填的预备原则，如去除腐质，作预防性扩展，底平、壁直、线角清晰。

嵌体箱状洞形的所有轴壁应微向殆面外展2°～5°，洞形无倒凹，洞壁上如有任何倒凹，嵌体将无法在牙体上顺利就位。

洞缘应有斜面，通常在洞缘牙轴质内预备出45°斜面，斜面宽度约1.5 mm，并可根据殆面情况对斜面深度和角度做适当调整。斜面预备的目的是：①去除洞缘无基轴，预防釉质折断；②增加嵌体的洞缘密合性与封闭作用，防止粘固剂被唾液溶解，减少微渗漏的发生。但洞缘斜面不能过大，否则会降低轴壁深度，影响固位力。斜面一般起于釉质厚度的1/2处。

邻面可做片切形。对患牙邻面缺损表浅、突度小，邻接不良的患牙，可做邻面片切形预备，以恢复缺损及邻接，改善其邻面突度。片切面的颊舌边缘应达到自洁区。根据需要可在片切面制备箱状洞形、邻沟或小肩台。

可在做箱状基本固位形之外根据需要加用殆面鸠尾固位形，或轴壁上加钉、沟固位形，也可采取钉、殆面固位形相结合的设计。

（一）殆面嵌体的牙体预备

1. 去除龋坏

预防性扩展：包括邻近的沟、裂、点隙，使洞壁处于正常的牙体硬组织内。预备洞形时还应尽可能保护洞壁和𬌗面边缘。

2. 𬌗面制洞

固位形抗力形的制备：洞的深度一般应大于 2 mm。浅洞的洞底应预备成平面，以增强嵌体固位力。洞深者不必强求洞底平面，应以去除龋坏组织为主。

3. 轴壁

轴壁均应相互平行或向外展 2°～5°，并与嵌体就位道一致。金属嵌体洞缘以柱状砂石或金刚石车针预备成 45° 斜面，最后精修出点、线角，完成牙体预备。

（二）邻𬌗嵌体的牙体预备

1. 𬌗面部分的预备

除应达到𬌗面嵌体的牙体预备要求外，应做鸠尾固位形，鸠尾峡部的宽度一般不大于𬌗面的 1/2。

2. 邻面部分的预备

金属邻𬌗嵌体的邻面预备可有箱状和片切两种形式，全瓷嵌体邻面一般为箱状。

箱（盒）状洞形：用裂钻在邻面接触点处与牙长轴平行方向预备出一条深达牙本质的沟，再向颊舌侧扩展至自洁区。然后预备出邻面洞形，其龈壁应底平，髓壁与就位道一致，龈壁及髓壁相互垂直。各壁无倒凹，洞缘做短斜面。轴壁可适当向外扩展 2°～5°。

（三）三面嵌体的牙体预备

三面嵌体用于后牙两个或两个以上牙面缺损，或用于双面嵌体其固位条件不够者。牙体预备的原则要求与双面嵌体者基本相同，但更要注意防止出现倒凹。

（四）高嵌体的牙体预备

高嵌体适用于𬌗面广泛缺损，或𬌗面严重磨损而需做咬合重建者，也用于保护薄弱的牙尖高嵌体的固位主要靠钉洞固位。在𬌗面做牙体预备时，如𬌗面与对𬌗牙有接触关系，应沿𬌗面外形均匀降低患牙𬌗面，预备出至少 0.5～1.0 mm 的间隙，并使嵌体𬌗面包括牙体𬌗面边缘及工作牙尖。如𬌗面已是低𬌗，则应稍加修整，去除过锐尖嵴即可。

四、嵌体的制作

（一）合金嵌体的制作

失蜡铸造法最为常用，也有用纯钛采用 CAD/CAM 火花蚀刻的技术制作金属嵌体的报道。蜡型是制作的重要步骤，蜡型制备技术有直接法和间接法之分。

1. 直接法

直接法是在口内牙预备体上直接制取蜡型的技术，适用于简单的嵌体蜡型制作。因没有印模、模型等操作可能导致的对精度的影响，蜡型准确，但占用椅位的时间长，复杂的复面嵌体等操作上存在难度。具体方法如下：

预备好的洞形洗净，吹干，涂液状石蜡分离剂；将嵌体蜡在酒精灯上烤软，取适量用小蜡刀将蜡压入洞形内，使之充满洞形内所有的点、线角、沟内；在蜡尚未硬固之前，请患者做正中及非正中𬌗运动，待蜡冷却后用雕刻刀雕成所需的解剖外形；用探针插入并取出蜡型，检查蜡型边缘及外形是否清晰完整。如有不足，可将其再放入洞形内，以灼热的探针插入加热蜡型，让患者加压咬合，修整边缘及外形；直径 1.2～1.5 mm 钢丝或蜡条插入或固定在蜡型适当部位后，顺就位道相反的方向小心取出蜡型，确认完整即可包埋铸造完成。

2. 间接法

牙体预备后取印模，灌注工作模型，涂布隙料。然后在工作模上完成蜡型，包埋后，焙烧使蜡挥发形成铸模腔，熔化合金注入铸模腔内，冷却后即成铸件，后期打磨抛光完成修复体。间接法可节约椅旁时间，便于观察并准确修整嵌体的边缘，恢复邻接及咬合关系。因此，目前此技也是临床最常采用的金属嵌体制作方法。

（二）瓷聚合体嵌体的制作

瓷聚合体是一类以瓷粉为加强相的树脂-瓷复合材料，特点是色泽自然，制作简便。其牙体预备基本同金属嵌体，但洞底平面可不作严格要求，以去净龋坏牙体组织为准。洞壁如有倒凹，可预先用酸蚀、粘接方法充填并消除倒凹。

牙体预备完毕后取印模，灌注人造石工作模。然后在工作模上涂布分离剂，把膏状的树脂分层充填到工作模的洞型内，塑形后将模型置于专门的光固化机内进行固化，取出修形、调𬌗、抛光完成。

（三）全瓷嵌体的制作

1. 常规手工涂塑瓷嵌体

采用一定量的白榴石晶体粉末和长石瓷粉末混合在一起，用蒸馏水调拌成粉浆，涂塑在专用耐火代型材料上，经过高温烧结制成瓷嵌体。

2. 热压铸陶瓷嵌体

热压陶瓷制作工艺类似失蜡法铸造技术。修复体蜡型用专用包埋料包埋，采用专门的热压铸炉加热软化瓷块，陶瓷材料在高温压力下注入型腔，完成瓷嵌体的成型。完成后的全瓷嵌体用与基体材料相似的表面釉粉进行着色和上釉处理；或只铸造一个嵌体的底层，然后表面饰专用饰面瓷后完成修复体的最终形态。分层堆塑获得的修复体颜色的层次感和美学性能较整体铸造的全瓷嵌体要好。

3. 玻璃渗透氧化铝/尖晶石全瓷嵌体

采用 Vita In-Ceram 的玻璃渗透 Alumina 氧化铝或 Spinell 尖晶石材料。首先翻制耐火工作模型，然后调拌氧化铝或尖晶石的粉浆，手工涂塑的方法形成厚度约为 0.5 mm 的嵌体底层，在 1 120℃预烧结成多孔的雏形，然后专用的玻璃粉在 1 100℃高温下渗透，熔融的玻璃通过毛细作用渗透入底层的空隙，成为玻璃-氧化铝/尖晶石复合高强度全瓷材料，然后再常规分层堆塑饰面瓷后烧结成型。因为有高强度的底层作支撑，所以此类嵌体的强度较高，同时具备良好的美学性能。

4. CAD/CAM 机械加工瓷嵌体

（1）牙体预备的光学印模：光学印模技术一种为口腔内直接获得三维信息，取代传统的制取印模和灌制模型的程序；另一技术为从灌注的石膏模型上间接获得牙预备体的三维信息，然后电脑三维成像前一种为椅旁模式，要求具备整套的 CAD/CAM 设备，因设备价格昂贵而应用受限；后者为非椅旁模式，是目前的常见模式。只需将模型送到具有 CAD/CAM 设备的加工所就可以进行修复体的制作，也可以只购置模型的扫描单元，将模型信息采集压缩后，通过 E-mail 发送到加工所就能够完成修复体的制作。

（2）人机对话修复体设计：根据计算机显示屏上描绘出的嵌体边缘线、邻接线、切缘线、设计牙尖高度和中央凹等的深度确定𬌗面形态。根据电脑提示反复设计修改至合适后储存，可返回编辑模式修改。

（3）磨切：将适当颜色和大小的瓷块置于切削架上固定，设计数据传输到加工单元，完成修复体电脑控制自动切削。切削后的修复体表面釉瓷进行着色处理，也可只切削底层后期表面饰瓷。

这一技术具有自动化程度高、操作简单、省时的优点，在临床上的应用日趋广泛。

五、嵌体的粘固

（一）水门汀粘固

去除牙体洞型内的暂时充填材料。对于合金嵌体，最好不要先切除铸道，待铸道将嵌体在洞内试合，检查就位情况及适合性完成后，再切除铸道调改咬合，抛光。口腔内隔离除湿，嵌体及预备体用75%酒精消毒、吹干及隔湿；以牙本质处理剂或酸蚀剂处理牙面，冲洗、吹干，嵌体粘接面及牙体粘接面涂布一薄层粘固剂，然后将嵌体就位；去除多余粘固剂，待粘固剂固化后，粘接界面抛光处理。

（二）树脂粘接剂粘固

树脂粘接可以获得更好的粘接性能和边缘封闭性能，同时通过树脂粘接剂与嵌体和剩余牙体的化学结合，可以起到增强牙体及修复体的作用。对于全瓷类的嵌体，首选树脂类粘接剂进行粘接。

牙体预备后可采用牙胶或不含丁香油的临时粘固材料封闭窝洞。去除牙体洞型内的暂时充填材料，消毒及隔湿后，酸蚀剂或专用的表面处理剂处理牙面，按所选用的粘接剂操作说明涂布粘接剂，调拌粘接树脂，部分材料涂布于牙面，用树脂完全涂覆嵌体粘接面，然后将嵌体完全就位于口内。去除边缘溢出的多余的粘接材料，垫棉卷加压咬合直至材料完全固化，对于光固化或双重固化材料，不同角度充分光照固化后，去尽多余粘接材料，然后用抛光砂针及橡皮抛光尖抛磨粘接界面。

第三节 贴面修复技术

采用贴面改善前牙美观的方法并不是一种新的修复技术。20世纪30年代，Charles Pincus就曾使用此方法帮助当时的好莱坞影星们获得美丽的笑容。釉质酸蚀技术源于20世纪40、50年代，当时是用于瓷嵌体的粘接。酸蚀刻后的瓷贴面一般采用光固化粘接树脂进行粘接。粘接瓷贴面修复在极大提高修复的美学效果的同时，还具有与口腔组织协调、相容性好、经久耐用、牙体磨除量小的特点。

一、贴面的种类

（一）按照制作材料分类

按照制作材料分为瓷贴面（porcelain laminate veneer）和树脂贴面（resin laminate veneer）。

（二）按照在口内或口外完成方式

按照在口内或口外完成方式分为直接贴面和间接贴面。直接贴面术通常是指光固化复合树脂口内直接覆膜，即在牙体预备型上直接塑形，分层固化，打磨外形，抛光表面，完成牙体缺损的修复。直接贴面术简便，一次完成，光固化复合树脂直接贴面在口内直接覆膜成型，多用于较小的牙体缺损和个别牙。受口内操作因素的影响，边缘密合性、表面光洁度和耐磨性都有一定的限度。随着材料的改进，目前出现了所谓的分层无界面复合树脂美学修复（stratifying invisible composite veneer），牙面经直接酸蚀处理后，直接用类似瓷层层次的树脂材料进行口内分层堆塑固化，并有特殊效果树脂材料进行特殊效果的塑造，修复体经口内抛光后可以获得极好的美学仿生效果和良好的临床耐久性。

间接贴面术在预备牙模型上制作，操作方便，可以充分修磨，贴面的质量高。烤瓷贴面和热压铸瓷贴面是常见的间接贴面，而树脂间接贴面强度较瓷贴面低，目前使用已经逐渐减少。

树脂间接贴面采用的是硬质树脂，按热处理的方法分为热压固化和光固化两类，其成型方法类似于塑瓷法。经过热处理的树脂间接贴面中单体几乎完全转化，故强度和颜色稳定性较树脂直接贴面高很多。间接贴面修复术首先要制取牙体预备的印模，灌制模型，在模型上完成贴面修复体，再粘接于牙体上，完成牙体缺损的修复。

（三）按照方法和材料的不同

按照方法和材料的不同可以分为烤瓷贴面、热压铸瓷贴面、玻璃渗透尖晶石底层贴面、树脂贴面和CAD/CAM瓷贴面。

烤瓷贴面的制作技术为耐火材料代型技术，复制预备牙的耐火材料代型，塑瓷烧结；热压铸瓷贴面制作技术为热压铸技术，在预备牙模型上完成贴面的蜡型，包埋去蜡后热压铸造成型；树脂间接贴面技术是在预备牙模型上涂塑、经热处理完成硬质复合树脂贴面；CAD/CAM贴面是在预备牙上或模型上采集图像数据，然后进行计算机设计和加工。CAD/CAM椅旁瓷贴面修复技术目前更多地受到设备的限制，价格昂贵，应用限制较多，非椅旁制作的CAD/CAM贴面则应用日渐广泛。

（四）按照牙体预备厚度和修复体厚度

按照牙体预备厚度和修复体厚度可以分为薄型贴面和厚型贴面。薄型贴面的厚度一般为0.3~0.5 mm，相应的牙体预备也较少，一般局限于釉质层内，若牙体唇面突度不足需用贴面改正，则也可以不进行唇面牙体预备，通常用于牙齿颜色或形态正常，缺损范围表浅的病例。厚型贴面的牙体预备厚度一般约为1.0 mm甚至更多，牙体预备后牙本质层暴露面较多，通常用于牙体缺损较深，变色严重的病例。过小牙及锥状畸形牙牙体预备量可比较表浅，但为了恢复正常的外形，贴面修复体的厚度也可以较大。

二、贴面的适用范围

贴面主要用于美学区域内的牙面小缺损、前牙切角缺损、大面积浅表缺损的牙体；染色牙和变色牙，包括四环素染色牙、氟斑牙、死髓变色牙、釉质发育不良牙；牙体形态异常牙，如畸形牙、过小牙、锥状侧切牙、移动尖牙替代缺失的侧切牙等；牙体排列异常，如轻度舌侧错位牙、扭转牙；另外，前牙间隙关闭等也是适应证。因磨耗而变短的牙齿，当垂直距离重新恢复后，可以用贴面恢复牙冠的长度，但应该严格控制适应证。

注意：对于染色比较深的牙体，为了遮盖底色，必须使用遮色成分时，修复体的透光性能会受影响，美学性能也会大打折扣。因此，在四环素及氟牙症等改色病例应该慎重，否则修复体粘接后会呈现透底色的现象，而对于个别牙的贴面修复体，可以使用透性高的贴面，预备体的颜色透出反倒可以使贴面的颜色与邻牙达到更好的匹配。

牙齿严重错位扭转、深覆𬌗、紧咬合、磨牙症、过大牙间隙、中线过度偏移、牙列拥挤且排列不齐、口腔卫生差均是禁忌证。牙体预备控制在釉质内，常规的粘接材料都可以获得满意的粘接效果。一般认为，4 mm^2 的釉质粘接面积可使贴面获得足够的粘接固位力，缺乏足够的釉质粘接面积曾是其使用的绝对禁忌证。随着粘接剂的发展，牙本质处理和粘接技术的不断突破，缺乏足够釉质的病例贴面修复虽也可以获得良好的粘接，不过长期的修复效果还缺乏临床研究证实。

三、牙体预备及印模

（一）牙体预备分型

Ⅰ型为最小量预备型。只需要磨除倒凹部分便于瓷贴面戴入即可，一般只磨除少许接近龈缘的邻唇线角，此型主要用于需要增加唇面突度者。

Ⅱ型为切端预备型。有时为了控制瓷贴面的颜色，需要在切缘处形成稍厚的瓷层，也可以稍多磨除一些切缘的釉质，近龈缘处的邻唇线角也需要磨除少许以便于瓷贴面就位。

Ⅲ型为切端包绕型。除磨除少许切缘唇面的釉质外，还需要磨除少许切缘舌面的釉质，舌侧终止处磨制成凹槽形。边缘线终止于釉质上呈浅凹槽形。切端加长时无牙体支持的瓷体长度一般不超过 2 mm，避免受力后发生折断。

贴面牙体预备分型示意图（图 9-1）。

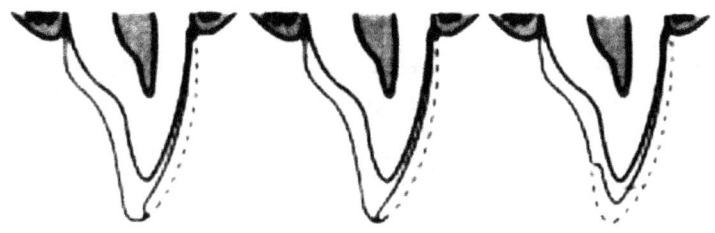

图 9-1 贴面牙体预备的三型分类

也有人将瓷贴面的牙体预备按照瓷贴面包绕牙面的范围及形态分为唇面覆盖型、切缘包绕型、邻切面包绕型三类牙体预备分型。

（二）牙体磨除量

牙体预备应控制在釉质层内。除重度染色或变色牙外，磨除牙体组织时宜保守，特别是釉质较薄的颈缘部分，尽可能不暴露牙本质。

薄型贴面唇面的釉质磨除量大致为 0.5 mm，适当磨除牙体过突的部分，避免贴面修复体增加唇向突度。较深的缺损可以先用玻璃离子或光固化树脂填充后再做牙体预备，以减少牙体磨除量。颈部的釉质较薄，磨除量为 0.3～0.5 mm。切端的磨除量根据不同的设计形式，磨除量变化大。

如果有深的缺损或窝洞，必须先以氢氧化钙垫底后，用玻璃离子或树脂充填后再行预备。

(三) 颈缘形态设计

预备牙的唇侧颈缘呈浅凹形 (chamfer)，边缘光滑、连续，深度约 0.3 mm。凹形边缘边界清楚，易于贴面的制作及粘固时保持贴面位置的稳定。凹型边缘一定的厚度可保证贴面边缘的强度，在喷砂及制作过程中不易破损。颈缘以及边缘线的凹形可以使贴面与牙体呈移行关系，达到模糊贴面与牙体边界的效果。

对于龈缘的位置，正常颜色牙的贴面，颈缘线可在龈上 0.5 mm；患者牙周健康，美观要求高，通常设计为平齐龈缘；对于严重的变色牙，应设计为龈下 0.5 mm 处，以防止颈部变色牙体颜色显露，获得美观的修复效果。

(四) 切缘形态设计

切缘形态设计是贴面修复中最富变化及个性化的部分，因美观需求、牙冠的外形、咬合关系、切端的厚度等因素，切端的设计在不同的病例变化较大。

切缘形态设计主要分为切端长度不变和切端加长两大类。切端长度不变形含两种：

（1）切端不磨短，只切端唇侧磨除，贴面切缘和天然牙切缘共同组成切缘。

（2）切缘磨短 0.7 ~ 1.0 mm，制作的贴面包绕预备后牙体的切端，并恢复原来同样的切缘长度，切咬时贴面切缘与对殆牙发生对刃关系。

切端加长型的设计要求磨除的切缘为 1 ~ 2 mm，贴面可呈包绕形或对接形，贴面修复后比原牙切端略加长（图 9-2）。切端加长可以获得美观的切端透明效果，主要用于切缘较薄较短需增长时，且患者的咬合关系基本正常。

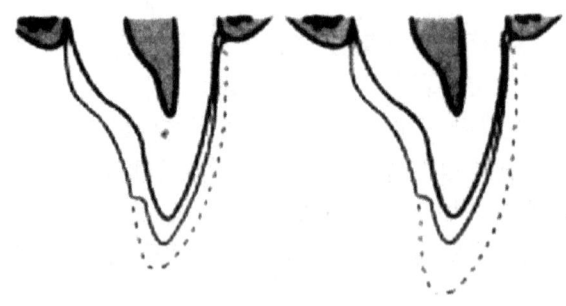

图 9-2 切端长度和切端加长型贴面

切端包绕的贴面（包括切端长度不变和加长型贴面）有较好的承受载荷的能力，因此在临床上应用相对较多。包绕到舌侧的面积越大，承载能力越大，但磨除的牙体组织也越多。最近，也有学者主张不进行舌面包绕，而是将切端形成与贴面的钝接形态（图 9-3），这样可以简化牙体预备，同时避免受力时舌侧包绕部位折断。此时贴面不仅可以从切向就位，而且可以从唇向就位，牙体预备时不需要考虑轴面倒凹对就位的影响，牙体预备更为保守。但钝接型切端预备贴面的约束力较小，可能对固位有一定的影响。

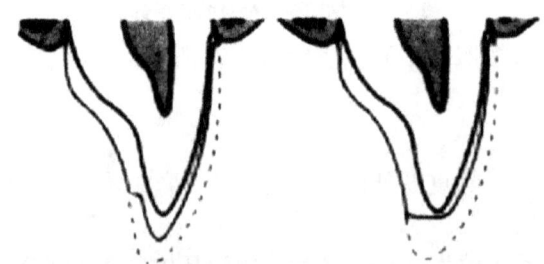

图 9-3 舌端包绕和切端钝接型切端预备方式

(五) 邻面接触区设计

若原有的牙体邻接关系良好，则牙体预备尽可能不破坏原有的邻接关系，边缘线止于邻接点的稍前方，或保持舌侧 1/2 的邻接，从正面看不到贴面与牙体的交界线；若原有的牙体邻接关系不良，或前牙间隙、严重变色牙、畸形牙、扭转牙和轻度错位牙，应用贴面恢复邻接关系时，邻接区设计应该略偏向舌侧，因贴面包过邻面，所以牙体预备是注意不要形成倒凹导致贴面无法就位。贴面牙体邻面预备的设计见图9-4。

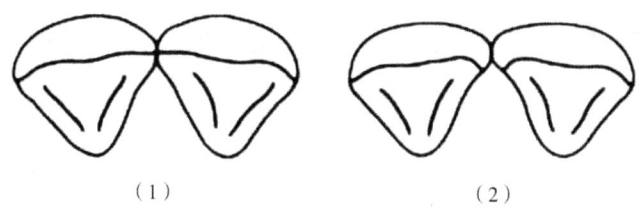

（1） （2）

图 9-4 贴面牙体邻面预备的设计
（1）不破坏邻近关系的牙体预备；（2）恢复邻近关系的牙体预备

（六）牙体预备步骤

薄型贴面牙体预备如只局限在釉质层，可不实施局部麻醉。对于厚型贴面者，牙体预备应常规局麻后进行。

常规的牙体预备程序如下。

1. 唇面预备

用沟槽深度为 0.5 mm 的引导钻在唇面中央和切 1/3 处磨制数条横向或纵向引导沟；如果医师的操作技术熟练，可以减少引导沟的数量或不做引导沟。然后按照引导沟确定的深度磨除唇面，磨除过突之处，按照深度的要求，可按颈部、中部、切端分三段预备。将三段各自预备后，再将唇面预备体形成一个整体，三段间逐渐移行，并和颈部及邻面预备形连接成整体。

2. 唇侧颈缘的预备

使用直径为 1 mm 的球钻，控制磨除深度，制作约 0.3 mm 的浅凹形沟，要求边缘光滑和连续。根据龈上、龈下、平齐龈缘的不同设计要求，分别让浅凹形沟位于唇缘上 0.5 mm 之处、龈沟内 0.5 mm 或平齐龈缘，凹型的制备采用柱形鱼雷状金刚砂车针。

3. 邻面的预备

不需破坏邻接关系者，在接触点的唇方磨制约 0.5 mm 的深凹形，以保证贴面的边缘强度，预备边缘正好位于与邻牙触点的唇侧。如果用贴面恢复邻接关系，邻面预备将到达邻面的舌腭缘。

4. 切端的预备

对于切端包绕型的设计，在切端上磨制深度约 1 mm 的 2~3 个引导沟，在舌侧的颈、中 1/3 交界处制备约 0.5 mm 的深凹形。

尖牙贴面为保证修复体的强度，应常规设计为切端包绕型，并进行相应的切端预备，可以分为近中和远中切缘两部分预备。舌侧凹槽型边缘在尖牙近中 1/2 的位置应该比远中 1/2 的位置更靠近舌侧颈端方向约 1.5 mm，以防止从口外观察到瓷贴面的边缘；下前牙的切缘要承受咬合力，如果要进行贴面修复，也应该常规设计为切端包绕型。

5. 精修、完成

用粒度细的金刚砂车针精修预备体表面，去除尖、嵴、倒凹，因为这些区域会形成易折区。圆钝线角，最后用抛光针抛光。

实体模拟修复，在医患双方认可治疗计划后，可以把模拟修复后的牙体当作正常的牙体，直接在模拟修复体上进行贴面预备。

（七）印模制取

对于唇侧平龈缘设计和龈下边缘设计的患者，印模制取之前应常规进行排龈处理，为保证修复体的精度，最好采用硅橡胶类材料进行全牙列印模制取，预备体印模必须清晰且无变形，对𬌗牙印模可用水胶体的藻酸盐材料制取。

（八）暂时贴面的制作

在牙体预备前，用藻酸盐印模材料制取牙列印模用以制作暂时贴面。牙体预备后，将快凝的不产热双基丙烯酸树脂放入藻酸盐印模的相应部位，然后将印模重新就位于患者口内，固化后即可制成暂时贴面。

暂时贴面抛光后须用不含丁香酚的水门汀粘固，因为丁香酚对树脂粘接的效果有不利的影响，因而不能使用。

四、贴面的制作

（一）烤瓷贴面的制作

用人造石灌注全牙列模型，制作预备体的活动代型。检查预备体，若有倒凹则用少量的人造石填除，并在预备体除边缘以外的部位涂薄层的隙料。用复模材料制取代型工作模的印模，待印模材料固化后，取出代型工作模型，用特殊的耐高温包埋料灌注获得预备体的耐火代型。这样牙科技师就可以有两套模型，一套人造石工作模，一套耐火工作模。当最后对制作完成的修复体进行修整或邻接关系检查时，用人造石全牙列代型工作模。

在耐火材料代型脱模及干燥后，按材料的要求进行预烧结除气处理，时间和温度按材料要求确定，一般 10 min 内将温度从 600℃升至 1050℃，然后逐渐冷却至室温。预烧处理后代型分割，用专用瓷粉调拌液预浸代型以利于瓷粉堆塑。

制作贴面的瓷粉为专门瓷粉。对于正常颜色牙，先涂塑厚度约 0.1 mm 不透明牙本质瓷（opaque denlin）作底瓷；而对于着色较深的牙，使用 0.1 min 厚的相应颜色的不透明瓷（opaque）遮色，然后置入烤瓷炉内带模烧结。第一层瓷烧结好以后，一次分别堆塑完体瓷、釉质瓷和切端瓷形成完整的修复体。同样，也可以采用特殊的修饰瓷以获得特殊效果。第二次烧结后用金刚砂车针、橡皮盘片或杯等调磨修复体以形成正确的形态和邻接关系。在最后烧结完成前进行表面染色、上釉。

因为贴面粘接前易碎，烧结后可在代型上修磨外形，细磨上釉后再从代型上取下；也可以先喷砂从耐火代型上取下后修整上釉。用玻璃微球喷砂去除残余耐火包埋材料，在工作模型上完成贴面的精修，并检查其适合性。完成的贴面可以进行下一步的酸蚀，氢氟酸酸蚀 90 s，然后用水冲洗干净。

（二）热压铸瓷贴面的制作

热压铸瓷贴面的主要步骤包括模型、蜡型、包埋铸造、试戴、处理等。在工作模型的牙体预备形上，除边缘以外的部分涂薄层的隙料，然后制作贴面的蜡型；将蜡型包埋，焙烧去蜡，按常规热压铸造；脱砂和喷砂后打磨外形，细磨后根据需要可以染色上釉粉贴面组织面经过低压喷砂后，超声波水洗，干燥备用。

（三）渗透尖晶石贴面的制作

玻璃渗透尖晶石贴面的制作步骤包括耐火代型的制作、尖晶石粉浆的调和及底层手工涂塑、预烧结成多孔的底层、玻璃渗透、上饰面瓷完成。过程类似于氧化铝玻璃渗透陶瓷修复体的制作。尖晶石材料的透光性能极好，与铸造陶瓷相似，并且强度高，因此制作的贴面可以获得极佳的美学性能。临床粘接操作时注意，渗透陶瓷材料因为属于不可酸蚀类材料，只需用 50 μm 的三氧化二铝喷砂即可常规粘接。在对固位需求特别高的情况下，也可以采用二氧化硅涂层加硅烷偶联剂的粘接前处理方法。

（四）CAD/CAM 瓷贴面的制作

CAD/CAM 瓷贴面的制作在椅旁完成，主要步骤包括在预备牙上采集图像数据，进行设计和加工，若在牙体预备后制取印模，灌制模型，然后在模型上采集图像数据，则为间接法。在预备牙上采集图像数据，采集的图像经计算机处理形成图形，数控机床自动完成加工。瓷贴面表面经细磨后用陶瓷抛光脂抛光即可粘接，也可以进一步用专用着色剂在烤瓷炉内完成着色和上釉。但 CAD/CAM 贴面的上釉或染色烧结可能会对材料的性能和修复体精度产生不良的影响。

五、瓷贴面的粘接

完成后的贴面修复体必须仔细检查有无气泡或隐裂。粗糙的边缘可用超细金刚砂车针修磨，然后抛光，注意瓷贴面在粘接前非常容易破碎，应小心操作。

（一）牙齿釉质粘接面的处理

酸蚀前用牙粉清洁釉质预备面去除可能存在的无机或有机污垢，或用抛光针轻轻抛光点酸蚀点粘接部位以获得新鲜的釉质面。隔湿后用30%～50%的正磷酸处理釉质粘接面1 min，注意保护牙龈黏膜和非粘接区。酸蚀后用水彻底冲洗，干燥。

（二）牙本质粘接面的处理

对于磨除牙体组织较多、牙本质面暴露的病例，可以采取湿粘接混合层技术或自酸蚀技术进行粘接牙面的处理。湿粘接混合层技术用30%～50%的正磷酸处理牙本质粘接面15 s，冲洗，轻轻吹干，让牙本质胶原纤维网内存在水分保持表面的湿润性，利用牙本质粘接剂的可挥发溶剂替代水分，粘接剂固化后形成混合层获得牙本质粘接强度；或采用自酸蚀技术，使用不用冲洗的特殊酸蚀处理剂，弱酸性单体部分溶解牙本质的玷污层，被溶解的玷污层形成粘接剂渗入的通道，形成粘接剂与保留的部分玷污层和胶原纤维混合获得牙本质粘接强度。

（三）瓷贴面粘接面的处理

粘接面的常规处理方法，50 μm的低压（约0.4 MPa）氧化铝粉或玻璃微球喷砂，通过增加表面的粗糙度提高粘接强度。试戴后必须用酒精清洗贴面，还可以进行氢氟酸酸蚀处理60 s，形成进一步粗化的粘接面。氢氟酸酸蚀对玻璃基质含量较高的瓷贴面材料（如烤瓷、切削长石陶瓷、铸造陶瓷等）效果显著，而对硅含量低的材料（如玻璃渗透尖晶石）效果不佳，喷砂操作的作用就更显关键。

涂布有机硅烷偶联剂对提高瓷贴面和树脂的粘接强度有十分显著的效果，是粘接前必不可少的步骤。硅烷偶联剂应在使用前15 min准备好，将硅烷涂布在瓷贴面经酸蚀后的组织面，粘接面涂布偶联剂后，自然干燥5 min。然后可在硅烷化表面涂布一薄层粘接剂，用压缩窄气吹薄，但不进行固化。

（四）粘接操作

粘接性树脂材料可为可见光固化或者化学-光固化型，根据情况选择好粘接树脂。为了将预备牙体与邻牙隔离，采用软质的金属箔或透明塑料薄膜置于预备体与邻牙之间。牙体表面用37%的磷酸酸蚀60 s后冲洗并吹干。当牙体表面有玻璃离子或旧树脂充填物时，也同时用37%的磷酸酸蚀。充填物表面需涂布硅烷，然后在牙体的整个粘接面涂布粘接剂。

将树脂粘固剂涂布在修复体的组织面，贴面小心就位后用手指施以轻压，挤出多余的粘固材料，用探针和棉球去除溢出的多余粘接材料。应涂敷隔氧凝胶，并关闭治疗台的手术灯以避免粘固材料过早固化。临床可用固化灯光照3～5 s使粘固剂达到部分聚合，多余的粘固剂在此时能很容易地去除。最后从各个方向光照固化各20 s。

邻接区用薄的金刚砂条修整，边缘用超细金刚砂打磨尖、橡皮尖或橡皮轮加抛光糊剂进行抛光。然后检查正中咬合和前伸咬合。每种贴面的树脂粘接材料都有厂家推荐的操作步骤，为保证最佳的粘接效果，应严格按照操作说明进行粘接操作。最好24 h内贴面不受力以获得最大的粘接强度。

硬质树脂贴面粘接前的处理较简单。贴面的粘接面用金刚砂石针轻轻打磨脱砂后，再用笔式喷砂机喷砂，超声波清洗、干燥后，涂布薄薄一层釉质粘接剂即可进行常规粘接。

第四节　全冠修复技术

全冠（full crown）是覆盖整个牙冠表面的修复体，冠修复体仅用于牙体严重缺损的病例。全冠最基本的固位形式是环抱固位形，该固位形提供的固位面积和粘固面积均大，固位力强，牙体切割对牙髓的影响小，迄今为止全冠仍是牙体缺损修复的主要修复形式。

目前，临床上广泛使用的全瓷修复体结合了金属和陶瓷的优点，基本上满足了临床的要求。1899年

C.H.Land 介绍了全瓷冠。此类冠的主要缺陷是边缘封闭不良和经常发生瓷裂。发生瓷裂的主要原因主要在于粘接技术问题，因为所用的粘固剂仅仅是填充于全瓷冠与预备牙体之间的间隙，而不具任何粘接性。把瓷和牙体结合在一起的树脂粘接技术的应用，使前牙全瓷冠修复的古老梦想再次成为现实，前牙不再需要应用烤瓷熔附金属全冠以获得足够的强度。复合体中粘接性树脂的强度和瓷料的耐久性派生出了可靠、美观性能卓越的修复体。

随着人们对美观的要求明显增加，高强度全瓷修复体的应用可解决非贵金属烤瓷修复体存在的问题，如颈缘灰线／边缘发黑、颈缘层次不清楚、金属底层对修复颜色的影响等。现今的高强度牙科全瓷材料已经大幅度地提高了材料的抗断裂强度，为临床制作高强度、美观的全陶瓷修复体，满足了患者的美观高要求奠定了基础。为了模仿天然牙的层次分明感，全瓷冠一般为多层次的制作方法，即用各种方法完成高强度全瓷基底冠，再分层涂塑饰面瓷，以便易于成型，减小表面的硬度，避免过多地磨耗对殆牙。

为了适合修复发展趋势，本节主要以全瓷冠为例进行介绍。金属及烤瓷全冠的相关内容在不同的文献中叙述较多，本章节不做详细介绍。

一、分类

全冠按其制作材料可以分为金属全冠、非金属全冠和金属非金属联合全冠。

（一）金属冠

目前，金属全冠主要有铸造全冠、CAD/CAM 机械加工金属全冠。自 20 世纪初 Taggart 将精密铸造技术用于牙科固定修复后，铸造金属全冠得到了广泛的应用。经过一个世纪的发展，熔模精密铸造的高质量保证了修复体的高精度和复杂的几何形态的可现性，但是金属颜色对美观有一定的影响，故铸造金属全冠主要用于后牙牙体缺损修复，用作固定桥的常规固位体，更多地作为金属烤瓷修复的基底冠或桥架。而 CAD/CAM 机械加工金属全冠则是现代高科技的产物，采用机械磨削、选择性激光熔铸或火化蚀刻技术制作，受设备的限制目前尚未能普及。

（二）烤瓷冠

金属烤瓷冠同时具有合金的强度和烤瓷的美观及良好的生物相容性的特点，形态逼真、色泽美观、层次分明、表面光滑、耐磨性好，使之成为冠修复的常规形式。

金属烤瓷冠烤瓷熔附金属全冠利用了熔融态的烤瓷可以牢固地附着在特定金属表面的特性，先用合金铸造制成基底冠（coping），然后在真空条件下将熔融的低熔烤瓷熔附在基底冠上，形成金属－烤瓷复合结构的修复体。但烤瓷因为引入了金属底层，会产生非贵金属的腐蚀，导致离子释放。腐蚀可以造成修复体结构破坏，边缘封闭不良及龋坏；释放的金属离子导致牙龈缘灰线，局部及全身毒性、过敏反应等；金属底层对光线阻射，为遮盖金属颜色需使用遮色瓷，导致修复体半透性下降，反射率高，导致修复体的美学性能不足；另外，金属的存在会对现代影像学（如 MRI 检查、放疗等）造成不良影响。

（三）全瓷冠

1. 全瓷冠的美学特性

全瓷冠（all-ceramic crown）是以陶瓷材料制成的覆盖整个牙冠表面的修复体。因无金属结构，避免了金属可能产生的诸多不良的影响。修复体光学性能近似天然牙，半透性及层次感好，色泽自然、且耐腐蚀性能和生物相容性好。

临床实践中，医师经常碰到这样一个问题，那就是全瓷冠有什么优势呢？

与烤瓷相比全瓷修复体的美观性能出色，主要体现在层次感、半透性和龈缘区的自然色泽上面。

（1）层次感：层次感源于半透性材料不同深度或交界面的光线反射，反射光线经过双眼立体捕捉并经大脑整合后产生半透结构的"深度感"及"层次感"。烤瓷冠唇颊面的牙体预备量与全瓷冠相差不大，但烤瓷的金属底层厚度 0.3～0.5 mm，加上约 0.2 mm 厚的遮色瓷，其实留给饰面瓷的空间仅有 0.7～1.0 mm，这是牙科技师能够进行颜色和半透性表现的空间，光线的反射和散射层次少；而全瓷底层也是具有一定的半透性的材料，因此整个牙体预备的厚度都属于能够进行颜色和半透性再现的空间，因此全瓷的美学性能优于烤瓷就不难理解了。即便是牙体预备比较保守的贴面，预备的 0.7 mm 全部是瓷层表现的空间，加上贴面没有不透光的金属层，因此尽管很薄，其美学性能也远比金属烤瓷要好。另外，全瓷修复体一般采用同样具有透光性能的树脂类材料粘接，修复体粘接后的光学特性可以达到与天然牙极其类似的程度，这也是体现全瓷冠层次感的必要条件之一。

（2）半透性：全瓷底层为半透性的材料，可以允许一部分光线透过进入牙体内部。我们知道，人眼所感受到的是反射到我们眼中的那一部分光线，按照下述公式：

I 入射 = I 吸收 +I 反射 +I 透射 +I 散射

I 反射 = I 入射 –I 吸收 –I 透射 –I 散射

如果透射和散射掉的光线增加的话，反射的光线就减少，而全瓷的光线透射量和散射量均大于烤瓷（瓷层厚度越大，散射也越明显）。因此，烤瓷修复体给人以亮度值较高的白色颜色，全瓷修复体则给人以比较柔和的感觉，并且由于半透性的瓷层厚度较大，修复体能够呈现出一定的"深度感"，整个修复体给人以很自然的感觉。

（3）龈缘区的自然色泽：全瓷修复体因为没有金属底层的光线遮蔽阻挡作用，入射光线照到修复体上时，由于复杂的散射和折射作用，修复体被照亮的同时本身也相当于一个发光体，颈缘线的根方牙体组织和颈缘区的牙龈组织也被照亮，光在牙体中的光路与天然牙极为相似，因此修复体颈缘区及周围组织的表现与天然牙相同，呈现出富有活力的自然表现。而烤瓷由于颈缘瓷层厚度有限，缺乏相应的折射散射光路，加上肩台上金属底层的光阻射，使得残余牙体缺乏发光体效应，修复体颈缘区及周围组织暗淡，缺乏活力，甚至呈现出灰色。

2. 目前常用的全瓷冠种类

（1）铸造陶瓷全冠：铸造玻璃陶瓷是由氧化硅、氧化钾、氧化镁为主构成的陶瓷，含少量氧化铝。该类陶瓷的代表是 Dicor 系统，其基本原理是按金属修复体制作的方法先制作蜡型、包埋、铸造，将铸造后的玻璃质冠瓷化后成为物理性能改进的陶瓷冠，最后在冠的表面上色烧烤，完成修复体。由于铸造材料的机械性能不理想，制作系统烦琐，美观欠佳，目前在临床上极少应用。但是，该类陶瓷及其系统的研制和应用为目前常用全瓷系统的开发奠定了基础。1990 年由列支敦士登的 Ivoclar 公司推出的 IPS-Empress 全瓷冠系统是热压铸造陶瓷的代表。其基本原理是先制作底冠蜡型、包埋，然后按临床比色选瓷块铸造，利用白榴石晶体来增强，经热处理后能使抗弯强度达到 300 MPa 以上，最后按全瓷修复体方式堆塑饰面瓷。IPS-Empress 1 型主要用于制作单冠、嵌体、贴面，IPS-Empress 2 型可用于三个单位前牙桥的制作。该系统制作的全冠透光性强、美观、操作时间较短、热稳定性好、强度较高。由于该系统没有提供特殊颜色的瓷块，对选择四环素牙及氟斑牙颜色的患者修复不适合。另外，常用陶瓷材料的实际强度值较实验理想条件下的低，在临床应用过程中有出现瓷裂的现象。

（2）渗透陶瓷全冠：渗透陶瓷是以氧化铝为主要成分的陶瓷。1988 年法国学者 Sadoun 提出一种粉浆涂塑（slip casting）的全瓷修复技术，后由 Vita 公司改进以商品名 In-Ceram 推出。其基本原理是在复制的专用代型上用氧化铝粉浆涂塑形成核冠，经烧烤后再涂上玻璃料，玻璃料熔化后渗入氧化铝微粒间，以增强材料的强度，最后在核冠表面按金瓷冠方法堆塑饰面瓷，完成修复体。渗透陶瓷的抗弯强度高，达 300 MPa 以上，是 Dicor 系统的 3 ~ 4 倍，不仅可应用于前后牙的单冠的制作，还可用于制作三单位桥。在边缘适合性和美观等方面，渗透陶瓷全冠均较理想，在国内外已经广泛应用，短期成功率较高。渗透陶瓷制作全冠的缺点是，氧化铝烧结和渗透烧烤的时间较长，费时，对操作技术有较高的要求。

（3）致密氧化铝全瓷冠：最早出现的材料代表是 Procera Allceram，牙预备体扫描后，形成三维图像，通过计算代型及氧化铝粉的烧结收缩率，用 CAD/CAM 技术加工放大的代型，采用等静压技术将精细纯氧化铝粉体加压到代型上成型修复体，然后再进行氧化铝致密化烧结，修复体与代型一起收缩到最终尺寸，喷砂取出修复体，然后常规上饰面瓷完成。现在各厂家材料普遍采用的技术则是将氧化铝预烧结形成供 CAD/CAM 加工的预成块，通过 CAD/CAM 加工出预放大的修复体，然后致密化烧结收缩形成最终的底层，方法与目前的氧化锆材料类似。致密氧化铝材料的挠曲强度可达 600 MPa，可用于包括桥体在内的全瓷修复体制作，并提高了临床修复效果的可靠性。

（4）氧化锆增韧陶瓷全冠：氧化锆增韧陶瓷（zirconia-toughened ceramic，ZTC）因四方相氧化锆底冠出色的强韧性，极大地扩展了以往全瓷冠修复的范围。这类陶瓷修复系统最早的为Cercon，具有极高的抗折强度（超过900 MPa），可与牙科用高强度合金媲美，可制作多前牙桥和4～5单位后牙桥。其制作修复体的基本原理是先在石膏模型上制作蜡型，将其固定在Cercon专用蜡型支架上，在其上均匀涂撒Cercon光扫描粉，然后将蜡型安放在Cercon扫描切铣机上，并按程序安装预成氧化锆瓷块，机器自动扫描蜡型，放大切铣瓷块，最后将切铣完成的底胚在Cercon专用烤瓷炉中焙烧制成底冠，按程序堆塑饰面瓷，烧结完成修复体。严格意义上来说，因为需技工制作供扫描的修复体雏形，早期的Cercon只能称为CAM。目前随着CAD/CAM技术的进步，模型扫描后，可在电脑中生成i维图像，并通过人机对话完成修复体设计，然后再进行CAM切削成型，氧化锆修复体的制作均已经是真正意义上的CAD/CAM。

氧化锆增韧陶瓷全冠抗折强度令人满意，并且制作工序较金瓷修复体简单省时。但昂贵的整套专用设备及专用瓷块，使制作成本很高。

3. 全瓷材料的增韧补强原理

瓷类材料给人的一般印象是脆性大，强度不高。那么，新型高强度全瓷材料是如何获得强韧性的呢？

全瓷材料通过以下机制获得强化：

（1）粒子弥散补强机制：通过悬浮在玻璃基质中的晶体来加强瓷材料（图9-5）。晶体的存在可以阻止裂纹的扩展，使裂纹扩展途径变曲折，消耗能量增加，从而达到增韧补强材料的目的。以此为增强机制的材料包括各种饰面瓷材料（长石质陶瓷和白榴石晶体）、高铝瓷（Hi-Ceram，氧化铝晶体）、玻璃陶瓷（Dicor，白榴石晶体）、Vita铸压陶瓷（PM9，精细白榴石晶体）、热压陶瓷（Empress，白描石晶体；IPS-Empress/2，e. Max热压陶瓷，二桂酸锂lithiumdisilicate晶须增韧）。此类材料的特点是，因为是以玻璃为基质，所以材料透光性好，美学效果极佳，但除IPS-Empress/2，e. Max外，强度一般不高。IPS-Empress/2，e. Max因材料中二硅酸锂晶须含量很高，材料微观结构上不存在薄弱环节，裂纹扩展时必须穿越晶须造成穿晶断裂，因此材料的强度和韧性较高。

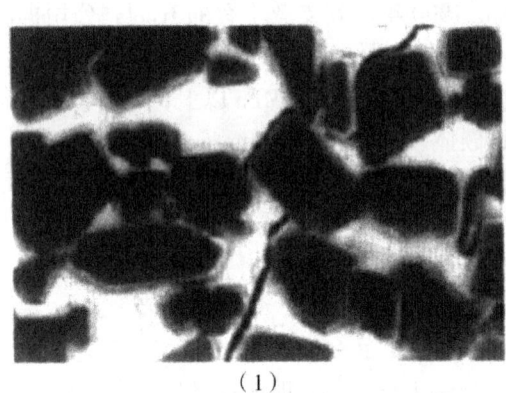 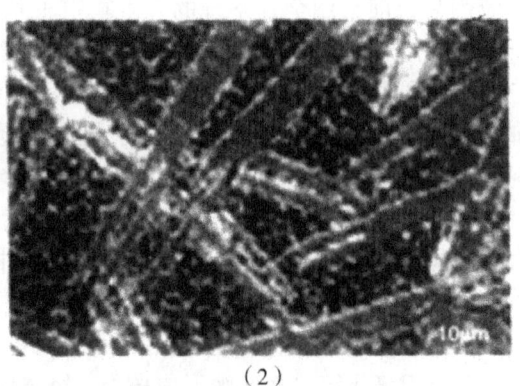

（1） （2）

图9-5 悬浮在玻璃基质中的晶体来加强瓷材料

（1）IPS-Empress热压铸陶瓷白榴石晶体弥散补强；（2）IPS-Empress/2，e. Max针状二硅酸锂晶体弥散强化

（2）氧化物-玻璃交联互渗复合体：以Vita的渗透陶瓷系列为代表。其中用于粉浆涂塑的粉体为纳米-微米混合级配的氧化物（尖晶石、氧化铝、氧化铝-锆混合体），其中的纳米粉体因表面能高，在1 120℃融化，相当于"焊料"将微米级大颗粒连接成三维网状，而大颗粒则起到稳定尺寸的作用。先用粉体经粉浆涂塑预烧结形成交联多孔的基体，然后在高温下用熔融的玻璃进行渗透充满基体孔隙，形成玻璃与氧化物相互三维交织的复合材料。材料在微观结构上不存在薄弱环节，任何方向上裂纹扩展均是穿晶断裂，因此材料的强度一般最低在320 MPa以上（图9-6）。采用尖晶石氧化物的渗透陶瓷透光性能好，强度略低；采用氧化锆混合氧化铝的材料强度高但透光率低；采用氧化铝为氧化物的材料强度及透光性能均较好，居中的透光性和强度使其应用范围最广。按底层成型技术，可采用技术手工涂塑（In-Ceram）、精密复制技术（celay）、电泳沉积技术（Wol-Ceram）、CAD/CAM技术（Cerec Inlal））方式

成型多孔底层，然后再玻璃渗透、饰面瓷。

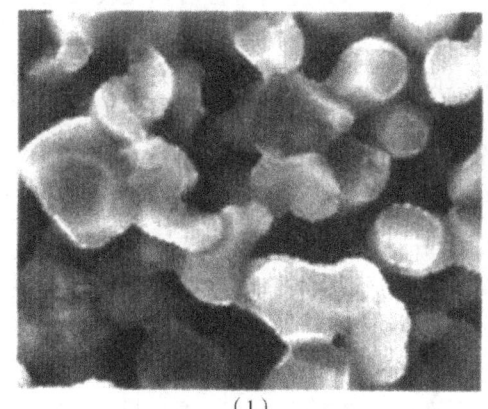
（1）

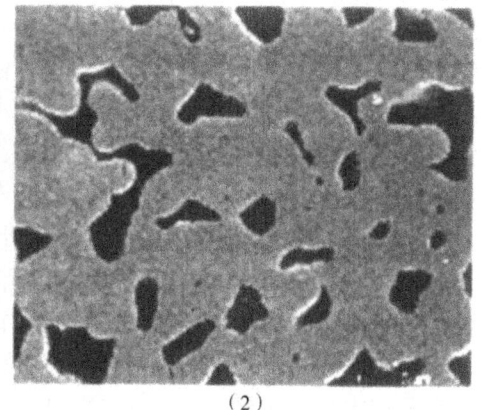
（2）

图 9-6　氧化物 - 玻璃交联互渗复合体

（1）玻璃渗透的氧化物经预烧结以后形成三维多孔结构；（2）玻璃渗透氧化物基体后形成的玻璃 -
氧化物复合材料的断面结构

（3）致密化氧化铝多晶体：氧化铝俗称宝石，牙科用纯氧化铝是采用精细纯 α 氧化铝致密化烧结而成的多晶体，微观架构来讲，材料中不存在薄弱的玻璃相成分，因此强度韧性极高，挠曲强度一般均在 600 MPa 以上。代表材料有 Procera AllCeram Al_2O_3 和 Vita AL Al_2O_3。因为材料微观结构上存在晶体间的大量细微晶界，所以光透性相对较低。

（4）氧化锆相变增韧：氧化锆晶体在高温状态为四方相，其室温状况下以斜方相存在。同一个晶体从四方向转化为斜方向时伴有 3% ~ 5% 的体积膨胀。利用特殊的稳定剂（如氧化钇、氧化铈、氧化钙等）能把氧化锆在高温状态下才能存在的四方相晶型保持到室温，通过调整稳定剂的添加量，可以达到晶体的部分稳定，则在一定的张应力作用下，能够发生晶型的转变，导致体积的膨胀体积膨胀可以阻止裂纹的生成和扩展，从而起到相变增韧强化的作用。加上致密烧结的氧化锆本身就具备很高的强度，因此这类全瓷材料也获得了"瓷钢"的美誉。牙科氧化锆采用 3 mol% 的氧化钇作为稳定剂，称为氧化钇部分稳定的四方氧化锆多晶体（yt-trium-stabilized tetragonal zirconia polycrystalline，简称 3Y-TZP）。材料的强度达到 900 MPa，断裂韧性 6 MPam1/2，具有略低于渗透氧化铝、略高于致密氧化铝的透光性，加工过程必须配合 CAD/CAM 技术。

部分稳定的四方氧化锆有冷等静压（CIP）和热等静压（HIP）两种材料。可采用 3 mol% 的氧化钇部分稳定的四方氧化锆粉体经过冷等静压下预烧结形成多孔的氧化锆电脑加工瓷块，或采用热等静压烧结形成致密化的多晶氧化锆块。相应地，修复体底层成型工艺也有两种：冷等静压瓷块采用 CAD/CAM 加工放大 20% ~ 25% 前体，然后在 1 350 ~ 1 550℃致密化烧结。因前体材料未完全烧结，所以加工切削容易。但必须经过致密化烧结过程，如果控制不好，变形较大会导致修复体适合性不良；热等静压瓷块经直接磨削完全烧结致密化的氧化锆材料，形成 1∶1 比例的修复体，但磨削困难，机械磨削会影响晶相结构由四方向相斜方向转变，需经过二次烧结使斜方晶相再次转变为四方晶。因为是硬磨削成型修复体，修复体的适合性不易受烧结过程的影响。

我们经常会提到氧化锆材料在口腔内使用时，性能会随时间延长而下降的问题，那么是什么导致这样的结果呢？除了材料疲劳的原因以外，所谓低温变性（low temperature degrada-tion，LTD），即 Y-TZP 陶瓷在特定温度范围及潮湿环境下表面四方氧化锆自动转化成斜方向的现象，也是重要的原因。LTD 的特点：从材料表面开始向内部深入；水潮湿环境加剧（Zr-OH 和 Y-OH 的形成及溶解，导致四方氧化锆表面的稳定剂散失，发生四方相向斜方向的转变）；四方相稳固剂的种类和氧化锆晶体的大小影响 LTD；时间及温度依赖性（温度 65 ~ 500℃，250℃最严重）；随时间延长性能变坏程度加重。LTD 对 Y-TZP 材料临床应用的影响，在口腔状况下受影响不大。

那么，该如何避免LTD现象呢？在LTD方面，HIP材料受机械磨削的影响比CIP要大。因为软磨削后还要经过致密化烧结过程，如果在磨削过程中有晶相转变，那么烧结过程可以使转变逆转。因此氧化锆修复体在加工烧结后，一般不主张打磨和喷砂。一旦打磨后，表面晶相斜方转变可再行烧结逆转。另外，因为口腔潮湿环境对LTD的加速作用，可以在氧化锆表面上瓷或上釉封闭，并采用疏水性的树脂进行修复体粘接。

4. CAD/CAM全瓷冠制作技术

1985年，法国学者Duret用其自己研制的第一台牙科CAD/CAM系统样机，为患者成功制作了一个后牙陶瓷全冠。目前，已有多种CAD/CAM系统面世。Cerec系统是其中较为先进、自动化程度高、临床应用数量较多的一种，也是最早一个椅旁修复系统。其基本原理是先获取数据，通过计算机三维形态设计（CAD），利用计算机自动控制加工（CAM）制作全冠及桥体。

CAD/CAM制作全冠快捷、简便，因自动化程度高可降低劳动强度，减少工作人员，提高工作效率，切削成品陶瓷全冠成本高，在配色、染色方面没有分层堆塑饰面瓷的系统理想。目前，较通用的技术是切削高强度的底层，然后再堆塑饰面瓷完成修复体。

5. 全瓷材料的选择依据

临床上有这么多种全瓷材料，我们该如何进行选择呢？

（1）强度需求：目前，市面常用的全瓷材料强度顺序从高到低依次为致密Y-TZP-ZrO_2、渗透混合ZrO_2/Al_2O_3、致密纯Al_2O_3、渗透Al_2O_3、热压铸Empress 2/e. max、渗透尖晶石、热压铸Empress。在强度选择时，应考虑修复体的使用目的是用于嵌体/贴面、冠还是桥、前牙还是后牙区使用。以上材料均可以做全冠修复，但考虑前后牙及咬合力的差别，后牙区最好采用强度较高的材料；贴面和嵌体对强度要求相对较低，但为了满足美观要求，一般选择强度虽不高但透光性好的材料；做前牙3单位短桥修复要求材料强度达到300 MPa以上，故热压铸Empress 2之前的材料均可满足要求。后牙桥目前只有渗透混合ZrO_2/Al_2O_3、致密纯Al_2O_3、致密Y-TZP能够满足应用要求。

（2）透明度需求：全瓷材料的一个总的趋势是强度越高的材料透性也越低，美学性能越低，所以高强度的全瓷材料一般只用于底层的制作，表面还需覆盖饰面瓷。半透明型的顺序从高到低为热压铸陶瓷Empress、In-Ceram尖晶石、In-Ceram氧化铝、Y-TZP致密氧化锆、致密纯氧化铝、渗透混合ZrO_2/Al_2O_3（基本不具有透光性）。

目前，高强度全瓷材料的强度一般均能满足前牙冠的需求，前牙冠修复材料的选择最重要的是材料半透性的选择。透性好的材料可以获得良好的美学效果，选择的全瓷底层材料的透明度应该和天然牙的透明度一致。半透性过高过低均会影响修复体的美学效果。

全冠底层材料半透性的选择同时应考虑临床遮色需求，临床应用时应综合考虑半透性需求及遮色需求以确定底层材料的选用。临床上牙预备体会呈现不同的颜色，为达到良好的遮色效果，对底层的半透性可能有不同的需求。

（3）修复体适合性：不同全瓷体系的适合性存在一定的差别，但均能满足临床应用的要求。铸造陶瓷的精度主要是受铸造过程（包括蜡型收缩、包埋料膨胀量、瓷材料凝固收缩）的影响，采用CAD/CAM技术的致密纯氧化铝和氧化锆精度受模型扫描质量（牙体预备质量、模型精度、扫描精度）和加工磨削精度的影响。其中牙体预备质量好坏直接影响扫描质量，因此对于其他全瓷体系而言，边缘适合性数值在不同的研究中基本近似，而CAD/CAM体系在不同的研究者之间差异性极大，除了CAD/CAM系统的差别外，牙体预备方式和质量的好坏也是造成差异的另一主要原因。

6. 全瓷修复体的成功率

全瓷修复是近20年出现的新技术，那么其临床成功率与常规烤瓷修复技术相比如何呢？

我们来看一些数据：早期产品如Dicor全瓷冠5年成功率55%左右，IPS Empress冠4年成功率98.1%，IPS Empress 2固定桥10个月~1年成功率90%~97%。In-Ceram氧化铝前牙冠6年成功率98.9%，后牙冠99.2%，前牙短桥3年100%，前磨牙89%；Procera AllCeram冠5~10.5年97.7%；Cercon氧化锆后牙桥两年成功率100%。从上述的数值来看，目前主流的全瓷体系成功率均在95%以上，超过金属烤瓷修复体的成功率。

7. 全瓷修复体失败的原因

虽然全瓷修复体有着很高的临床成功率，但也有一定的临床失败率。

（1）瓷裂及修复体折裂：陶瓷材料属于脆性材料，抗压强度高，耐磨性好，但抗弯曲强度低、韧性低，因此一般认为断裂的可能性较金瓷修复体高，易发生瓷裂。但应该考虑到，金瓷修复体表面同样覆盖的是低强度的饰面瓷，且金-瓷结合强度一般也低于瓷-瓷结合，因此，在临床上所观察到的全瓷修复体瓷裂的情况并不比金瓷修复体高，甚至还要低一些。

崩瓷原因主要包括适应证选择不当（每种全瓷体系都有其临床适用范围）、牙体预备不当（预备不足、存在锐角）、制作缺陷、粘接不良、使用不当或意外暴力等。因此，避免折裂应该从适应证选择、临床操作、患者维护多方面进行考虑。

（2）牙髓问题：一般情况下，全瓷冠对牙体预备的量比金瓷要大，因此导致牙髓问题的风险性加大。但高强度的全瓷材料对底冠的厚度要求也为 0.5 mm，与贵金属烤瓷底冠厚度要求相同，因此全瓷牙体预备量大的观念也随材料的进步而在不断改变。

二、比色

比色有视觉比色和仪器比色两种方法，视觉比色简单易行，是目前临床最常采用的技术，但影响因素较多，准确性受到一定的影响；仪器比色法不受主观及环境因素的影响，准确度高，重复性好，但操作复杂，技术要求和相应临床成本较高，目前普及性不高。

视觉比色法采用比色板进行。经典的 16 色比色板因本身设计存在的不足，临床颜色匹配率据研究还不到 30%。新型的 Vita 3D Master 和 Shofu NCC 比色板等基于牙色空间及颜色理论设计，比色的准确度较经典比色板大幅提高，临床颜色匹配度可以达到 70%~80%。因此有条件的话，最好采用新型比色板及配套的瓷粉，以提高临床颜色准确度及美学效果。比色时可采用"三区比色"及"九区记录法"，配合使用特殊比色板进行切端、中部、颈部、不同层次分别比色，以最大限度将颜色及个性化信息传递给技师。最好连同比色片一起进行口内数码摄像，将数码照片通过网络传递给技师做仿真化再现参考。因为比色片只能传递颜色信息，其他更重要的信息（如个性化特征、半透明度、表面特征等）可以通过照片的方式得以传递比色最好在牙体预备之前进行，以避免牙体预备后牙齿失水及操作者视觉疲劳影响比色的准确性。

三、牙体预备

金属和烤瓷修复体的牙体预备在不同的文献中已做详细的论述，在此不做叙述。仅以全瓷修复体为例作说明，操作时主要是要记住和烤瓷牙体预备的区别点。

（一）牙体预备原则

1. 保护牙体组织

牙体预备应该在局麻下进行，牙体预备应避免两种倾向，不能一味强调修复体的美学和强度而过量磨除牙体导致牙体的抗力降低，也不能够过于强调少磨牙而导致修复体外型、美观和强度不足。

2. 获得足够的抗力和固位型

满足一定的轴面聚合度和高度，必要时制备辅助固位型以保证固位；后牙咬合面应均匀磨除，绝对避免磨成平面，应该保留咬合面的轮廓外形。同时功能尖的功能斜面应适当磨除，保证在正中和侧方咬合时均有足够的修复间隙。

3. 边缘的完整性

颈缘应该清晰、连续光滑，并预备成相应的形态。目前包括烤瓷修复体均主张 360° 环绕肩台预备，主要是保证预备体边缘的清晰度，利于制作时边缘精度的控制。舌腭侧非美学区域的边缘可采用较窄的肩台或凹形等预备方式。

4. 保护牙周的健康

其主要涉及颈缘位置的确定,包括龈上、平龈和龈下边缘。以前认为边缘不同位置与基牙继发龋及牙龈的刺激严重程度有关,但目前的共识是,边缘的适合性相比于边缘的位置而言才是最主要的因素。因此,不论采用何种位置,保证最终修复体边缘的适合性才是问题的关键。对于美学可见区,如前牙和前磨牙唇面、部分第一磨牙的近中颊侧等,为保证美观,一般采用龈下 0.5 mm 的边缘位置;而对于美学不可见区,如前牙邻面偏舌腭侧 1/2 及所有牙的舌腭面,则可以采用平龈或龈上边缘设计。龈上边缘的优点包括牙体预备量少、预备及检查维护容易、容易显露(甚至印模前可以不进行排龈处理)、刺激性小、容易抛光等。因此,对于后牙和前牙舌侧、邻面偏舌侧 1/2 的边缘,推荐龈上边缘设计。对于牙冠过短,需延长预备以增加固位者,可采用龈下边缘,但需排龈保证印模精度。

(二)牙体预备技术

我们推荐在牙体预备之前应完成比色,制取制备暂时修复体的印模,然后再进行牙体预备。

全冠牙体预备:

第一步:采用柱状及球状金刚砂车针预备出全冠所需的修复间隙,同时去除腐质及原有充填物。用球型车针沿牙龈缘预备出修复间隙,用柱状车针在唇侧、腭侧及切端预备出修复间隙。柱状车针的使用:在釉质内制备指状深度引导沟作为牙体预备量的指示。龈缘牙体预备采用圆角锥形或球形的车针。

第二步:用鱼雷状车针按牙面预备的磨除量指示沟磨除牙体组织。在龈缘处用鱼雷状车针预备边缘外形,外形线尽可能保持在釉质内,并延伸至龈下 0.5 mm。龈缘凹型预备,要使预备的边缘外形线恰好位于龈缘之下。

最后,用精细磨料的金刚砂车针进行精修,消除所有尖锐的点线角,保持切端厚度不低于 1.0 mm,聚合度比烤瓷修复体略大,可取聚合度容许范围的上限,外形圆钝,边缘清晰。

四、印模及模型技术

(一)排龈处理

在印模制取之前,预备牙应采用排龈线进行排龈处理。根据龈沟的深度选择合适粗细的排龈线(可以含或不含牙龈收缩剂),从一侧邻面开始(因牙龈乳头的存在,此处龈沟深度最深,排龈线很容易放入),然后用排龈器依次将排龈线压入龈沟底,让排龈线的断端置于舌腭侧,过长的线段可用剪刀剪断。然后可以视情况再在第一条排龈线上放压入第二条排龈线。排龈线放置的时间最好不要超过 5 min,印模制取前取出上端的排龈线,保持第一根排龈线不取出,印模完成后再取出。也可以采用专用的排龈硅橡胶进行排龈。排龈硅橡胶主要是一类橡胶类材料,在吸收龈沟液或组织液后,材料会发生体积膨胀,压缩牙龈并进入龈沟,起到机械排开龈沟的作用。此类材料的使用效果操作技术依赖性较大,排龈效果不是很稳定,因此使用尚不普遍。

(二)印模及模型

预备体排龈后,最好用硅橡胶类材料进行印模的制取。注意预备体外形线龈方的一小部分区域(龈沟区域)也要取得非常清楚。由印模灌制的工作模型要能够清楚地显示凹型预备边缘的细微情况。

五、全瓷冠的制作

全瓷修复体按照制作工艺不同,可以分为失蜡法瓷热压铸、手工粉浆涂塑玻璃渗透、CAD/CAM 和电泳瓷沉积技术四类。材料不同,具体的加工制作方式也不尽相同。

(一)失蜡铸造

此制作采用传统的失蜡法制作修复体的过程,一般使用二氧化硅基陶瓷材料进行热压铸,材料的半透性好,强度不高。

(二)手工粉浆涂塑玻璃渗透陶瓷

此制作采用手工涂塑完成氧化物基体的底层冠,预烧结后形成多孔的底层,然后再涂塑玻璃粉,在高温熔融状态下玻璃通过毛细现象渗透入氧化物底层的孔隙,形成高强度的氧化物–玻璃复合材料底层,同时赋予底层半透性和颜色，然后再在底层表面饰面瓷完成修复体。

（三）CAD/CAM

计算机辅助设计和制作全瓷修复体技术有两种模式。一种为椅旁模式，即直接口内扫描预备体，然后进行椅旁加工。所用的材料一般为氧化硅基陶瓷类，美学性能好。另一种为非椅旁模式，模型送到加工中心后，用模型扫描设备扫描模型，然后制作修复体。所用的材料一般为高强度的非氧化硅基全瓷材料，一般只加工底层冠，然后再饰面瓷完成修复体。后一种模式无须临床单位购置昂贵的CAD/CAM设备，因此更为常用。

（四）电泳瓷沉积

此制作为玻璃渗透氧化物全瓷底层的另一种加工方式，与手工涂塑及CAD/CAM技术不同，瓷沉积是将氧化物粉浆作为电解液通电荷，专用的代型为阴极，利用电泳的原理形成修复体的氧化物基体底层的技术。氧化物底层成型以后同样进行预烧结和玻璃渗透，完成底层后进行饰瓷。

六、全冠试戴和粘固

有研究认为，粘接剂的颜色会影响具有一定透光性的全瓷修复体的最终颜色，甚至可以用粘接剂的颜色来调整全瓷修复体的颜色。介于此考虑，试戴阶段就应确定所需的树脂粘接剂的颜色。但临床上发现，用粘接剂大幅调整修复体的颜色是不现实也不可能的。原因是制作精良的修复体适合性基本在几十个微米间隙，而几十个微米厚度的粘接剂颜色的差别基本无法用人眼判别。目前比较常用的是透明不着色的粘接剂，以消除粘接后可能对颜色产生的不良影响，使试戴时的颜色即为粘接后的颜色。

修复用树脂粘接剂按照操作方式可以分为全酸蚀、自酸蚀和自粘接三类。全酸蚀主要针对釉质粘接，采用磷酸凝胶酸蚀釉面30 s到1 min冲洗去除玷污层后，再涂布粘接剂，然后采用树脂粘接剂进行粘接；自酸蚀针对牙本质粘接，先在牙面上涂布牙面处理剂20 s，不进行冲洗保留玷污层，直接涂布粘接剂，然后树脂粘接剂粘接；自粘接树脂粘接剂内含有粘接性化学成分，不需要牙面酸蚀或处理，也不需要涂布粘接剂，调和粘接剂后，直接进行粘接。有研究表明，全酸蚀的粘接强度最佳，自酸蚀粘接效果与全酸蚀持平或略低，自粘接效果最差临床上应根据具体情况进行选用。

按照同化机理，树脂粘接剂又可以分为化学固化、光固化、化学-光双重固化树脂。按照粘接的对象，还可以分为釉质粘接剂、牙本质粘接剂和釉质牙本质通用粘接剂等。但临床上一般按照操作方式分类，分为采用全酸蚀、自酸蚀和自粘接三类。

对于自酸蚀粘接操作，先在牙面采用牙本质处理剂后，涂布粘接剂，按产品说明是否需进行光照，然后用树脂粘接剂将全冠粘接就位于牙面。对于光固化或双重化的树脂，可用光固化灯先在牙面附近晃动5 s左右，使材料初步同化，然后可以很容易地用探针去除邻面多余的粘接剂，再对树脂粘接剂进行完全光固化，光源应尽可能靠近固化区域。在边缘位于龈下较深的此类病例，这一点尤为重要；对于化学固化树脂，粘固后边缘溢出的树脂用棉球去除，然后再在边缘表面涂敷隔氧凝胶，固化以后再用探针和牙线去净残余树脂。

对全瓷冠及邻牙进行最后的抛光处理，用橡皮尖和橡皮杯蘸抛光膏对边缘区进行最后的抛光。

随着牙科陶瓷材料学和工艺学的发展，以高强度、美观、生物相容性好的全瓷修复体替代目前通用的金属烤瓷冠，实现无金属化修复（metal free），是固定修复学目前的发展趋势，相信全瓷修复体的应用范围也将会越来越广泛。

第十章　口腔科基本护理常规

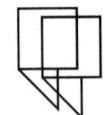
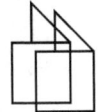

第一节　门诊护理

一、初诊室的管理和准备

（1）每日开诊前，工作人员应做好室内整洁及治疗前一切准备工作，如器械准备、敷料、针筒、药物及一切应用物品（如处方、付款单、各类检验申请单等）。

（2）进入室内的工作人员，必须穿工作服；接触患者时应戴口罩；检查每一患者前后，必须洗手。

（3）治疗室内一切应用药物都应有标记；易燃、剧毒药物应分开放置，并有专人负责保管。

（4）一切有关化验单、X线摄片单及病理报告单等均应由初诊护士先予以检查，借好，做好患者复诊前的准备工作。

（5）遇有传染病患者用的器械应另行处理，及时送消毒室，并说明清楚。

（6）注射或造影的油针头必须加以标记。

（7）治疗室初诊台抽斗内的各类纸张、化验单、住院单等，每星期应定期检查、整理1次。

（8）各种药物应定期更换，严防变质。药瓶标志要明确写清，并经常保持清洁，用后加盖归还原处。

（9）做好每周1次各类盛器的消毒，更换消毒药液，保养器械等工作。

（10）治疗室内每日清扫2次，并定期用含氯消毒剂消毒地面。每日工作结束后，必须检查门、窗、水、电等开关。

（11）加强医务人员的相互配合，遇有急诊病例，护士应及时与医师联系，及时解决。

（12）加强对患者的宣传、解说工作，改善候诊条件。

（13）对急性炎症患者，初诊护士应先给测量体温，并在可能范围内给予照顾优先就诊。

（14）对年老、体弱、重病患者，以及有特殊情况需要照顾的患者，应在取得其他患者的谅解后优先安排就诊。

（15）医护人员应坚守工作岗位，上班时间不得私自离开，如因事离开应与当班护士说明去向。

（16）有关教学或各种临时更动，有关人员均应事先与当班护士联系，做好妥善安排，以免造成工作混乱。

二、治疗室的管理和准备

（1）凡医务人员进治疗室诊治患者时，都应穿工作服，戴帽子及口罩。

（2）每天开诊前必须用含氯消毒液擦拭器械橱、治疗台。

（3）每周定期1次消毒敷料方盒（置各类器械如拔牙钳、牙挺等用）、纱布筒（盛放大、小纱布及棉球用），更换浸泡器械的消毒溶液；油纱布隔周 1 次，送中心供应室高压消毒；拔牙钳、牙挺、血管钳、持针器等，每 2 周定期用液状石蜡纱布擦拭 1 次。

（4）治疗椅头套每周更换 2 次，揩手毛巾每天更换 1~2 次（配备擦手纸除外）。

（5）医务人员的手一经接触患者口腔，应洗净后再接触第二患者，以防交叉感染。

（6）对恶性肿瘤、肝炎、肺结核等患者所用的器械均应送消毒室分别消毒，敷料一律用 95% 酒精焚烧处理。

三、一般拔牙术术前准备及术后护理

（一）术前准备

（1）拔牙前应再次询问有无全身或局部疾患，以便做好术前准备及术后护理。

（2）对待患者态度要和蔼、耐心，并应向患者做必要的解释工作，以消除患者的恐惧，做好配合。

（3）必须做到"五对二看"，即对姓名、对性别、对年龄、对牙位、对麻药，看皮试结果、看收费单。

（4）调节椅位使患者头与躯干应成一直线。拔下颌牙时，下颌牙颌面与地面平行；拔上颌后牙时，则头位可略向后仰，上颌牙牙合面与地面成 45° 角。枕靠应放在头后枕骨下缘正中，椅背应放于两侧肩胛下缘。

（5）胸前铺围巾，并用夹固定。

（6）拔牙前可用漱口液漱口。

（7）器械准备：口镜 1 把、镊子 1 把、5 mL 注射器 1 只、牙龈分离器 1 把、挺子 1 把（前牙不用）、拔牙钳、副匙 1 把（前牙直、后牙弯）、0.5% 碘附小棉球 2 块、小纱布 4~5 块。如拔 2 颗牙以上或切开拔牙时，须准备缝针、缝线、持针器、剪刀；如骨尖突出时，必须准备咬骨钳。

（8）做好术前灯光调节，光源要集中在手术野。

（9）做好巡回，主动配合，及时供应医生所需物品，并注意患者在术中的情况。

（二）术后护理

（1）嘱患者轻轻咬住纱布，半小时后吐出，不要多吐口水。

（2）拔牙后 2 h 再进食。

（3）拔牙后 24 h 内不要漱口，切勿用手摸或用舌去舔创口。

（4）拔牙后 24 h 内，口水里带有血丝是正常的现象，告诉患者不必惊慌；若有大量出血，可立即来院治疗。

（5）一般拔牙不须复诊；若手术时间较长，或行缝合者，嘱患者 5~7 d 后来院复诊和拆线。

（6）对老、弱患者，必要时协助扶出治疗室。

（7）患者离开前应检查牙与器械。在器械方面，应检查针头、缝针与挺子有无折断，断端是否已取出。若有疑问，应及时与医生取得联系。

四、阻生牙拔除术的术前准备及术后护理

（一）术前准备

与一般牙拔除术相同。术前还应准备好 X 线片。器械准备除一般牙拔除术器械外应加骨膜分离器 1 把，阻生牙凿及骨凿各 1 把，金属榔头 1 只，11 号尖刀片，以及缝针、缝线、持针器等。

（二）术中护理

下颌第三磨牙阻生牙手术过程中，常需用骨凿凿去部分阻生的骨质或将牙冠劈开，方可将牙取出。手术时震动较大，患者下颌无法固定，因此，凿骨或劈牙时需协助医师将患者下颌骨托起固定，以减少震动。

（三）术后护理

与一般拔牙相同，但因手术较复杂，时间较长，故术后反应也较大，如局部水肿、吞咽疼痛、出血等。这些手术后可能发生的反应都必须在手术前向患者详细地说明，以取得患者谅解与合作。为减

轻水肿和疼痛，可嘱患者术后局部冷敷 24 h。

五、牙拔除术中断根的护理

无论一般牙拔除或阻生牙拔除术中均可能发生断根。发生断根时，应根据手术需要供应器械，如根挺、根尖挺、丁字挺、骨膜分离器、骨凿、骨钳、缝针、缝线等。在照明条件不良时，护士应协助增加照明条件，如用特殊装置的冷光灯及电筒等光源，以新洁而灭或酒精消毒照明灯头后置于口内；注意灯光应集中于牙槽窝内。

六、牙槽骨修整术术前准备及术后护理

（一）术前准备

（1）拔牙后 1 月以上可考虑牙槽突修整术，一般准备与拔牙同。

（2）器械准备为口镜 1 把、镊子 1 把、直刮匙 1 把、11 号刀片 1 把、骨膜分离器 1 把、骨钳 1 把、骨凿 1 把、剪刀 1 把、持针器 1 把、骨锉 1 把、榔头 1 把、缝针、缝线、消毒巾等。

（二）术后护理

术毕创口上可涂以复方安息香酸酊，以保护创口，减少渗血；并嘱患者 5~7 d 后拆线。

七、唇、舌系带修整术术前准备及术后护理

（一）术前准备

（1）儿童施术时，要事先说服其与医务人员合作，并与家长取得密切配合。

（2）器械：口镜 1 把、镊子 1 把、5 mL 注射器 1 支、血管钳 1~2 把、圆头剪刀 1 把、持针器、缝针、缝线、开口器（必要时）。

（二）术后护理

（1）注意口腔卫生，次日漱口，或用盐水棉球擦洗口腔。

（2）手术后如有创口出血，或肿、痛等现象，可来院复查。

（3）术后 5 d 拆线，不合作的儿童可不拆线，任其自脱。

八、其他

如黏液性囊肿摘除术、活组织检查术等。术前准备、术后护理与牙槽外科手术基本相同。活组织检查时，需备盛组织的小瓶，一般可用废青霉素瓶洗净后，盛 1/2 瓶 10% 福尔马林备用。

第二节 门诊手术室护理

一、门诊手术室的消毒隔离措施

（1）严格执行消毒隔离制度，除本室人员及参加手术医务人员、参观者外，其他人员一律不得入内。

（2）凡进入手术室，必须戴好手术室内准备的口罩、帽子（不露头发），穿手术衣裤，并换上手术鞋。

（3）手术过程中保持安静，不可大声谈笑。

（4）凡施行手术，应先行无菌手术，后行污染手术；有条件时，感染手术应在固定的手术室内施行。

（5）手术用之器械一般用高压蒸气消毒。

（6）各种器械、敷料盛器，每周应总消毒 1 次。

（7）手术室内空气消毒用紫外线，每天 2~3 h。

（8）每天用含氯消毒剂拖地板，每周大扫除 1 次。

二、门诊手术患者的术前准备及术后护理

（一）术前准备

门诊手术患者进入手术室之前，护理人员应了解手术的性质（病历及手术通知单要看清楚，如发现问题应及时提醒手术者）、手术区域（部位、大小、有否急性炎症情况）和患者身体健康状况，必要时要先测量体温。让患者在更衣室内换好拖鞋，脱去外面衣服（脱衣应根据不同手术的需要），然后带患者进入手术室内。检查手术区，清洁皮肤，摆好位置，根据手术需要将不同的手术包放在手术升降台上。无菌操作下打开手术包，将手术中所需物品准备齐全。一般用的皮肤消毒液是0.5%碘附。

（二）术后护理

患者手术完毕，护士应协助术者包扎好，然后到更衣室穿衣服。若为行面部手术的患者，需用生理盐水将颜色拭净。用过镇静剂的患者，下床时必须扶好，以免头晕、跌跤。若需留院观察者，必须等情况好转后，由家属或工作人员陪送入观察室。

三、婴幼儿门诊手术患者的术前准备及术后护理

（一）术前准备

（1）协助手术者检查病历上术前准备是否完备，然后给病孩测量体温；体温正常者请麻醉师、手术者协助检查心、肺，如无异常则可准备手术。

（2）将病孩抱至手术床，脱去外面衣服，仅留衬衣衬裤；用开刀巾铺成三角形将病孩包好，2岁以上病儿，用约束带约束双手及双腿（冬天要注意保暖，以免发生术后并发症）。将病孩安排好后，给予双侧鼻孔消毒（用新洁尔灭酊），然后准备手术包。由麻醉师进行麻醉后，开始进行消毒，此时，应用双手捧住病儿的头，协助术者进行消毒、铺巾。

（二）术后护理

手术结束后，给病儿衣服穿好，交给家长，嘱咐家长不能将病儿竖起，要平抱，动作要轻；然后给予测量体温，注射术后用药。若体温升高除给退热处理外，要每小时测量体温1次，直至下降为止。术后一般观察4 h，无特殊情况时向家长宣传注意事项后可以回家。如有特殊情况，应继续留察，并给予处理。

四、门诊手术器械准备

为了提高门诊手术工作效率，对各类型手术可事先准备好手术包。包内主要是基本器械，手术中不敷应用时，再临时根据需要予以增加。常用的手术包如下。

（一）口内手术包

口内手术包适用于颌骨囊肿、牙龈瘤、舌下腺囊肿、舌部肿块、腭部肿块等手术，包内有皮钳2把、中弯血管钳2把、小弯血管钳4把、有齿镊子1把、持针器1把、剪线剪刀1把、药杯2只、3"0"线圈1只、小及中号缝针各1只、海绵钳1把、纱布数块、双层洞巾1块、开刀巾1块。

（二）口外手术包

口外手术包适用于颌下肿块、唇裂等手术，包内有巾钳4把、皮钳2把、中弯血管钳3把、小弯血管钳7把、外科有齿镊子1把、眼科小有齿镊子1把、持针器2把、剪线剪刀1把、药杯3只、橡皮条1根、3"0"线圈2只、玻璃吸管1只、砂轮1只、1号线圈1只、小及中号圆针各2只、小及中号三角缝针各2只、药碗1只、海绵钳1把、纱布数块、开刀巾6块。

（三）整形手术包

整形手术包适用于疤痕切除植皮、唇颊部成形、皮瓣转移等手术，包内有皮钳2把、小弯血管钳8把、外科有齿镊子1把、眼科小有齿镊子1把、剪线剪刀1把、持针器2把、巾钳4把、海绵钳1把、药杯3只、3"0"线圈2只、1号线圈1只、中小三角缝针4只、纱布数块、开刀巾6~10块。

第三节 病房护理

一、手术前后护理

（一）手术前护理

（1）了解患者的思想情况，做好患者思想工作，解释手术的性质及注意事项，解除患者的思想顾虑，加强患者与疾病做斗争的信心；做好计划护理。

（2）检查患者所有一切化验是否已完成（肝肾功能、血常规、出凝血时间、血小板计数、心电图、胸透等），斜面导板或护板是否已做好。

（3）手术前1天应洗澡、理发，并做皮肤准备。

①理发；如涉及头皮部或额瓣转移手术须剃光头，下颌骨切除、腮腺部手术等须剃发至耳后上三横指。

②面部手术时要剃须；鼻唇部手术应剪去鼻毛，眼部手术剪去睫毛时，应与手术者取得联系；眉毛是否剃去应根据需要。

③植骨患者手术前2天开始做皮肤准备；取肋骨及胸大肌、背阔肌皮瓣等转移时，要剃腋毛；取髂骨及腹股沟皮瓣等时，要剃去阴毛。

④除大腿外侧取皮外，腹部及大腿内侧取皮均要剃阴毛。

⑤行前臂皮瓣移植以及皮管转移至手腕部等时，应注意剪去指甲，清除甲垢。

准备皮肤时应注意：

①手术区皮肤准备是避免创口感染的一项重要措施，故准备皮肤范围应大于手术区。

②注意保暖。

③防止剃破皮肤，引起感染。

（4）术前1日应行青霉素或先锋霉素皮试，并记录结果。

（5）全麻患者术前晚应通大便，可灌肠或用开塞露，或服用番泻叶。

（6）除局麻手术外，一般手术前晚应通知患者禁食，并保证患者休息及睡眠好，必要时可给服安眠药。

（7）手术日应检查患者有无贵重物品，可交家属或护理人员代为保管。去手术室前让患者先排尿，给注射术前用药。

（8）将一切需要物品及药物（如唇弓、抗生素等）清点交班给手术室工作人员。

（9）患者去手术室后，对全麻患者要铺好麻醉床，装好吸引器、负压吸引，并检查气管切开用物是否齐备。

（二）手术后护理

（1）患者回病房时应了解手术过程中情况，与麻醉及手术室护士交接班清楚，装接好各种引流管。

（2）患者全麻未醒时，应有专人护理，严密观察病情（如出汗、面色、体温、呼吸、脉搏等）。血压一般每小时测1次，稳定或清醒后，可酌情减少测量次数直至平稳。

（3）未清醒患者应平卧，头偏向健侧，防止呕吐物吸入气管，并保持呼吸道通畅，经常吸清口腔内或气管插管内分泌物。

（4）全麻清醒6 h后无呕吐，可给少量温开水或流质，以后可根据手术不同情况采用流质鼻饲或进半流质。

（5）注意负压引流管通畅及引流液的颜色，如颜色鲜红，流速过快，应通知医生立即采取措施；一般术后头12 h内引流量不应超过250 mL。

（6）排尿困难常因全麻、腰麻等引起，或因尿道括约肌痉挛、卧位不适等而不能自行排尿，可热敷小腹部，必要时可行导尿。已行留滞导尿者，要注意导尿管是否通畅，并及时倒去瓶内潴尿和记录尿量。

（7）若留置有麻醉时的气管插管或通气道，应待患者完全清醒后，方可拔除。

拔管标志：患者意识清楚，反射活跃，四肢有力，呼吸道通畅，二肺清晰。

准备用物：除照明灯、吸引器外应包括氧气、气管切开包，舌钳、通气道等。

拔管步骤：

①吸清口腔内及导管内分泌物。

②拔管后嘱患者用力咳嗽，同时继续吸清分泌物；鼻孔内滴入1%麻黄碱溶液，以减少鼻黏膜损伤出血。

③倾听患者的咳嗽声音，如为破竹声，表示喉头有水肿，可用地塞米松5～10 mg静注，或静脉补液内加氢化可的松100～200 mg滴注。

④继续严密观察患者的呼吸情况，如口唇青紫、呼吸急促，出现三凹症状及严重缺氧情况时，应立即进行抢救。

二、高热患者护理

高热一般指腋下温度超过38.5℃，口腔温度超过39℃而言，此时应做高热处理。

（1）严密观察病情、体温、脉搏、呼吸的变化。发热只是一种症状，应当追查发热的原因，才能从根本上解决问题。

（2）应卧床休息，发热患者代谢增快，消耗大，多活动易增加心脏的负担。

（3）物理降温。物理降温常用的方法有以下几种：

①冰袋法：将冰块打碎装入橡皮袋或塑料袋内，驱气，旋紧，分别放在额、颈、腹股沟、腋下等处。在农村没有冰时，可用井水装在橡皮手套内亦有良效。

②冷敷法：用毛巾浸湿以冰水或井水，稍稍拧干后敷在额部、腹股沟或腋下。应经常更换，保持一定的冷度，并注意观察受敷部皮肤颜色，如发紫时应暂停使用。

③全身冷疗：额部放冷敷或冰敷。用井水、冰水或25%～50%酒精，浸湿纱布后揉擦四肢、背部、腋部、肘部、腘窝。腹股沟处需多停留片刻，以帮助散热，达到降低体温、保护脑中枢的目的。擦毕后应用毛巾揩干皮肤。物理降温后半小时应测量体温、脉搏、呼吸一次。体温降至39℃以下，全身冷疗即应停止；体温降至38℃以下时，额部冰敷及冷敷也应停止使用；同时密切注意观察反应情况，如出现寒战脉搏、呼吸等变化时，又应注意保暖。

（4）药物降温：根据不同情况口服阿司匹林类药物，或用安乃近滴鼻，或用冬眠药物（如氯丙嗪、异丙嗪等）也有降温作用。

（5）针刺：取穴曲池、大椎、外关、合谷。

（6）补充水分：高热时患者大量出汗，丧失水分，应鼓励患者多饮水，最好饮淡盐水或果子汁，亦可给静脉输液补充水分。

（7）补充营养：高热时消耗大，应注意营养的补充。

（8）口腔护理：高热患者往往因唾液分泌减少，维生素缺乏，全身抵抗力减退，易使细菌生长繁殖，形成口腔溃疡。应每日早晚进行口腔护理。饮食后均应漱口，如口唇干燥应涂润滑油。

（9）皮肤护理：在退热过程中，患者衣裤、被单常为汗液湿透，应及时给患者用热水揩干，换上清洁干燥衣裤、被单。还应注意皮肤清洁，避免汗腺阻塞。

（10）患者在出汗过多或散热时，应注意可能出现虚脱现象。

（11）保持室内空气新鲜，但不可使患者受凉。

三、昏迷患者护理

（1）昏迷患者神志不清，要注意安全，特别是狂躁及有不自主动作者应当用床栏。手脚用棉垫为衬并用绷带分别固定。

（2）患者口内有义齿或护板、导板等应取下，贵重物品应交家属及组织保管。

（3）患者应仰卧位，头侧向一面，以免呼吸道分泌物流入气管，发生窒息。呼吸道分泌物多及黏稠者，可用吸引器抽吸分泌物；同时经常保持口腔清洁，每天最好做 2~3 次口腔护理；口唇经常用液状石蜡涂润。

（4）保持呼吸道通畅，吸氧者每天更换鼻导管 1 次；如发现鼻腔分泌物阻塞时，应及时更换。

（5）注意保暖，经常翻身，防止并发肺炎。

（6）注意保护皮肤，保持皮肤干燥，经常做褥疮护理；臀部、背部及受压迫地方应行按摩，并用滑石粉；如皮肤有破裂处，应用龙胆紫及油膏涂患处。

（7）插置导尿管，留置导尿。导尿袋及接头塑料管每天应予更换；导尿管最好 3 天更换 1 次，以预防尿路感染。如有便秘可用开塞露或灌肠通便。

（8）给药时应将药片化成溶液，从胃管内注入。

（9）注意保护眼睛，按时涂金霉素眼膏，用湿纱布遮盖，以预防干燥性角、结膜炎。

（10）注意营养，行鼻饲流质要注意温度，针筒及皮管应经常消毒，鼻饲管每周要更换 1 次。

（11）应记录 24 h 出入量，以便控制水与电解质平衡。

（12）床边应放置抢救用品与设备，以利于急救。

四、输血的护理

（一）输血前的准备

（1）抽取血样标本，与已填写好的输血申请单一起送往血库，备作血型鉴定及交配试验。

（2）输血前认真核对供血者和受血者的姓名、血型、交配试验结果。

（3）血液从血库取出后，切勿剧烈震荡，以免红细胞大量破坏而引起溶血；另外，血液不能加温，以免血浆蛋白凝固变性而引起反应。如输血量较多时，可在室温中放置一段时间后再输入，以免输入血液过冷。

（4）在输血前后，应用等渗盐水或等渗葡萄糖液作静脉滴注。血液应避免与其他溶液相混，如林格氏液，因内含钙剂，可致血凝固；如酸碱度不合，渗透压不合，也会使红细胞破坏。

（二）输血的注意事项

（1）输血前必须严格执行"八对"：对床号、姓名、住院号、血型、血袋号、交叉结果、血液的剂量及血液种类，而且一定要经两人核对后方能输入。

（2）血液输完后，应继续滴入少量等渗液，可以把橡皮管内的全部血液输入，而不致浪费。

（3）当输入两袋（瓶）血液时，两袋（瓶）之间也要输入少量等渗液，如此，万一发生反应后，可查明原因。

（4）开始输血时速度不宜过快，观察 15 min 无反应后，可根据病情调节，一般成人 40~60 滴/min，儿童酌减，年老体弱、严重贫血、心脏病患者输血时，更要谨慎，速度要慢；急性大出血，需快速补充血容量时，不在此例。

（5）输血时应密切观察患者的情况，以便及时发现有无不良反应。

（三）输血反应的处理

（1）全身发痒，出现荨麻疹，是轻度的过敏反应；如出现血管神经性水肿，面、睑、球结膜充血、嘴唇增厚，为重度的过敏反应。后者应立即停止输血，并肌肉注射异丙嗪 25 mg，或静注地塞米松 5~10 mg。

（2）出现发冷、寒战、发热、烦躁不安、面部潮红、口唇发绀、脉细时，一般也应停止输血，并肌肉注射异丙嗪 25 mg。

（3）如血液只输入少量，就出现寒战、头痛、恶心呕吐、四肢厥冷、呼吸急促、腰部剧痛，甚至发生严重休克和昏迷者，应首先考虑血型不合而致的溶血反应，此时应立即停止输血，皮下或静脉注射 0.1% 肾上腺素 1.0 mL 及静脉推注地塞米松 10 mg。呼吸困难者，应给氧气吸入；高热者，给予降温措施。为使小便碱化，防止血红蛋白沉积，可静脉滴入 5% 碳酸氢钠 250~500 mL。无尿或少尿时可行肾区热敷。

五、婴幼儿患者护理

（1）婴幼儿患口腔疾病时，易发生上呼吸道感染；另一方面，婴幼儿本身因机体抵抗力差，亦易感染流行疾病。因此，在春、秋季节初期，入院时必须了解和检查有无麻疹、猩红热、水痘、流感等传染病接触或表现，如有发现应向家属说明，过传染期后再入院。

（2）术前注意保暖，切勿受凉，以免影响手术，有上呼吸道感染时，应随时与床位医师联系，及时采取措施。

（3）为用药剂量准确，婴幼儿患者应准确测量和记录体重。

（4）术前应使用汤匙或滴管进食，使其适应，为术前进食创造条件。

（5）与鼻腔相通的手术，术前应用呋喃西林-麻黄碱或氯霉素眼药水滴鼻，每日4次。

（6）术前备血，采血有困难时，可采用颈静脉抽血。

（7）婴幼儿全麻禁食时间可比成人适当缩短防止发生脱水，一般可在术前6 h开始禁食。

（8）术后静脉补液必须固定牢靠，以防外溢。速度不宜太快，以免增加心脏负担，一般每分钟15滴左右。

（9）唇裂或面部暴露创口，术后48 h内随时用蘸有生理盐水的棉签拭去渗出物，勿使结痂。

（10）唇裂手术要注意唇弓固定，减少创口张力，禁止吸吮奶头，应用汤匙、滴管喂食。适当限制肘关节活动，以防手接触创口。

（11）腭裂术后应吃冷温流质。服用流质后应喂少量温开水，以清洁创口，勿使感染。避免哭吵，防止创口出血及裂开。

（12）婴儿要经常更换尿布，保持干燥，防止红臀发生。

（13）婴幼儿体温调节中枢发育尚未稳定，容易发热；如术后出现高热时，要立即采取降温措施。万一发生惊厥时，应立即给予肌注鲁米那钠或水合氯醛灌肠。

（14）婴幼儿如行气管切开者，特别应注意保持呼吸道通畅。由于婴幼儿用套管口径小，易被痰液阻塞；分泌物黏稠时易结痂脱落，甚至可造成下呼吸道阻塞，因此，应每隔2～4 h要做雾化吸入1次，并加强清洗内套管。

六、雾化吸入护理

口腔颌面部手术在全麻插管下进行者甚多，由于插管损伤，手术时间较长，术后患者常常发生喉痛、声嘶等症状。蒸气吸入是治疗喉痛、声嘶，以及软化痰液，使易于咳出的重要治疗方法之一。

（一）器械准备

（1）电动式超声雾化吸入器。

（2）电源、弯盘、治疗巾等。

（3）药物，如生理盐水、地塞米松、糜蛋白酶等。

（二）方法

（1）坐式吸入：适用于可以坐起或能起床的患者。熏壶内盛20～80 mL生理盐水，同时加入需要的药物。向患者说明治疗目的，然后将电动式超声雾化吸入器加电，使溶液沸腾，产生气雾。患者张开口腔时对准熏壶口，一般以15～20 min 1次为宜，每日2次。

（2）卧式吸入：适用于气管切开及昏迷患者。熏壶内盛20～80 mL生理盐水，同时加入需要的药物，接上长皮管及喇叭式的接头。然后将电动式超声雾化吸入器加电，使溶液沸腾，使蒸气进入口腔或气管内。每次吸入15～20 min，每日3～4次。

（三）注意事项

（1）应由护理人员在旁守护。

（2）雾化毕应擦干口、鼻周围水气。

（3）接触患者口鼻的喇叭口，用后要消毒。

七、气管切开护理

气管切开术是预防和解除呼吸道阻塞的手术。手术后必须做好气管切开护理,防止并发症,使套管能早日拔除。

(一)适应证

(1)预防性气管切开:多应用于舌根部手术、下颌骨切除超过中线等。

(2)紧急切开:多用于全麻拔管后窒息、口腔内大出血、颈部血肿压迫气管等引起的呼吸道阻塞。

(3)大手术后发生肺部并发症(特别是老年),下呼吸道分泌物蓄积,引起的呼吸困难。

(4)昏迷患者利用人工加压呼吸和吸取分泌物。

(二)病房内气管切开术的准备

1. 患者准备

置患者仰卧位,肩部垫高,头部后仰,显露颈前部;将头扶正,不使偏斜,便于手术者能迅速找到气管。

2. 物品准备

气管切开包,另加手套1副、解剖刀1把、直弯组织剪刀各1把、小剪刀1把;还应准备2%利多卡因及各种抢救药物,吸引器、氧气、照明插灯等,并根据患者年龄准备适合的套管。

(三)气管切开后的护理

(1)密切观察患者呼吸情况,及时吸出呼吸道分泌物。一切操作均须在无菌条件下进行,防止感染。

(2)应了解气管套管的构造,以免在危急时,因慌乱而造成错误。

(3)每次吸痰时间不宜过长,以不超过15 h为限。二次抽吸时间,应有一定间隙,同时要掌握正确的抽吸方法。吸痰管应在无负压情况下,先插入5~6 cm,以后开放负压,逐渐拔出,并左右移动,使痰顺利被吸出。口腔吸痰管和气管吸痰管应分开使用。

(4)内套管是为了防止痰液凝固,发生阻塞而用的,故需注意按时消毒,一般应每4 h清洗消毒1次(分泌物不多时可每班消毒1次)。每次内套管取出后,立即煮沸,使套管内痰块软化,用小刷子顺着管腔内壁刷清;再煮沸5~10 min后套入使用。

(5)气管套管上的系带,每日应注意调整。最初1~2天,可有颈部软组织肿胀或皮下气肿;肿胀消退后,系带可能变松。此时,必须将带子系紧,否则套管有滑出的危险。

(6)保持适当室温(25~27℃)及湿度,如此气管内分泌物不致过于黏稠。必要时可用氯霉素或卡那霉素眼药水、糜蛋白酶滴入内套管,或复方安息香酊蒸气吸入,可使痰液稀释,易于吸出。

(7)保持切口清洁,外套管下垫纱布经常更换保持清洁。

(8)梗阻解除后,病情好转就可以试行堵塞内套管。如堵塞内套管后患者呼吸平稳,痰液可自口内吐出,安睡如常,24 h后即可拔管;如堵管后仍有呼吸道梗阻现象存在,应即拔除堵塞,过几天后再重新堵管。拔管后颈部创口不必缝合(缝合后反使肉芽向内生长入气管),可用大块油纱布或消毒纱布遮盖。一般1周左右创口可完全愈合。

八、饮食护理

口腔患者常因疾病发生在口腔及其附近组织,故往往限制了患者的正常饮食。因此,加强饮食护理,对治疗疾病起着重要的作用。

(一)饮食的种类

(1)普食:适用于一般手术前,张口不受限制的患者。

(2)半流质:适用于张口限制,或口腔有溃疡及手术后咀嚼活动不便者。半流质是口腔大多数患者需要的饮食。因此,在质量、配伍、烹调方法等方面均要不断加强改进。

(3)流质:口腔患者手术后初期适用较多,尤其是植骨及颌骨骨折的患者可长时间进食流质。因此,在配伍时应正确计算热量及各种维生素。同时在饮食方法上,应较多地采用糊状的流质,以达到耐饥的目的。

（二）进食的方法

（1）口服：凡手术后经口服对创口愈合无碍者，均可采用。

（2）匙喂法：可用调匙喂入口腔，使流质慢慢吞服。婴幼儿食后应给些温开水清洁口腔；成人应漱口，达到清洁口腔的目的。

（3）流质口腔注入法：适用于口唇部术后有创口的患者。用塑料管或橡皮管置于口腔后部，用注射器慢慢将流质注入。注意注入时应较慢，勿使污染创口，否则不能达到注入的目的。

（4）管喂法：其原理与口腔注入相同，其不同点是，患者自己利用塑料管或橡皮管或长咀水壶将饮食吸入。

（5）鼻饲流质：适于手术后口内外贯通的创口、下颌骨切除立即植骨后、口内植皮手术等，以保证创口的正常愈合；也适用于昏迷及喉上神经损伤等患者。鼻饲法是将胃管由鼻腔插入胃内，从管内灌入流质饮食。

鼻饲法介绍如下：

1. 器材准备

胃管 1 根、弯盘及药碗各 1、镊子 1 把、纱布、液状石蜡、50 mL 针筒 1 副、听诊器 1 只、胶布等，另备温开水一壶。

2. 操作方法及步骤

（1）用湿棉签擦净鼻孔，吸清口腔分泌物，一般以非手术侧鼻腔为插入孔。胃管涂以液状石蜡。

（2）胃管自鼻孔插入 4.5～50 cm 即可。插管时注意勿使胃管插入气管中。如有呛咳、呼吸急促或发绀等症状，应拔出重插。在插管时还应注意胃管是否盘在口中。

（3）插入后，先将针筒接上胃管，回抽一下，如有胃液抽出，表示管子已入胃中；若不能肯定管子是否在胃中时，可用针筒向管内注入少量空气，同时将听诊器放在胃部听诊，如注气时听到清晰的水泡声音，证明管在胃中。

（4）胃管插入后用胶布固定于鼻尖及面部。

（5）接上针筒灌入少量温水，慢慢将食物灌入或用喂食瓶滴注；滴完后再灌入少量温水，清洁胃管。

（6）管口用纱布包好，夹子夹紧。

（7）记录喂食量，鼻饲饮食患者应注意水及电解质平衡，夏季应多给盐水。

（8）需长期鼻饲者，应每周更换鼻饲管。

（9）拔鼻饲管时，动作要迅速，以免引起恶心；同时胃管须夹紧，以免管内溶液流入气管。拔除后协助患者漱口，擦去鼻部胶布粘贴的痕迹。

3. 注意事项

（1）避免胃管插入气管；昏迷、无反射的患者，尤应注意。

（2）插胃管时如恶心剧烈，应稍等片刻，请患者配合，行吞咽动作，不可强力插入，以免损伤黏膜。

（3）避免空气灌入胃内，注意温度以免灼伤胃黏膜。

（4）灌饮食时速度宜慢，以免引起胃部不适。

（5）有残渣及过厚的流质不宜灌入，以免堵塞胃管；混合奶应加温灌入，不应煮沸，以免结块。

（6）每次灌食后必须用少量温开水冲洗胃管。食具必须每天清洗，喂食瓶应每天更换消毒。

九、负压引流护理

（一）装置

（1）应用壁式的吸引系统，可将吸引管接于患者负压引流瓶上。如同时需作口腔或气管内分泌物吸引者，所用引流瓶应分开。壁式吸引系统，负压常常较大，可在吸引橡皮管上用输液夹绀闭部分管径，以调节压力。

（2）一般可应用电动吸引器，引流瓶管接于吸引器上，开动吸引器即可将创口内渗出物吸出。开始每小时吸引1次，以后可视情况延长吸引时间。

（3）在无以上吸引系统情况下，可应用普外科胃肠减压装置，接于负压引流瓶管上，作持续负压引流。

（二）注意事项

（1）装接吸引器时应注意消毒，以免逆行感染。管头位置不可倒接，以免将引流物注入创口，甚或引起皮下气肿。

（2）如非持续负压引流，在吸引后，应将引流瓶通向吸引器之橡皮管钳住，若渗出物甚多时，可考虑改为持续吸引。

（3）凡游离组织瓣移植术后行负压引流者，应特别注意负压压力不能过大，以免回流静脉被压迫闭锁；反之，亦不可过小，致使创口积液。

（4）一般手术后12 h内，引流液不超过250 mL；如吸出物速度较快，且呈鲜红色时，应考虑有创口出血，要及时与手术者或值班医师联系，采取措施；如引流物为乳白、牛奶状时，应考虑为乳糜漏，也应汇报医师，及时采取措施。

（5）每日应记录吸出量，倒去渗出物时，应将通向创内的橡皮管夹紧；重新接通装置时，注意应将夹子放开。

（6）引流量每24 h在20～30 mL时，可以停止引流，拔去引流管。

十、颈外动脉插管化疗护理

颈外动脉插管化疗用于恶性肿瘤患者，其护理应注意：

（1）随时观察塑料管内有无回血，如发生回血现象，应及时与值班医师联系，共同采取措施。

（2）颈部经甲状腺上动脉插管患者，宜多卧床休息；起床活动时，应特别注意插管脱出。进食、上厕所时，应多主动协助患者。

（3）换衣服及晨间护理铺床时，要注意勿将固定的导管拉脱。

（4）持续滴注者，要经常注意调整滴速及压力。快注射完毕时，应特别注意勿使空气注入，宜守护在旁，直至拆除加压装置，暂时闭管后，才可离开。

（5）患者如突然出现脑血管意外症状，应及时钳闭导管，立即协助值班医师共同进行抢救。

十一、病房换药室的管理和准备

（1）保持换药室清洁整齐，每日用含氯消毒液擦洗桌面、药车、地板，并用紫外线消毒30 min，换药前后各1次。

（2）医务人员进入换药室必须戴好口罩帽子，陪客、家属不得进入。

（3）每日清晨换药前，应准备好药碗、镊子，并检查消毒的器械与敷料是否已备齐。

（4）将每日换药用过的钳子、器械用消毒药水浸泡，清水洗净，揩干，再送高压消毒。

（5）所有盛器应每周消毒1次，并经常检查消毒物品日期，及时补足各种敷料及外用药物。

（6）换药室宜先换无菌创口，再换污染创口，感染创口最好不进换药室，而应在病室内换药。

参考文献
REFERENCE

［1］吴志鸿，蔡晓梅，于登臣．当代医学研究五官医学［M］．北京：知识产权出版社，2013.
［2］葛立宏．儿童口腔医学［M］．北京：北京大学医学出版社，2013.
［3］徐培成，钱文昊．齿科精细治疗病例精粹［M］．上海：上海科技教育出版社，2016.
［4］江苏省卫生厅．社区门诊诊疗指南［M］．南京：江苏科学技术出版社，2013.
［5］陈美玲，杜光．慢性病用药指导丛书 口腔科疾病用药分册［M］．武汉：湖北科学技术出版社，2015.
［6］杜永成．肿瘤科诊断要点与处理方法分册［M］．太原：山西科学技术出版社，2013.
［7］汪大林．口腔科学［M］．上海：第二军医大学出版社，2013.
［8］杜永成．外科诊断要点与处理方法分册［M］．太原：山西科学技术出版社，2013.
［9］屈永涛，张慧平．耳鼻咽喉口腔恶性肿瘤非手术治疗［M］．武汉：华中科技大学出版社，2015.
［10］张会明．全科医师急症处理手册［M］．北京：金盾出版社，2016.
［11］陈水堂．现代临床口腔病诊断与治疗［M］．北京：科学技术文献出版社，2013.
［12］张月云，王辉，杨亚丽．实用口腔医学［M］．北京：科学技术文献出版社，2013.
［13］邓冬梅．五官科护理学［M］．郑州：河南科学技术出版社，2011.
［14］朱国雄，王昭领．口腔颌面战创伤救治实用手册［M］．北京：人民军医出版社，2011.
［15］文玲英，吴礼安．实用儿童口腔医学［M］．北京：人民军医出版社，2016.
［16］刘洋，刘铁英，陈惠军．临床疾病概要［M］．武汉：华中科技大学出版社，2015.
［17］孙正．口腔科［M］．北京：中国医药科技出版社，2014.
［18］史宗道．口腔临床药物学［M］．北京：人民卫生出版社，2012.
［19］杜兵．健康体检科［M］．北京：中国医药科技出版社，2014.
［20］王增源．五官科学［M］．西安：第四军医大学出版社，2012.
［21］韩科，王兴．口腔治疗计划与决策［M］．北京：人民军医出版社，2012.
［22］方天海．五官科学［M］．西安：第四军医大学出版社，2014.
［23］毛玉龙．现代口腔临床与护理［M］．北京：科学技术文献出版社，2014.